M. Elstner (Hrsg.)   Gentechnik, Ethik und Gesellschaft

AF154378

Springer

Berlin
Heidelberg
New York
Barcelona
Budapest
Hongkong
London
Mailand
Paris
Santa Clara
Singapur
Tokio

Marcus Elstner (Hrsg.)

Gentechnik, Ethik und Gesellschaft

Mit Beiträgen von
K. Bayertz   E. Beck-Gernsheim   M. Elstner   D. Garbe
B. Gill   N. Gottschalk   C. Hubig   R. Kollek   D. Mieth
B. Müller-Hill   C. Runtenberg   E.-L. Winnacker   G. Wolff

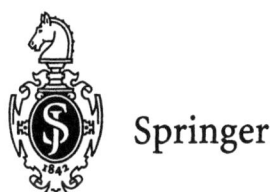 Springer

MARCUS ELSTNER
Deutsches Krebsforschungszentrum
Abteilung Molekulare Biophysik
Im Neuenheimer Feld 280
69120 Heidelberg

ISBN-13:978-3-540-61813-3

Die Deutsche Bibliothek - CIP-Einheitsaufnahme
Gentechnik, Ethik und Gesellschaft / Marcus Elstner (Hrsg.). Mit Beitr. von K. Bayertz ...
- Berlin; Heidelberg; New York; Barcelona; Budapest; Hongkong; London; Mailand;
Paris; Santa Clara; Singapur; Tokio: Springer, 1997
ISBN-13:978-3-540-61813-3   e-ISBN-13:978-3-642-60579-6
DOI: 10.1007/978-3-642-60579-6

NE: Elstner, Marcus [Hrsg.]; Bayertz, Kurt

Die Wiedergabe von Gebrauchsnamen, Handelsnamen, Warenbezeichnungen usw. in
diesem Werk berechtigt auch ohne besondere Kennzeichnung nicht zu der Annahme,
daß solche Namen im Sinne der Warenzeichen- und Markenschutz-Gesetzgebung als
frei zu betrachten wären und daher von jedermann benutzt werden dürften.
Produkthaftung: Für Angaben über Dosierungsanweisungen und Applikationsformen
kann vom Verlag keine Gewähr übernommen werden. Derartige Angaben müssen vom
jeweiligen Anwender im Einzelfall anhand anderer Literaturstellen auf ihre Richtigkeit
überprüft werden.
Herstellung: PRO EDIT GmbH, D-69126 Heidelberg
Datenkonvertierung: Zechnersche Buchdruckerei, D-67330 Speyer
SPIN: 10508000   27/3136-5 4 3 2 1 0 - Gedruckt auf säurefreiem Papier

Vorwort

Die Beiträge zu diesem Buch sind größtenteils aus Vorträgen hervorgegangen, die im Sommersemester 1995 im Rahmen einer Vortragsreihe „Gentechnik und Ethik" am Deutschen Krebsforschungszentrum in Heidelberg gehalten wurden. Bei der Vortragsreihe handelte es sich um eine Veranstaltung, die von den Institutionen Deutsches Krebsforschungszentrum (DKFZ) und Zentrum für Molekulare Biologie (ZMBH) getragen wurde. Besonderer Dank gebührt den Leitern der beiden Einrichtungen, Prof. Harald zur Hausen und Prof. Hermann Bujard für ihre Unterstützung, die die Durchführung der Vortragsreihe ermöglicht hat. Danken möchte ich auch PD Dr. Sandor Suhai vor allem für seine ideelle Unterstützung und Dr. Christian Stahmann für die Durchsicht und Edition der Manuskripte. Die Organisation oblag dem Arbeitskreis „Biowissenschaften und Ethik des Deutschen Krebsforschungszentrums und des Zentrums für Molekulare Biologie", unter verantwortlicher Leitung von Thorsten Braun (ZMBH), Marcus Elstner (DKFZ) und Markus Schwab (ZMBH).

Zu den Beiträgen der Vortragsreihe wurden in diesen Band auch die Artikel von Elisabeth Beck-Gernsheim, Detlef Garbe, Bernhard Gill, Niels Gottschalk/Marcus Elstner und Dietmar Mieth aufgenommen.

Heidelberg, Oktober 1996   *Marcus Elstner*

Inhaltsverzeichnis

Mitarbeiterverzeichnis

BAYERTZ, K., Prof.
Philosophisches Seminar, Universität Münster, Domplatz 23,
48143 Münster

BECK-GERNSHEIM, ELISABETH, Prof.
Institut für Soziologie, Universität Erlangen–Nürnberg,
Kochstraße 4, 91054 Erlangen

ELSTNER, M.
Deutsches Krebsforschungszentrum, Abteilung für Molekulare Biophysik,
Im Neuenheimer Feld 280, 69120 Heidelberg

GARBE, D., Dr.
Akademie für Technikfolgen-Abschätzung, Industriestraße 5,
70565 Stuttgart

GILL, B., Dr.
Institut für Soziologie, Konradstraße 6, 80801 München

GOTTSCHALK, N.
Zentrum für Ethik in den Wissenschaften,
Keplerstraße 17, 72074 Tübingen

HUBIG, C., Prof.
Institut für Philosophie, Universität Leipzig,
Augustusplatz 9, 04109 Leipzig

KOLLEK, REGINE, Prof.
Universität Hamburg, Forschungsschwerpunkt Biotechnik,
Gesellschaft und Umwelt,
Vogt-Kölln-Straße 30, Haus G, 22527 Hamburg

MIETH, D., Prof.
Universität Tübingen, Kath.-theol. Seminar, Abt. Ethik II,
Liebermeisterstraße 12, 72076 Tübingen

MÜLLER-HILL, B., Prof.
Institut für Genetik der Universität Köln, Weyertalstraße 121,
50931 Köln

RUNTENBERG, CHRISTA
Philosophisches Seminar, Universität Münster, Domplatz 23,
48143 Münster

WINNACKER, E.-L., Prof.
Laboratorium für Molekulare Biologie,
Genzentrum der Ludwig-Maximilians-Universität,
Feodor-Lynen-Straße 25, 81377 München

WOLFF, G., Prof. Dr. med.
Institut für Humangenetik, Universität Freiburg,
Breisacherstraße 33, 79106 Freiburg

Einführung: Technikkonflikte und Technikentwicklung – zum gesellschaftlichen Umgang mit der Gentechnik

M. Elstner

In dieser Einleitung sollen Fragen und Probleme aufgegriffen werden, die in der fast zweijährigen Arbeit des Arbeitskreises „Biowissenschaften und Ethik" am Deutschen Krebsforschungszentrum in Heidelberg angesprochen wurden. In dem Arbeitskreis sollte keine gemeinsame Bewertung gentechnischer Anwendungen erarbeitet werde, sondern das Ziel war vielmehr, den kontroversen Beurteilungen der Gentechnik nachzuspüren, ohne vorschnell Bewertungen zu übernehmen. Es sollten die Hintergründe der widerstreitenden Bewertungen diskutiert werden, d.h. unterschiedliche Wertvorstellungen, Perspektiven der Thematisierung und die verschiedenen ethischen und molekularbiologischen Theorien, die zu widersprechenden Einschätzungen führen. Zu der Vortragsreihe wurden Vertreter unterschiedlicher Positionen eingeladen. Deshalb geben die in diesem Buch versammelten Beiträge nicht unbedingt die (durchaus verschiedenen) Meinungen der TeilnehmerInnen des Arbeitskreises wieder.

Die Beiträge im ersten Teil dieses Buches thematisieren einige Aspekte und Probleme gentechnischer Anwendungen. Hier findet eine inhaltliche Auseinandersetzung mit den Risikopotentialen, ethischen Problemen und sozialen Folgen der Gentechnik statt. Zu vielen Fragen ist ein Konsens in der Kontroverse um die Gentechnik zumindest in der nahen Zukunft nicht zu erwarten. Dennoch müssen Anwendungsentscheidungen getroffen werden, bzw. sind schon getroffen worden. Das legt die Frage nach den gesellschaftlichen und politischen Formen des Umgangs mit Technik und kontroversen Technikbeurteilungen nahe. Dem gehen die Beiträge im zweiten Teil des Buches nach.

1
Gentechnik, Ethik und Gesellschaft

1.1
Gentechnik: Chancen und Risiken, ethische Probleme und soziale Folgen

Gentechnische Verfahren finden viele Anwendungsbereiche, von der Medizin bis zur Müllentsorgung, sie ist eine sogenannte *Querschnittstechnologie*. Winnacker beschreibt in seinem Beitrag einige Anwendungsfelder der Gentechnik, wie etwa die gentechnische Herstellung von Medikamenten, die Herstellung gentechnisch veränderter Pflanzen, der Einsatz der Gentechnik zur Diagnose genetisch bedingter Krankheiten und die durch die Gentechnik eröffneten Perspektiven zu neuen medizinischen Therapieformen. Er stellt einige Probleme dar, die die Gentechnik insbesondere bei der Anwendung am Menschen aufwirft, und den Nutzen, den die Gentechnik aus seiner Sicht in einigen Anwendungsbereichen hervorbringt bzw. mit ihrer Weiterentwicklung hervorbringen kann.

Neben den gewünschten Effekten können neue Techniken, wie die Gentechnik, unerwünschte Folgen hervorbringen und Dilemmata erzeugen (a). Die neuen Handlungsmöglichkeiten bedürfen Kriterien, die ihren Einsatz regeln; es müssen die Rahmenbedingungen und Grenzen des Technikeinsatzes bestimmt werden (b). Aber die Gesellschaft wirkt nicht nur auf die Technik ein, die Technik kann auch umgekehrt gesellschaftliche Wertmuster und Zielvorstellungen verändern. Neues Wissen kann Einfluß auf das menschliche Welt- und Selbstverständnis haben (c).

a) Die Dilemmata, ethischen Probleme und sozialen Gefahren, die die Anwendung genetischer *Diagnostik,* die Möglichkeit der Diagnose genetisch bedingter Krankheiten, mit sich bringt, sind das Thema der Beiträge von **Wolff** und **Beck-Gernsheim.** Das Wissen um genetisch bedingte Krankheiten (und Dispositionen dafür) wirft erhebliche Probleme für die Betroffenen auf und stellt die Frage nach einem gesellschaftlich vertretbaren Umgang mit diesem Wissen. Hoch problematisch ist beispielsweise die Möglichkeit, durch genetische Tests Wissen über später im Leben möglicherweise auftretende Krankheiten zu erwerben (z.B. Krebs, Alzheimer), vor allem wenn es keine Therapiemöglichkeiten gibt. Die Diagnose von genetisch bedingten Krankheiten an Embryonen bringt die werdenden Eltern in Entscheidungsnöte, wie Beck-Gernsheim schreibt, die Gesellschaft vor das Problem, Kriterien der Nutzung zu formulieren in einem Konfliktfeld, in dem eindeutige moralische Orientierungen nicht zur Verfügung stehen. Wolff diskutiert Vorschläge zur Regelung der genetischen Diagnostik, die eine ethisch und sozial vertretbare Anwendung ermöglichen sollen. Wenn Wissen um genetisch bedingte Krankheiten in die Hände Dritter gelangt, besteht die Gefahr der Diskriminierung. Arbeitgeber und Versicherungen könnten in die Lage kommen, Personen nach ihrer genetischen Konstitution auswählen und einstufen zu können (Winnacker, Beck-Gernsheim, Müller-Hill).

b) Die neuen gentechnischen Methoden eröffnen einen technischen Zugriff auf Leben derart, daß es in radikaler Weise von menschlichen Entscheidungen abhängig wird. Es stellt sich die Frage, inwieweit wir Leben, das menschliche im Besonderen, nach unseren Vorstellungen verändern dürfen und wo eine Grenze für genetische Manipulationen zu sehen ist. Es müssen Grenzen für einen vertretbaren Technikeinsatz formuliert werden. Diesen Anforderungen steht eine ethisch-moralische Unsicherheit in der Bewertung der neuen Möglichkeiten gegenüber. Eine allgemein verbindliche Beurteilung scheint z.Z. nicht möglich zu sein, teilweise wird angesichts der Eingriffspotentiale die Frage erhoben, ob die Ethik überhaupt noch Orientierungen zu Verfügung stellen kann, ob wir nicht sogar eine „neue Ethik" brauchen. Aufgrund der Pluralität der Wertsetzungen in unserer Gesellschaft scheint eine eindeutige

Antwort, ein Rekurrieren auf verbindliche Normen oder Werte außer Reichweite. Zu der *normativen* Unsicherheit tritt die *empirische* Unsicherheit um die Gefahrenpotentiale der Gentechnik. Biologische Systeme sind überaus komplex, die Abschätzung der möglichen Risiken ist in vielen Fällen unsicher.

c) Die Gesellschaft kann auf die Technik einwirken, indem sie Einsatzformen und Anwendungsgebiete reguliert. Die wissenschaftlich-technische Entwicklung kann aber auch auf die Gesellschaft rückwirken, sie entfaltet eine *„normative Kraft"*. Neue Techniken eröffnen neue Handlungsspielräume, alte Wertvorgaben werden brüchig, verschieben sich oder stellen für die neuen Handlungsmöglichkeiten keinen Orientierungsrahmen mehr dar. Im Extremfall erodiert die Technik die zu ihrer Bewertung erforderlichen moralischen Standards. Es ist möglich, daß sich durch den Einsatz der Gentechnik in der Medizin beispielsweise der Krankheitsbegriff (z.B. Bayertz/Schmittke 1994: 102) und die Einstellung zu Behinderung verändert. Behinderung könnte mit fortschreitenden Möglichkeiten als „verhinderbar" betrachtet werden. Daß wissenschaftliche Theorien und Modelle nicht ohne Einfluß auf das menschliche Welt- und Selbstverständnis bleiben, ist angesichts der Newton-, Einstein- und Darwinschen Revolutionen offensichtlich. Mit den zunehmenden Erkenntnissen der Genetik wird in der alten Frage, ob der Mensch mehr durch die Gesellschaft oder durch seine Natur (Gene) bestimmt ist, wieder stärker die Seite der Natur (Gene) betont. Intelligenz, Kriminalität usw. wären danach genetisch (mit-) bedingt. Die Gefahr der Stigmatisierung ist liegt auf der Hand und die politischen Handlungsempfehlungen lassen auch nicht auf sich warten, werden z.B. in den USA schon offen diskutiert. Bei Kriminellen ginge es nicht mehr um soziale Rehabilitation, sondern sie werden als Kandidaten für eine Gentherapie gehandelt. Bildung sollte dann nicht für alle gleichermaßen zugänglich sein, usw. Oft wird behauptet, Zwillingsstudien hätten einen „übermächtigen Einfluß der Erbanlagen nicht nur auf die Ausbildung der körperlichen Merkmale, sondern auch auf die Entwicklung von Intelligenz, Temperament und Charakter" (Mohr 1987: 109) nachgewiesen. Doch halten diese Untersuchungen nicht, was sie versprechen. Ergebnisse von Zwillingsstudien waren in einem Fall nachweislich gefälscht oder wurden auf nicht haltbarer Grundlage gewonnen, die Zwillinge waren nicht getrennt aufgewachsen usw. (Lewontin et al. 1984: 66 ff). Die methodische Basis dieser Untersuchungen wird als mehr als dürftig angesehen. Es „finden sich in den Aufsätzen führender Zeitschriften der Human- und Verhaltensgenetik, herausgegeben und rezensiert von führenden Humangenetikern, die elementarsten Fehler in bezug auf experimentelle Planung und Analyse, die etwa in *Agronomy Journal* oder *Animal Science* nie geduldet würden. Über Menschen zu schreiben, gibt anscheinend einen Freibrief, der für das Studium von Getreide nicht gilt. Quot licet Jovi non licet bovi!" (ebd.: 28). Ein ähnliches Problem werfen die Versuche auf, psychische Eigenschaften durch DNA-Analysen bestimmten Gen-Orten zuzuordnen. **Müller-Hill** diskutiert in seinem Beitrag den „Unsinn", der in diesem Feld publiziert wurde. Vor dem Hintergrund der Geschichte der Humangenetik im Dritten Reich stellt er die

Frage, was wäre, wenn tatsächlich einmal in einer solchen Analyse eine Kopplung einer psychischen Eigenschaft mit einem Genort festgestellt würde, die wissenschaftlich haltbar ist.

1.2
Ethik: Dissense und ethische Urteilsbildung

Aufgrund der *Komplexität* der Thematik und der *empirischen* und *normativen* Unsicherheit ist die ethische Urteilsbildung in den gerade skizzierten Problemfeldern extrem schwierig, Kontroversen sind zu erwarten. Die Differenzen beginnen bei der Beurteilung der möglichen Risiken, der ethischen Probleme und sozialen Folgen und ziehen sich durch die meisten Anwendungsfelder. Jede Position beansprucht gute Argumente für ihre Bewertung, die plausible Teilaspekte der Problematik thematisieren. Um zu einer eigenen Beurteilung kommen zu können, muß man den verschiedenen Argumenten folgen, ihre Plausibilität prüfen, ihre Kohärenz, und versuchen herauszufinden, wo sie verkürzen, verschweigen oder vereinfachen. Dies übersteigt bei weitem die einfache Informationsaufnahme. Für Differenzen kann es verschiedene Gründe geben:

- *Normative und empirische Unsicherheit – Theorien und Modelle:* Divergierende ethische Bewertungen gentechnischer Anwendungen können darauf zurückgehen, daß unzulässige oder sachlich verkürzende Argumentationen verwendet werden. Darauf weisen **Bayertz/Runtenberg** und **Mieth** in ihren Beiträgen hin, die auf die ethische Kontroverse in der Öffentlichkeit eingehen. Ein schwerwiegenderes Problem stellt der sogenannte ethische Pluralismus dar, verschiedene ethische *Theorien,* die aufgrund ihrer unterschiedlichen Konzepte zu divergierenden Beurteilungen kommen können. Bayertz/Runtenberg und Mieth vertreten solch unterschiedliche Theorien, so daß sich Abschnitt 3 dieser Einleitung dem Problem ethischer Urteilsbildung und dem Ethikpluralismus widmet. Ein ähnliches Problem liegt den teilweise konträren Einschätzungen der Risikopotentiale der Gentechnik zugrunde. Hier gibt es verschiedene *Modelle,* die in der Abschätzung der Risiken gentechnischen Arbeitens zu verschiedenen Ergebnissen kommen, worauf in Abschnitt 4 dieser Einleitung eingegangen wird. **Kollek** gibt einen Überblick über den momentanen Stand der Risikodiskussion. Sie vertritt ein anderes Modell als **Winnacker**, kommt daher auch zu anderen Schlußfolgerungen bezüglich der Sicherheitsstandards, die bei gentechnischen Versuchen und Anwendungen eingehalten werden sollten.
- *Ziele:* In seinem Beitrag weist **Gill** darauf hin, daß nicht nur die Methoden der Gentechnik (ihre Risikopotentiale) strittig sind, sondern die Ziele der (Gen-) Technisierung überhaupt. Wenn bestimmte Bereiche, wie etwa die Landwirtschaft oder die „high-tech"-Medizin Probleme aufwerfen und befürchtet wird, daß der Einsatz der Gentechnik diese Probleme noch verschärft, kommen die Ziele des Technikeinsatzes in den Blick. Es wird gefragt, welche Art von Landwirtschaft wir wollen oder brauchen, welche Art medizinischer Versorgung

auf Dauer bezahlbar und damit unter Gerechtigkeitsaspekten vertretbar bleibt und wie mit den auftretenden Ambivalenzen umzugehen ist. Soll z. B. der Herbizideinsatz (Unkrautvernichtungsmittel) in der Landwirtschaft (gen-)technisch ausgeklügelter gestaltet werden? Soll die gegenwärtige Art und Weise der Fleischproduktion mit all ihren bestehenden Problemen weiter optimiert werden (z.b. mit gentechnisch hergestellten Wachstumshormonen), oder sind in der Nahrungsmittelproduktion andere Ziele anzuvisieren?

- *Komplexität:* Nach Winnacker ist der Technikeinsatz so zu gestalten, daß er zum Nutzen der Menschen gereicht. So befürwortet er den Einsatz der Gentechnik in der Landwirtschaft, da sie helfen könnte, einige ökologische Probleme der Landwirtschaft anzugehen. Kritiker halten dem entgegen, daß die Gentechnik die bestehenden Probleme der Landwirtschaft nur noch verschärfen würde. So schreibt z. B. der Parlamentarier Catenhusen (DIE ZEIT 27.5.94), daß sich die „kommerziellen Investitionen insbesondere der chemischen Industrie … bislang nur schwer in einen solchen (ökologischen, Anm. d. Verf.) Kontext" einordnen lassen. Es scheint nicht von vornherein klar zu sein, welche Anwendungen zum Einsatz kommen werden, welche Folgen sie mit sich bringen und es stellt sich die Frage, ob die Gesellschaft überhaupt in angemessener Weise über den Einsatz von Technik verfügen kann, oder ob sie einem „*Eigensinn*" der Technisierung ausgesetzt ist. In so hochkomplexen Gesellschaften wie den modernen Industriegesellschaften ist nicht mehr, oder nur schwer zu erkennen, ob das Entstehen und die Einführung neuer Techniken ein gewollter und irgendwo kontrollierter Prozeß ist (v. d. Daele 1989: 197). Die Gesellschaft verfügt über kein „Steuerungszentrum", in dem darüber entschieden wird, welche technische Innovationen in welcher Weise entwickelt und eingesetzt werden sollen. Übermächtig scheinen ökonomische Zwänge, wie sie etwa in der Diskussion um den Wirtschaftsstandort Deutschland thematisiert werden, oder technische Sachzwänge, der Verweis auf die technische Notwendigkeit genau dieser einen Lösung eines Problems oder Bedarfs, die technische Entwicklung zu bestimmen. Die Rede vom „*technologischen Imperativ*", der Zwangsläufigkeit der Umsetzung des technisch Machbaren in die Gesellschaft, bekommt so für viele Bürger geradezu den Status einer sozialen Erfahrung. Andere dagegen glauben an die Möglichkeiten der Politik, die Technik zu gestalten, oder glauben an den sozialen und humanitären Fortschritt, der automatisch an die Technikentwicklung angeschlossen ist. In dieser Unsicherheit über die Anwendungsgebiete und Folgen gehen allgemeine Einstellungen zur Technik in die Bewertung der konkreten Technik ein, sogenannte *Technikbilder*. Hat die moderne Technik eher positive oder negative Folgen, ist sie Garant des Fortschritts, kann die technische Entwicklung und die Anwendung kontrolliert werden, oder entfaltet sie eine unkontrollierbare Eigendynamik? Technikbilder sind „Ausdruck kultureller Orientierungs- und Interpretationsmuster, die der Bewertung von Technik zugrunde liegen und mehr oder weniger deutlich bei der Bewertung spezifischer Technologien durchschlagen" (Gloede et al. 1993: 125). Sie können einen Grund für divergierende Bewertungen darstellen. Aufgrund eines Technikbildes werden bestimmte Annahmen über Folgen plausibel, das Technikbild bildet so das

Wahrnehmungsmuster in der komplexen Problematik. Im Abschnitt 2.1 dieser Einleitung werden einige Urteile zur genetischen Diagnostik in Bezug auf ihre Technikvorstellungen hin befragt.

Komplexität und Dissense erschweren eine ausgewogene individuelle Urteilsbildung. Viele Beiträge zur öffentlichen Diskussion zeichnen sich dann auch durch ihre partikularen Perspektiven auf das Thema aus, sie enthalten Teilwahrheiten oder blenden Gesichtspunkte aus. Wertungen bleiben meist ebenfalls partikular, unterschlagen, daß es auch noch andere legitime Wertsetzungen gibt, die zu berücksichtigen wären. Demgegenüber ist es ein Anspruch *ethischer Urteilsbildung* sowohl die Sach-, als auch die normative Dimension angemessen zu berücksichtigen (siehe Abschnitt 3 dieser Einleitung). Im Zentrum der Beiträge des **zweiten Buchteils** stehen Überlegungen zu **Diskursen** als Problemlösungsverfahren; Verfahrenskonzeptionen, die den Anspruch erheben, einen angemessenen Umgang mit Technik und Technikkontroversen, und so einem verantwortbaren Umgang mit neuen Techniken zu ermöglichen. In **Verfahren** sollen die partikularen Perspektiven auf die Sach- und Wertdimensionen integriert werden. Die Rationalität und Legitimität von Urteilen verdankt sich dem Prozeß ihrer Entstehung, wenn zu bestimmten Fragen ein inhaltliche Übereinstimmung von vornherein nicht zu erwarten ist.

1.3
Gesellschaft

Angesichts des Problembestands und der anhaltenden öffentlichen Kontroverse plädieren die meisten Autoren der Beiträge des ersten Buchteils für einen verstärkten öffentlichen Dialog. Es sollte eine Diskussion unter breiter Beteiligung der verschieden sozialen Gruppen (Wissenschaftler, Betroffene, Laien, Verbände, etc.) geführt werden, in dem wechselseitige Lernprozesse der unterschiedlichen Protagonisten möglich sein sollten (Winnacker), in deren Folge ein besseres Verständnis sowohl der eigenen Position, als auch der Position der Diskussionspartner möglich werden könnte (Bayertz/Runtenberg) und normative Standards für die neuen technischen Möglichkeiten formuliert werden sollten (Winnacker, Beck-Gernsheim). In öffentlichen Diskursen wären Rahmenbedingungen z.B. für die Nutzung der genetischen Diagnostik zu formulieren (Wolff). Diskurse werden auch als angemessene Formen des Umgangs mit wissenschaftlicher Unsicherheit gesehen (Kollek). Die Unzufriedenheit mit den Medien als Forum der öffentlichen Meinungsbildung (Winnacker, Müller-Hill, Gill) läßt nach anderen Formen der öffentlichen Auseinandersetzung suchen, die diese ergänzen.

Dieser Forderung nach „mehr" Diskurs liegt u.a. zugrunde, daß Kontroversen häufig eben nicht dadurch entstehen, daß etwa einer der Kontrahenten unterinformiert wäre, das Problem also durch eine bessere „*Informationspolitik*" z.B. seitens der Wissenschaft zu lösen wäre. Wenn die Risiken einer Technik von Wissenschaftlern unterschiedlich eingeschätzt werden, an Techniken verschiedene Bewertungsmuster herangetragen werden (Wertpluralismus), Problemdi-

mensionen unterschiedlich wahrgenommen und bewertet werden, Ziele selbst
strittig sind, so ist das kein Informationsproblem. Wissenschaft und Technik
stellen Mittel zur Verwirklichung bestimmter Ziele zur Verfügung. Neben den
Zielen sind auch diese Mittel bezüglich ihrer Angemessenheit zu prüfen. Und
diese Prüfung findet in vielen Dimensionen statt (ökologische, soziale Verträg-
lichkeit, etc.). Die wissenschaftlich-technische Rationalität einer Problemlösung
ist eine Komponente, die der Ergänzung durch weitere Kriterien der Bewertung
bedarf. Welche Techniken die Gesellschaft nutzen will, welche Risiken für einen
bestimmten Nutzen in Kauf genommen werden sollten, welche Techniken zur
Linderung von Leid eingesetzt werden sollten und wie mit den Ambivalenzen
umzugehen ist, ist in demokratischen Gesellschaften nur in einem breiten öffentlichen Diskurs zu beantworten.

Im Beitrag von **Gottschalk/Elstner** wird ein Überblick über einige diskursive
Verfahren gegeben, die in letzter Zeit durchgeführt wurden. Konzepte diskursiver Verfahren werden kurz vorgestellt und der Problembestand, für den diskursive Verfahren Lösungsmöglichkeiten bereit halten könnten, wird skizziert. Dieser Beitrag kann als eine Fortführung der Einleitung in den Themenkreis des
zweiten Buchteils angesehen werden[1].

Nach **Gill** wäre in Diskursen zuerst nach den Zielen des Technikeinsatzes zu
fragen und dann danach, mit welcher Technik die Ziele erreicht werden könnten.
Die starke Betonung der Risikoaspekte der Gentechnik in der öffentlichen Diskussion würde die Zieldiskussion, die Frage nach der Gestaltung des Fortschritts
der Biomedizin, und die von den Erfolgen der Gentechnik aufgeworfenen „Entscheidungszwänge" in den Hintergrund rücken. Eine unreflektierte Forcierung
des Technikeinsatzes verschärfe die Probleme in den oben angesprochenen Bereichen und führe in eine Reihe von Dilemmata. Konsens als Diskursergebnis ist
nach Gill aber zum gegenwärtigen Zeitpunkt nicht zu erwarten, doch könnten
Diskurse einen angemessenen Umgang mit Dissens erlauben. Kompromisse
wären denkbar, Kritiker könnten beispielsweise bestimmten gentechnischen
Anwendungen zustimmen, wenn gleichzeitig die mit der Anwendung verbundenen Probleme angemessen berücksichtigt würden.

Garbe stellt in seinem Beitrag ein diskursives Verfahren vor, das von der Akademie für Technikfolgenabschätzung in Baden-Württemberg durchgeführt wurde. Hier formulierten Bürger, denen in einem mehrtägigen Prozeß von verschiedenen Experten die für das Problem relevanten Informationen zugeführt wurden, Regulierungsvorschläge zum Einsatz der Gentechnik in der Landwirtschaft
und Lebensmittelproduktion.

Die Möglichkeit, in diskursiven Verfahren unter angemessener Berücksichtigung der Sachlage und der normativen Dimension zu nachvollziehbaren Beurteilungen neuer Techniken zu kommen, läßt diese Verfahren als attraktive Alternativen zu der herkömmlichen Form wissenschaftlicher Politikberatung und
(technologie-) politischer Entscheidungsfindung erscheinen, die in der Öffent-

---

[1] Hier wird auf die politische Techniksteuerung und auf Diskurse als Möglichkeiten zum gesellschaftlichen Umgang mit Technik eingegangen, Themen zweier Beiträge der Vortragsreihe,
die in diesem Band leider nicht zur Veröffentlichung kommen konnten.

lichkeit teilweise als wissenschaftlich fragwürdig, illegitim und interessensselektiv angesehen wird (Bechmann et al. 1993: 106). Die Fragen nach öffentlicher *Akzeptanz* neuer Techniken und den *Verfahren politischer Entscheidungsfindung* sind nicht mehr zu trennen. Die Technikskepsis ist nicht so sehr eine Technikfeindlichkeit, sondern eher ein Vertrauensverlust in die Institutionen, deren Aufgabe es ist, den technischen Fortschritt in die gesellschaftlich gewünschten Bahnen zu lenken (Dierkes 1993: 19). Das *Vertrauen* in die technologiepolitischen Entscheidungen ist geschwunden. Angesichts der Gefahren und Sekundäreffekte, die von Großtechnologien und kumulativen Effekten des massenhaften Einsatzes neuer Technologien ausgingen, verfiel der Fortschrittskonsens der Nachkriegsjahrzehnte. Es verdichtete sich in der Bevölkerung die Vermutung, daß Staat und Wirtschaft zu schnell und unüberlegt über die Entwicklung und den Einsatz neuer Technologien entscheiden, ohne die möglichen Risiken und Nebenfolgen angemessen zu berücksichtigen (ebd.).

Mieth diskutiert am Beispiel der Beratergruppe bei der Europäischen Kommission die argumentativen und strukturellen Defizite der Entscheidungsfindung zu aktuellen Problemen der Gentechnik. Die dort stattfindende Politikberatung ist nach Mieth zu reformieren, diskursive Verfahren wären zu etablieren, um die Legitimität der Entscheidungen zu erhöhen und die Durchsetzung einseitiger Interessen abzuschwächen.

Politische Entscheidungen markieren Rahmenbedingungen, unter denen Technikentwicklung- und anwendung stattfindet. Dennoch scheint die Technik eine „Eigendynamik" zu entwickeln. Große technische Systeme (Energieversorgungssysteme, Gesundheitssystem, Verkehrssystem, Abfallwirtschaft, Landwirtschaft usw.) scheinen nur schwer beeinflußbar zu sein, fast als folgten sie einer ihnen immanenten Logik (Weingart 1989: 174). Sie bauen z. T. auf einer kapitalintensiven Infrastruktur auf, haben Gewohnheiten bei den Nutzern erzeugt (billige Nahrungsmittel und Energiebereitstellung, bestimmte Form von Mobilität usw.). Sie sind hochgradig mit anderen Gesellschaftsbereichen und deren funktionalen Anforderungen vernetzt und hängen von Zielsetzungen mehrerer Politikbereiche ab, so daß eine Veränderung dieser Systeme auf erhebliche Widerstände stoßen würde, auch wenn sie „Maßlosigkeiten" (wie Winnacker am Beispiel der Landwirtschaft beschreibt) erzeugt haben, die kaum noch tolerierbar sind. Die Gentechnik als Querschnittstechnologie findet nun in vielen dieser Systeme Anwendung (siehe den Beitrag von Hubig). Im Hinblick auf die neuen Möglichkeiten der Gentechnik bleibt fraglich, ob eventuell wünschenswerte Anwendungen z. B. in der Landwirtschaft unter den momentanen agrar-, energie- und umweltpolitischen Rahmenbedingungen überhaupt zum Einsatz kommen können (v. Schell/Mohr 1995: 670). Die einzelnen Systeme scheinen oft Anwendungen zu fördern, die eine weitere Optimierung und Rationalisierung der Abläufe in dem System bedeuten und damit den „Trend" des Systems verstärken (Bechmann 1991: 49). Damit ist das *Steuerungsproblem* des technischen Fortschritts angesprochen, der technische Fortschritt scheint nicht ohne weiteres an die gesellschaftlichen Erwartungen anschlußfähig, es stellt sich die Frage, ob die Gesellschaft über angemessene Instrumente zur Gestaltung des technischen Fortschritts verfügt.

Angesichts der komplexen und für den einzelnen teilweise unüberschaubaren Zusammenhänge, in die neue Techniken geraten, geht **Hubig** der Frage nach, wer als *verantwortlich* für Techniken und ihre Folgen angesprochen werden kann. Nach Hubig seien überhaupt erst entsprechende Strukturen herzustellen, Entscheidungsprozesse erst in entsprechender Weise einzurichten (Diskurse), um eine individuelle Verantwortungsübernahme zu ermöglichen und Verantwortung tragbar zu machen.

Damit geht es darum, die Gestaltungsmöglichkeiten der Gesellschaft gegenüber dem technischen Fortschritt zu erhöhen. Einerseits setzt der Systemcharakter der Technik den Gestaltungsbemühungen Widerstände entgegen, andererseits sind an der Technikentwicklung und -anwendung eine Vielzahl von Akteuren und Instanzen beteiligt, die verschiedene Zielsetzungen und Interessen verfolgen. Aufgrund der unkoordinierten Einzelhandlungen und divergenten Zielsetzungen der einzelnen Akteure kann Technik eine „Eigendynamik" entwickeln, unerwünschte Folgen bewirken. Deutlich wird dies am Beispiel der genetischen Diagnostik, wie von Wolff und Beck-Gernsheim diskutiert.

Diskurse als Verfahren für einen besseren gesellschaftlichen Umgang mit neuen Technologien haben somit eine Doppelfunktion. Einerseits soll ein angemessener Umgang mit normativer und empirischer Unsicherheit möglich werden. Andererseits soll die Formulierung von gemeinsamen Handlungszielen und die Koordination der Akteure möglich, und damit auf bestimmte Probleme der politischen Techniksteuerung reagiert werden (s. Gottschalk/Elstner).

In den nächsten Abschnitten sollen die Problemstellungen vertieft werden. In Abschnitt 2 werden am Beispiel eines Anwendungsfeldes der Gentechnik, der genetischen Diagnostik, die Schwierigkeiten der Technikgestaltung und die Vielzahl der Einflüsse, denen Techniken unterworfen sind, näher ausgeführt. Die darauf folgenden Abschnitte befassen sich mit zwei Ebenen der Technikbewertung. In Abschnitt 3 wird auf die ethische Kontroverse um die Gentechnik und verschiedene ethische Theorien eingegangen (normative Unsicherheit). Thema des vierten Abschnitts ist die Kontroverse um die biologischen Risiken der Gentechnik (empirische Unsicherheit).

2
Genetische Diagnostik: Probleme der Gestaltung

Die Gentechnik erweitert die bisherigen Diagnosearten in der Humangenetik (phänotypische Betrachtung, biochemische Analyse, Chromosomenuntersuchung) um die Möglichkeit, Veränderungen der DNA selbst, d. h. „defekte" Gene zu identifizieren. Genetische Diagnostik kann sowohl pränatal, d. h. vor der Geburt am Embryo, als auch nach der Geburt in jedem Alter vorgenommen werden. Dabei können Veränderungen von Genen festgestellt werden, die für bestimmte Krankheiten verantwortlich sind, oder für Krankheitsdispositionen, d. h. möglicherweise im späteren Leben auftretende Krankheiten. Die Anwendung der genetischen Diagnostik war und ist ein heftig umstrittenes Gebiet. In letzter Zeit läßt sich aber vermehrt eine gemeinsame Problemsicht von einigen Kritikern

und Humangenetikern feststellen: Zum einen haben die Humangenetiker die
Ziele und Strukturen ihrer Praxis einer öffentlichen Diskussion zugänglich gemacht und Anwendungsentscheidungen unter Einbeziehung Betroffener und
Aufnahme der öffentlich geäußerten Kritik getroffen (Wolff in diesem Band).
Zum andern mußten und müssen die Humangenetiker feststellen, daß die Entwicklung der Anwendung eine Eigendynamik entfaltet; ein Problem, das Kritiker
schon seit längerer Zeit betonen. Zunächst sollen verschiedene Urteile zur genetischen Diagnostik auf die ihnen zugrunde liegenden Technikbilder hin befragt
werden.

2.1
Urteile und Technikbilder

Die Entwicklung und Anwendung von Technik ist ein überaus komplizierter
Prozeß. Dementsprechend gibt es verschiedene Theorien über Technik und verschiedene Muster, nach denen Technik wahrgenommen und interpretiert wird.
Solche Muster sind Facetten von sogenannten Technikbildern, allgemeinen
Einstellungen zur Technik, die oben schon angesprochen wurden. Zu solchen
allgemeinen Einstellungen gehören Annahmen darüber, inwieweit die Technik
beeinflußbar ist in ihren Auswirkungen, ob es möglich ist, negative Folgen einer
Technik zu verhindern, oder ob diese zwangsläufig bei Technikanwendungen
auftreten, usw. Solche Voreinstellungen haben Einfluß auf die Beurteilung der
Relevanz und Handhabbarkeit der möglichen negativen Folgen in der Bewertung der Technik. Ein Technikbild, das gegenüber der Problemlage unterkom-
plex ist, ist kaum in der Lage, eine adäquate Problemsicht spezieller Technikanwendungen zu artikulieren. Unter A1–A3 werden Positionen vorgestellt, die
die Frage nach der Steuerbarkeit der Technik unterschiedlich vorentscheiden,
und damit zu unterschiedlichen Beurteilungen der genetischen Diagnostik kommen.

A) Urteile über die prinzipielle Gestaltbarkeit der genetischen Diagnostik

A1) *Die genetische Diagnostik führt uns erneut in eine inhumane,*
     eugenische Praxis

A1a) Diese Tendenz ist der genetischen Diagnostik *immanent*. Damit ist gemeint, daß diese Technik ihre Ziele schon in sich trägt, unabhängig von anderen konkreten gesellschaftlichen Zwecken und Zielvorstellungen. Die Genetik
ziele auf „Aussonderung, Förderung, Verbesserung, Neukombination, also Gestaltung oder Schaffung von Lebewesen, menschlichen eingeschlossen" (Beck
1988: 52). „Die Humangenetik ist ihrer Anlage nach eine Erkenntnisform, die auf
eine eugenische Praxis zielt, diese geradezu erzwingt" (ebenda: 50). Die Humangenetik sei in sich schon auf eugenische Zwecke ausgerichtet, unabhängig von den Motiven derer, die sie anwenden. Damit sei diese Technik abzulehnen.

A1b) Eine andere Argumentationsfigur sieht die Humangenetik ebenfalls in eine eugenische Praxis münden. Dabei wird allerdings nicht behauptet, daß dieser Trend der Humangenetik immanent sei, vielmehr ist er auf *externe*, fast gesetzesartige Einflüsse, denen jede Technik ausgesetzt ist, zurückzuführen. Gemeint ist damit der *„technologische Imperativ"*, die zwangsläufige Umsetzung des technisch Machbaren in die soziale Praxis. Wir befinden uns demzufolge auf einer *„slippery slope"* (ein Argument, das in dem Beitrag von Bayertz/Runtenberg ausführlich diskutiert wird), einer Rutschbahn, die unweigerlich und unaufhaltsam in eben jene eugenische Praxis führt. Diese Position geht davon aus, daß das, was technisch machbar ist, auch unweigerlich Anwendung findet und es nicht möglich ist, die unerwünschten Anwendungen und Folgen zu verhindern. Im Gegensatz zur Position A1a ist es nicht die in der Technik angelegte Logik, die ihre Folgen determiniert, sondern der Sog der Anwendung, der alle negativen Potentiale einer Technik wirklich werden läßt. Ist eine Technik einmal zur Anwendung gekommen, so würden auch ihre negativen Anwendungen und Auswirkungen zum Tragen kommen, aus diesem Grund sei die Anwendung der Gentechnik am Menschen ebenfalls abzulehnen.

A2) Die Technik ist *ambivalent*. Techniken erzeugen zu den erwünschten Auswirkungen unerwünschte Nebenfolgen (wie bei manchen Medikamenten, deren positiven Effekte von den auf dem Beipackzettel vermerkten Nebenwirkungen begleiten werden können). Dies gilt auch für die genetische Diagnostik. Nach dieser Position ist eine Illusion zu glauben, daß man alle Nebenfolgen durch geschickt gewählte Rahmenbedingungen ausblenden kann. Die Kritik gilt nicht so sehr der Technik selbst als vielmehr den unbeabsichtigten Nebenfolgen. Das Unbehagen an der Technik artikuliert sich an den nicht intendierten Folgen des sogenannten „Normalgebrauchs" einer Technik, die nicht völlig zu verhindern sind. Jede Technik hat sozusagen ihren „Preis". Demnach müßte abgewogen werden, ob der Nutzen der Technik den „Preis" wert ist und welche Rahmenbedingungen nötig wären, um den „Preis" so niedrig wie möglich zu halten. Es gibt kein Zentrum, wie etwa „die Politik" oder „den Staat", das einen kausalen Einfluß auf die Technikentwicklung hat. Vielmehr gibt es viele verschiedene Akteure, deren Handlungen und Interessen sich gegenseitig durchkreuzen, die konkrete Gestalt der Techniknutzung ergibt sich aus vielen Einzelhandlungen (Beck-Gernsheim).

A3) Die Technik ist *neutral*. Man kann sie zum „Guten", wie auch zum „Schlechten" einsetzen. Es ist die Aufgabe der Politik, den schlechten Gebrauch, d. h. den Mißbrauch, möglichst zu verhindern[2]. Die Aufgabe der Wissenschaft ist es, auf den Nutzen und die Risiken hinzuweisen. Risiken bestehen beispielsweise im

---

[2] Demnach kann man Technik prinzipiell so einsetzen, daß nur die positiven Folgen zum Tragen kommen. Als Paradebeispiel fungiert hier der Hammer, mit dem man sowohl Nägel, als auch Schädel einschlagen kann. Entscheidet man sich für die „gute" Anwendung, so treten beim Einsatz des Hammers keine unabwendbaren Nebenfolgen auf. Das Problem an Technik wird nur im Mißbrauch gesehen, also in der schlechten Anwendung. Im Gegensatz zur Ambivalenzthese treten beim beabsichtigten „guten" Gebrauch keine unerwünschten Nebenfolgen auf.

möglichen Mißbrauch von Informationen, die im Rahmen von Genomanalysen erhoben werden. Es ist aber möglich, den Einsatz der Technik so zu regulieren, daß keine negativen Folgen auftreten, und der Mißbrauch verhindert werden kann. „Die Öffentlichkeit – auch bei uns – beginnt zu verstehen, (...) wie den Risiken eines durchaus denkbaren Mißbrauchs der verfügbaren Informationen Riegel vorgeschoben werden können" (zur Hausen 1994). In dieser Version wird nur der mögliche Mißbrauch thematisiert. Zudem gibt es klare Maßnahmen, die in der Lage sind, den Mißbrauch zu verhindern und Instanzen („die Politik"), die diese Maßnahmen umsetzen.

Die grundlegende Differenz zwischen den Positionen besteht in der Einschätzung der Gestaltbarkeit der Technik und der Handlungsmacht der gestaltenden Akteure. Während Version A1 davon ausgeht, daß die Technik prinzipiell macht, was sie will, geht A3 davon aus, daß zum einen die Technik zum Wohle der Menschen gestaltet werden kann und daß darüber hinaus noch die gestalterischen Eingriffe (z. B. Recht, Politik ...) eine genau voraussehbare Wirkung haben. Hier wird die Technik insgesamt als eine Art Werkzeug verstanden, daß präzise nach den Wünschen des Anwenders eingesetzt werden kann (kritisch dazu der Beitrag von Hubig in diesem Band. Hubig unterscheidet drei Umgangsweisen mit Technik: Werkzeug, Maschine und System). Jede Phase des Werkzeugeinsatzes ist unter der Kontrolle des Anwenders. Werkzeuge lassen sich mißbrauchen, der Mißbrauch läßt sich aber nach A3 klar sanktionieren. Diese Annahmen sind aber problematisch: Die Methoden der genetischen Diagnostik sind eingebettet in das System der medizinischen Versorgung, stehen damit unter den Anforderungen dieses Systems (z. B. Kostendruck, Gesundheitspolitik). Selbst wenn man bereit ist, genetische Diagnostik für sich isoliert als Werkzeug zu modellieren, so ist sie doch in ihrem Einsatz nicht „neutral" – ihre Ambivalenz ist das Thema des Beitrages von Beck-Gernsheim – und vor allem die vorausgesetzte Arbeitsteilung von Wissenschaft und Medizin auf der einen Seite und Politik auf der anderen Seite funktioniert nicht so, wie in A3 unterstellt. Sie überschätzt die der Gesellschaft zur Verfügung stehenden Steuerungsmöglichkeiten. Weder ist die genetische Diagnostik „neutral", die Akzentuierung des Mißbrauchs verfehlt das Thema, noch kann unerwünschtem Gebrauch so einfach ein Riegel vorgeschoben werden. Davon wird weiter unten die Rede sein.

Aber auch die Position A1a ist zu relativieren. Hier wird versucht, plausibel zu machen, daß aus bestimmten Eigenheiten einer Technik in deterministischer Weise bestimmte Folgen resultieren. Die Nichtadäquatheit eines solchen Vorgehens wurde in letzter Zeit in einem anderen Technikfeld, der Computernutzung, gezeigt (Rammert 1994). Diese, so war die Behauptung, verdränge phantasievolles Verhalten, führe zu „autistischen Persönlichkeiten" (ebd.). Demgegenüber konnte Rammert zeigen, daß die Verwendungsmilieus, daß die „sozial eingespielten Umgangsweisen mit der Technik die sogenannten Folgen mitbestimmen" (ebd.). Eine eindeutige Determination der Verwendung und der Folgen einer Technik durch die Technik selbst ist als Konzept zur Technikfolgen-Abschätzung nicht besonders tragfähig. „Slippery-slope"-Argumente, wie sie in Position A1b geäußert werden, haben einen etwas prekären Status. Sie sind sicherlich überzogen, wenn behauptet wird, daß gesetzesgleich alle negativen Potentiale einer Technik auch wirklich werden und gesellschaftliche Wünsche dabei keinen Einfluß haben. Zumindest prinzipiell ist Technik regulierbar, Grenzen können gezogen werden, eine Vorstellung, die von der Position A3 überstrapaziert wird.

Die Positionen wurden hier nur ansatzweise kritisiert. Die Probleme der Anwendung und der Gestaltung der genetischen Diagnostik, wie sie von Wolff und Beck-Gernsheim beschrieben werden, verleihen der Position A2 Plausibilität, worauf in Abschnitt 2.2 eingegangen wird. Wenn eine deterministische Position bestritten wird, die Technikentwicklung damit als auch von den Handlungen einzelner Akteure abhängig angesehen wird, werden deren Handlungsziele wichtig. In B1–B3 werden Urteile über die Motive der Anwender der genetischen Diagnostik vorgestellt. In den Urteilen kommen verschiedene Handlungsziele in der humangenetischen Praxis zum Ausdruck.

B) Die Akteure: Motive und Zielsetzungen der Humangenetiker und staatlichen Handelns

B1) *Eugenik und Kosten-Nutzenrechnungen:* Zur Kritik an dem Berufsstand gaben die Selbstauskünfte einiger Humangenetiker genügend Anlaß: Zum einen ihre nicht bewältigte NS-Vergangenheit. Die personelle Kontinuität in der Humangenetik vor und nach 1945 (Müller-Hill in diesem Band, Müller-Hill 1990, Walter 1989) zusammen mit einschlägigen Äußerungen ließen eine ideologische Kontinuität befürchten. Der „Fall Stockenius" machte Schlagzeilen (Die Tageszeitung, 31. 1. 1984). Es wurden Einzelheiten über die Praxis an einer Humangenetischen Beratungsstelle veröffentlicht, die das dortige professionelle Selbstverständnis in der unheilvollen Tradition stehend erkennen ließen. „Aufgabe der Humangenetik ist die Verhütung von Nachkommen mit schweren Erbkrankheiten oder mit beeinträchtigenden Fehlbildungen" (ebd.). Die Befürchtung war, daß durch die Motive und Absichten der Humangenetiker eine *eugenische Praxis* sich wieder etablieren kann. Auf der anderen Seite stützte sich eine humangenetische Beratungsstelle auf eine *Kosten-Nutzen-Rechnung*, die ergab, daß es billiger ist, die Bevölkerung auf genetische Defekte zu testen und erbkranke Kinder zu „verhindern", als therapeutische Maßnahmen für Behinderte zur Verfügung zu stellen. Dies wurde als Option vorgestellt, mit knappen Ressourcen des Gesundheitswesens umzugehen. Durch Wegfall der Versorgungsleistungen in allen Zweigen der Behindertenbetreuung wären Einsparungen in Millionenhöhe zu erzielen, so eine Studie, die 1981 vom Bundesministerium für Arbeits- und Sozialordnung mit dem „Gesundheitsökonomiepreis" ausgezeichnet wurde (Walter 1989). So wurde befürchtet, daß der Staat im Zuge der finanziellen Belastung des Gesundheitswesens durchaus Interesse an Kosten-Nutzen-Rechnungen hat und damit das Interesse an einer Kostensenkung auf die genetische Beratungspraxis durchschlägt.

B2) Die Humangenetische Profession ist ein Akteur unter vielen anderen, der das Gesicht der humangenetischen Praxis mitbestimmt. Die Werthaltungen der Humangenetiker sind durchaus heterogen, ebenso wie die Ziele. Daß sich einige Humangenetiker gegen die Ziele der Eugenik wenden, ist nicht ein Garant dafür, daß die Nutzung der Humangenetik nicht diesen Zielen folgen wird. Beck-Gernsheim bestreitet in ihrem Beitrag, daß das einzige Ziel bei der Entwicklung und Anwendung der genetischen Diagnostik Heilung und Gesundheit ist. Es gebe noch andere Handlungsziele, die mit dem Ziel der Heilung konkurrieren und bestimmte Aporien und Dilemmata der genetischen Diagnostik „systematisch" erzeugen.

B3) Mediziner haben tagtäglich unermeßliches Leid um sich. Das Streben der Profession ist darauf gerichtet, den leidenden Menschen zu helfen. Gesundheit und Heilung sind die Handlungsziele. Die Motive der Mediziner und Genomforscher sind rein, die Gesellschaft sollte Vertrauen in die Eigenverantwortlichkeit der Mediziner und Forscher haben, denn diese werden die genetische Diagnostik zum Wohle der Menschen einsetzen.

Auch wenn die einzelnen Positionen etwas überzeichnet sind, so spannen sie doch das Konfliktpotential der Thematik auf. Das Problem für B3 ist, daß schon einige Beispiele für Forscher mit unlauteren Motiven reichen, um die Glaubwürdigkeit der Profession zu vernichten. Die Glaubwürdigkeit der Profession wurde nicht durch vereinzelte Gesinnungszeugnisse hergestellt, sondern durch Definition der Praxis der genetischen Diagnostik, die eugenischem Denken und Kosten-Nutzen-Rechnungen eine Absage erteilt, wie in Abschnitt 2.2.1 skizziert wird. Zudem ist durch gute Motive der Humangenetiker nicht sichergestellt, daß die diagnostische Praxis diesen Motiven folgt. Das Problem ist, wie Beck-Gernsheim in ihrem Beitrag ausführt, daß die Handlungsanforderungen in der genetischen Diagnostik nicht mehr durch die Begriffe Heilung und Gesundheit abzudecken sind. Diese Begriffe sind selbst unklar geworden (was ist gesund, und was ist krank?), von Heilung kann dort nicht mehr gesprochen werden, wo nur noch die Wahl zwischen Leben lassen und Abort besteht.

Unter A1–A3 wurden einzelne Positionen vorgestellt, die u. a. auch deshalb zu einer unterschiedlichen Bewertung kommen, da ihnen unterschiedliche Vorstellungen von Technik und ihrer politischen Handhabbarkeit unterliegen. Die Positionen wurden schon ansatzweise kritisiert. Die Anwendung der genetischen Diagnostik ist nun schon so weit fortgeschritten, daß ein Blick auf den tatsächlichen Verlauf der Anwendung und die dabei auftretenden Probleme ein klareres Bild von der Entwicklung dieser Technikanwendung erlaubt, was in 2.2 skizziert wird. Nach den Erfahrungen der Technikforschung wird die Dynamik der Technisierung durch eine Vielzahl von Akteuren beeinflußt, sowie von Rahmenbedingungen wie etwa durch Markt, Recht, Gesundheitswesen usw. Die Einzelhandlungen können sich gegenseitig konterkarieren, Rahmenbedingungen können den Absichten der Akteure einen Strich durch die Rechnung machen, wie die Humangenetiker feststellen mußten.

2.2
Steuerungsprobleme bei der Anwendung der genetischen Diagnostik

2.2.1
Leitbild der Anwendung

Die Entstehung, Durchsetzung und Gestaltung neuer Technologien wird als ein komplizierter Prozeß beschrieben, an dem eine Vielzahl von Akteuren und Determinanten beteiligt sind. Weder kann einigen Akteuren (Staat, Industrie, Wissenschaft ...) ein kausales Steuerungspotential zugeschrieben werden, noch eine völlige Unsteuerbarkeit der Technik (Positionen A1) behauptet werden (Weingart 1989, Rammert 1992). In diesem Prozeß wird sogenannten Leitbildern eine bedeutende Rolle für die Technikentwicklung zugesprochen. „Leitbilder bündeln die Intuition und das (Erfahrungs-) Wissen der Menschen darüber, was ihnen einerseits als machbar und andererseits als wünschbar erscheint. Sie fixieren einen gemeinsamen Fluchtpunkt im Zukunftshorizont der Menschen (...)" (Marz/Dierkes 1994). Leitbilder stecken das Handlungsfeld ab, auf dem sich Akteure bewegen sollen, und geben das Ziel, die grundlegende Handlungsrichtung an. Die Humangenetiker haben in den letzten Jahren eine sehr intensive Diskussion über das Leitbild ihrer Praxis geführt und einen „Paradigmenwechsel" in der Humangenetik herbeigeführt, den Wolff beschreibt. Das Resultat ist eine interne Regelung für den Umgang mit genetischer Diagnostik, die dem politischen Zugriff, sei es in Form eugenischer Zielsetzungen oder Kosten-Nutzen-Rechnungen, eine klare Absage erteilt. Es wird gefordert, daß die genetische Beratung nichtdirektiv sein soll, die Beratung soll „den Ratsuchenden helfen, auf der Basis der erforderlichen Informationen zu einer eigenen, für sie tragbaren Entscheidung zu gelangen, (...) der Berater unterstützt die individuelle Entscheidungsfindung der Ratsuchenden ohne direkte Einflußnahme auf die Entscheidung selbst" (Bekanntmachung des Berufsverbandes Medizinische Genetik e.V. 1990). Dabei hatte die Öffentlichkeit Einfluß auf den Diskussionsprozeß (Wolff, persönliche Mitteilung). Zum einen mußte die humangenetische Profession gegen eine teilweise aggressiv vorgetragene Position B1 ihre Glaubwürdigkeit herstellen. Zum anderen wurden Betroffenenverbände in den Diskussionsprozeß integriert und damit eine etwas andere Akzentuierung des Nutzens und der Probleme genetischer Diagnostik geschaffen. Der Einfluß sozialer Bewegungen auf die Technikgestaltung ist ein wichtiger Faktor (Rammert 1992), der sich solange nur als Protest und Verweigerung artikulieren kann, solange er nicht in technologiepolitisch relevante Diskussionen einbezogen wird.
Singuläre Beteuerungen des guten Willens einiger Akteure (Position B3) mit der verzweifelten Hoffnung, das Vertrauen in die Zunft wieder herzustellen, bleiben angesichts der Problemlage Rhetorik und gehen am eigentlichen Problem vorbei. Der offene Diskussionsprozeß und der Versuch der institutionellen Umsetzung (transparente Diskussion aller Möglichkeiten und Gefahren unter Einbeziehung Betroffener, Versuch der Umsetzung in ein Regelwerk und Selbstverständnis des Berufsstandes) entschärft für einen Außenstehenden die unter B1 gesammelten Bedenken, und nicht die Gesinnung Einzelner.

2.2.2
Akteure und Steuerungsvorgaben

Die in einem langen Diskussionsprozeß erarbeiteten Richtlinien, die in dem Leitbild formuliert sind, drohen durch weitere Akteure und äußere Rahmenbedingungen wirkungslos zu werden.

Akteure Der Berufstand der Humangenetik, der für sich intern Vorgaben formuliert hat, ist nun nicht der einzige Akteur, der Einfluß auf Entwicklung und Einsatz der genetischen Diagnostik hat. Genetische Diagnostik wird auch von Gynäkologen und niedergelassenen Hausärzten angeboten, die oft nicht über eine ausreichende Beratungskompetenz verfügen und die Regelungen der Humangenetiker teilweise nicht kennen oder sich nicht daran gebunden fühlen (Vogel 1995). Die internen Richtlinien der Humangenetik haben nicht die Durchsetzungskraft, wie sie allgemein standesrechtliche ärztliche Regelungen haben. Sie wurden auch aufgrund widerstreitender Interessen der verschiedenen Ärztegruppen nicht in die standesrechtlichen Regelungen aufgenommen. Der Umgang mit genetischer Diagnostik in der ärztlichen Praxis konterkariert das in der Humangenetik erarbeitete Anwendungsprofil. Die diagnostische Praxis entfaltet eine Eigendynamik (Wolff in diesem Band), d. h. sie folgt nicht den Vorstellungen, die die Humangenetiker entwickelt haben. So gibt es Überlegungen von Humangenetikern, die staatliches Handeln fordern (Genomanalysegesetz, Vogel 1995), welches die diagnostische Praxis nach den Prinzipien des erarbeiteten Leitbildes regulieren soll.

Steuerungsvorgaben Rahmenbedingungen und Steuerungsvorgaben von außen sind ein weiterer Faktor in der Technikentwicklung. Die Entwicklung der Pränataldiagnostik ist durch die Praxis der Rechtsprechung maßgeblich geprägt (Vogel 1995). So ist der Bundesgerichtshof der Meinung, daß es eine Aufgabe der genetischen Beratung ist, erbkranken Nachwuchs zu verhindern, was eindeutig dem von der Humangenetik formulierten Selbstverständnis widerspricht und erheblichen Druck auf die genetische Beratungspraxis ausübt. Die Humangenetiker werden durch gerichtliche Urteile verstärkt zu einer direktiven Beratung gedrängt. Dies wird in den Beiträgen von Wolff und Beck-Gernsheim in diesem Band diskutiert. Ist das Leitbild der Humangenetik ein Versuch, unerwünschte Nebenfolgen in der Anwendung der genetischen Diagnostik abzufedern, so entgleitet die Praxis der genetischen Diagnostik den Humangenetikern, da sie nicht die alleinige Handlungskompetenz besitzen[3].

---

[3] Hieran wird deutlich, wie irrelevant Beteuerungen des guten Willens einzelner Mediziner und Genetiker sind und wie wenig die Forderung nach Vertrauen in die Wissenschaftler und Mediziner dem Problem adäquat ist.

2.2.3
Unauflösbare Ambivalenz?

Das Konzept der Nichtdirektivität und die vorausgesetzte Freiwilligkeit der Inanspruchnahme hat die Aufgabe, bestimmte Handlungsmöglichkeiten, den Bezug auf überindividuelle Ziele (Eugenik, Kosten-Nutzen-Rechnung) zu verhindern. Es hat aber auch klare Grenzen. Die in der Beratungspraxis der pränatalen Diagnostik anfallenden Entscheidungen gehen „an die Grenzen der menschlichen Entscheidungsfähigkeit" (Beck-Gernsheim 1995b: 115). Entscheidungen müssen getroffen werden in einem Handlungsfeld, das traditionelle moralische Orientierungen längst hinter sich gelassen hat. Therapeutische Möglichkeiten hinken der diagnostischen Realität weit hinterher. Der Patient wird nicht therapiert, er lebt oder wird abgetrieben. Es gibt keine Normen (allgemeingültige!), die bei einem pathologischen Befund eine Handlungsorientierung stiften können. Ratsuchende müssen für sich Fragen beantworten, denen „Experten" und Gesellschaft ratlos gegenüberstehen. Deshalb wird die Gefahr gesehen, daß die Freiwilligkeit der Inanspruchnahme genetischer Diagnostik und die Eigenständigkeit der Entscheidung, die ja bewußten politischen Mißbrauch verhindern sollen, nicht gewährleistet ist. Wie gesagt, das Leitbild soll dem entgegenwirken, daß ein Akteur (z.B. der Staat) die genetische Diagnostik zu eugenischen Zwecken mißbraucht. Es ist aber nicht dagegen gefeit, daß sich eugenisches Denken und eine eugenische Praxis „von unten", anonym, nicht durch irgendeinem Akteur bewußt gesteuert, durchsetzt. Dafür gibt es Ansatzpunkte. Durch das Dilemma in der Entscheidungssituation, die Überforderung der persönlichen Entscheidungsfähigkeit, wird die Entscheidung sensibel für Außeneinflüsse, soziale Erwartungen.

Soziale Erwartungen – der „unsichtbare Dritte" in der genetischen Beratung   Gesundheit und Leistungsfähigkeit besitzen einen hohen Stellenwert in unserer Gesellschaft. Öffentliche Äußerungen nehmen zu, die Behinderung als Last für Familie und Solidargemeinschaft bewerten. Der Genetiker J. D. Watson bewertete es als „moralische Feigheit" (Kollek 1994: 21), Kinder mit genetischen Defekten zur Welt kommen zu lassen. In einer Umfrage stimmten 70 % der befragten Frauen der Aussage zu: „Eine Frau, die ein Kind mit einer schweren geistigen oder körperlichen Behinderung zur Welt bringt, weil sie die vorgeburtliche Diagnostik nicht durchführen lassen wollte, handelt unverantwortlich" (Nippert 1994: 74). Je mehr Behinderung als vermeidbar gilt, desto größer wird der Rechtfertigungsdruck von Frauen, die sich gegen Abort oder Wahrnehmung einer genetischen Diagnostik entscheiden.

Technologischer Imperativ und die Freiwilligkeit der Inanspruchnahme   Neue Techniken setzen neue Standards, neue Handlungsmöglichkeiten werden zur Normalität. Was anfangs als ein Angebot für einige gedacht war, kann in einen Zwang zur Nutzung umschlagen. So setzen die Möglichkeiten der Computer neue Standards in der Textverarbeitung. Spätestens beim Bewerbungsschreiben wird jeder zähneknirschend den Computer nutzen müssen, ältere Standards verschlechtern die

Bewerbungschancen. Neue technische Möglichkeiten können Einfluß auf die Moralvorstellungen haben. Sie können das Spektrum dessen, was als verantwortlich oder unverantwortlich bezeichnet wird, verändern: der Begriff der Verantwortung erfährt einen Bedeutungswandel, wie die obigen Zitate andeuten. Mit „dem wachsenden Angebot der Testmöglichkeiten wird auch der Begriff der Verantwortung neu gefüllt, dehnt sich aus, wird unmerklich dem technisch Machbaren angepaßt" (Beck-Gernsheim 1995b: 127). Diese Rückwirkung der technischen Möglichkeiten auf die Moralvorstellungen diskutiert Beck-Gernsheim in ihrem Beitrag.

Die Verschiebung des moralischen Horizonts stellt die in dem Leitbild vorausgesetzte Freiheit der Nutzer in Frage: Die Freiheit, die genetische Diagnostik in Anspruch zu nehmen, und die freie Entscheidung beim Umgang mit dem Befund. Dies hat Konsequenzen für die Regulierung der genetischen Diagnostik[4].

2.2.4
Weitere Akteure: Arbeitgeber und Versicherungen

Ein weiteres Problem in der Nutzung der Genomanalyse besteht darin, daß Dritte ein Interesse an der Kenntnis genetischer Daten haben könnten. Beck-Gernsheim diskutiert in ihrem Beitrag das Interesse von Arbeitgebern, eventuelle genetische Krankheiten oder Dispositionen von Arbeitnehmern zu kennen, insbesondere Anfälligkeiten gegenüber bestimmten Arbeitsstoffen. Durch Einforderung von genetischen Untersuchungen als Bedingung für eine Einstellung könnten Arbeitgeber beispielsweise Arbeitnehmer selektieren, die keine genetisch bedingter Anfälligkeit gegenüber diesen Arbeitsstoffen aufweisen. Arbeitnehmer können sich in Zeiten geringer Beschäftigung kaum gegen ein solches Ansinnen wehren, da sie selbst in dem Fall, in dem die Forderung nach genetischer Untersuchung seitens des Arbeitgebers unzulässig ist, kein Recht auf eine Einstellung haben. „Diese Folge ist äußerst unbefriedigend, entspricht aber der momentanen Rechtslage" (Mietusch-Lange 1994: 266). Das Problem rechtlicher Regulierung wird in einem Referentenentwurf für ein neues Arbeitsschutzrahmengesetz artikuliert. „Erstmals werden unter bestimmten Voraussetzungen genomanalytische Untersuchungen erlaubt. Ein Verbot von Gentests, so heißt es in der Begründung, stehe in Widerspruch zu arbeitsmedizinischer Vorsorge" (v. Boehm 1993).

---

[4] Eine Möglichkeit, umstrittene Techniken zu regulieren, ist, den Markt entscheiden zu lassen. Eine Technik über den Markt zu regulieren heißt, die Nutzung den autonomen Entscheidungen der Nutzer anheim zu stellen. Wenn diese Autonomie durch soziale Zwänge eingeschränkt ist, ist dieser Weg der Regulierung fragwürdig. So diskutiert Wolff in seinem Beitrag Kriterien dafür, wer Zugang zur genetischen Diagnostik haben sollte, was diagnostiziert werden soll und was als Kriterium für einen Schwangerschaftsabbruch dienen könnte. Dahinter steht die Vorstellung, die Regulierung nicht dem Markt zu überlassen und nicht die technische Machbarkeit über das diagnostische Angebot bestimmen zu lassen.

Versicherungen haben ein Interesse an möglichst genauer Kenntnis des zu versichernden Risikos. Dies betrifft vor allem den Bereich der privaten Kranken- und Lebensversicherer. Zunächst einmal haben Versicherer ein Recht darauf, alle dem Versicherungsnehmer bekannten Gefahrenumstände vor Vertragsabschluß zu erfahren. Ein Problem ergibt sich für die Versicherungslandschaft vor allem dann, wenn Versicherer dazu übergehen, genetische Tests von Versicherungsnehmern vor Vertragsabschluß zu verlangen (d. h. Informationen über genetische „Risiken" erlangen zu wollen, die dem Versicherungsnehmer selbst noch nicht bekannt sind). Dies könnte zu einer Auflösung der Solidargemeinschaft führen, wenn sich private Versicherer (durch günstige Tarife) die Versicherungsnehmer ohne bestimmte genetisch bedingte Krankheiten oder entsprechende Dispositionen herauspicken, die gesetzlichen Krankenkassen aber hauptsächlich die „risikoträchtige" Klientel versichern muß. Dem ist nun auf der Ebene des Nationalstaates kaum beizukommen (Mietusch-Lange 1994: 270). Im Zuge der Internationalisierung wird durch nationale Maßnahmen schwer zu verhindern sein, daß ausländische Versicherungsanbieter unter Einforderung bestimmter genetischer Tests günstige Versicherungstarife anbieten und damit einen Teil der „attraktiven" Versicherungsnehmer aus der Solidargemeinschaft abziehen[5]. Selbst wenn das gesetzliche Versicherungssystem in Deutschland bestehen bleibt ist die Gefahr der Entsolidarisierung nicht gebannt.

2.3
Zusammenfassung

Aufgrund der Vielzahl der Akteure und Interessenskonstellationen entstehen bei der Anwendung der genetischen Diagnostik Probleme, für die eine zufriedenstellende Regulierung bis jetzt aussteht. Eine deterministische Position, die die Unsteuerbarkeit der Technik behauptet, verdeckt dies genauso wie eine Position, die global die Verantwortung für die Anwendung der Technik der Politik zuschreibt. Die Politik als einheitlicher Akteur, der die Regulierung übernehmen könnte, ist in dieser Weise nicht vorhanden. Der staatliche Steuerungsakteur bildet vielmehr eine „mehrstufig gegliederte Instanz" (Martinsen 1992), ist also in sich selbst schon gegliedert. Es gibt i. A. keine zentrale Institution, an der die Gestaltung der Technik in verantwortlicher Weise übernommen würde. Beschrieben wurde zunächst der Berufsstand der Humangenetik, der für seine Arbeit verbindliche Richtlinien formuliert hat. Auf dieser Ebene wird versucht, dem „technologischen Imperativ" insofern Einhalt zu gebieten, als daß sich die Humangenetiker gegenüber einer eugenischen Praxis oder Kosten-Nutzen-Rechnungen verwehren. Eine nächste Ebene wird konstituiert durch die verschiedenen Ärztegruppen. Eine einheitliche standesrechtliche Regelung der genetischen Diagnostik ist bis jetzt nicht zustande gekommen. Dies gefährdet die

---

[5] Ein nationales Verbot einer solchen Praxis aber könnte eine Klage z. B. vor der Welthandelsorganisation wegen „Handelsbeschränkung" nach sich ziehen

Bestrebungen der Humangenetiker. Eine weiteres Problem der Regulierung wurde damit angesprochen, daß ein anderes Subsystem der Gesellschaft, die Rechtsprechung, die Ziele der Humangenetiker konterkariert.

Die Folgen neuer Techniken können meist nicht durch die Technologiepolitik verarbeitet werden, sie müssen durch Reaktionen in anderen Politik- und Gesellschaftsbereichen aufgefangen werden (v. d. Daele 1989). Um der Gefahr der „Eugenik von unten" zu begegnen, wird oft vom Staat die Gewährleistung bestimmter Rahmenbedingungen gefordert, wie etwa die Unterstützung und Infrastruktur für Behinderte sicherzustellen und zu verbessern. Hier ist dann die Sozialpolitik zum Handeln aufgefordert, es ergehen damit Steuerungsanforderungen an einen Politikbereich, der eigene Handlungsziele verfolgt und unter Kostendruck steht. Die Legislative ist dann gefragt, die Regulierung der Genomanalyse bei Einstellungsuntersuchungen von Arbeitnehmern und Versicherungsabschlüssen auf nationaler Ebene vorzunehmen, einem Bereich, in dem Rechte der Arbeitgeber und Versicherungen berücksichtigt werden müssen, was „den Gesetzgeber vor die größten Probleme stellen wird" (Schmittke 1995: 31). „Wie kann sichergestellt werden, daß genanalytische Untersuchungen kein Grund für die Nichteinstellung, Kündigung oder Abqualifizierung sein können?" (v. Böhm 1993). Ein Konflikt zwischen Arbeitgeberrechten und Arbeitnehmerinteressen ist in der Problematik angelegt. „Eine Novelle des Arbeitsschutzrahmengesetzes, mit dem Sozialminister Norbert Blüm die Arbeitnehmer vor Diskriminierung schützen wollte, ist nicht zustande gekommen" (DIE WOCHE, 30.9.93). Nicht zuletzt muß die Anwendung von Gentests bei Versicherungsabschlüssen in einer internationalen Vereinbarung geregelt werden, in einer Situation, die von den „Egoismen" der Nationalstaaten geprägt ist.

In all diesen Regulierungsdimensionen sind „Reibungsverluste" wahrscheinlich, was zu suboptimalen Lösungen führen kann, die bestimmte Ambivalenzen der Technisierung befördern. Also selbst wenn die Gesellschaft (wie in Position A3 behauptet) zu verstehen beginnt, wie Mißbrauch zu verhindern ist, ist eine reibungslose Regulierung, die alle gerade skizzierten Grenzen gesellschaftlicher Teilsysteme überschreiten muß, nicht unbedingt zu erwarten. Und „Reibungsverluste" liegen schon im politischen System begründet. Zum einen ist die Politik nicht Adressat für alle anstehenden Regulierungsaufgaben, zum anderen ist nicht sicher, daß alle wichtigen Probleme auch politisches Thema werden. „Probleme gibt es viele, aber nur sehr wenige davon nimmt das politische System wahr. Als Selektions-Kriterium kommen solche in Frage, die in der einen oder anderen Weise Bestands- oder Funktionsbedrohungen für das politische System indizieren" (Gloede 1991: 301). In diesem Abschnitt wurden Probleme der Technikgestaltung dargestellt, die schon für andere Technikbereiche beschrieben wurden. Aufgrund des unkoordinierten Zusammenwirkens vieler Akteure ist mit unerwünschten Nebenfolgen zu rechnen. „Der Staat" selbst ist als ein (in sich gegliederter) Akteur unter vielen anderen zu sehen, dem oft (gerade bei Querschnittstechnologien) nicht ein dominanter Einfluß auf die Technikentwicklung zugeschrieben werden kann.

In den folgenden Abschnitten geht es um den Umgang mit normativer (3.) und empirischer (4.) Unsicherheit.

3
Ethische Kontroversen

Die Anwendung der Gentechnik auf den Menschen erweitert zum einen das Repertoire der Medizin in Diagnostik und Therapie, zum anderen eröffnet sie Handlungsmöglichkeiten, die eine neue Qualität besitzen. Dies schlägt sich in der ethischen Bewertung nieder. Die somatische Gentherapie, bei der in Körperzellen (z. B. Knochenmarkszellen) „defekte" Gene, die den Grund für die Krankheit darstellen, ersetzt werden, wird i. A. mit der Organtransplantation verglichen. Die somatische Gentherapie wirft in dieser Parallelisierung keine anderen ethischen Probleme auf als die Organtransplantation (z. B. Löw 1989). Anders ist das bei der Beurteilung der Keimbahntherapie. Prinzipiell ist es mit dieser Technik möglich (technisch ist sie weit von ihrer Realisierung am Menschen entfernt), Genabschnitte in der befruchteten Eizelle auszutauschen. Man könnte wiederum „defekte" Genabschnitte austauschen, aber auch prinzipiell jedes andere Gen (Genkomplexe) verändern und damit die diesem Gen (-komplex) korrespondierende Eigenschaft des werdenden Menschen. Hier wird ein Bereich dem menschlichen Handeln zugänglich, der bis jetzt der Wirkungsbereich der Natur oder des Schicksals ... war, man betritt bei der Bewertung in gewisser Weise ethisches Neuland. Um die Entwicklung der Keimbahntherapie voranzutreiben, müßten Embryonen zur Verfügung stehen, die dazu „verforscht" werden könnten. Hier stellt sich die Frage, inwieweit menschliches Leben zu medizinischen Experimenten herangezogen werden darf, insbesondere wenn es nicht „einwilligungsfähig" ist und Ziel des Eingriffs nicht die Verbesserung des Gesundheitszustandes ist.

Wer sich angesichts der brisanten Problemlagen von der Ethik klare Handlungsorientierungen verspricht, muß zunächst einmal von der Vielfalt der sich teilweise widersprechenden ethischen Beurteilungen enttäuscht sein. Doch oft gehen Differenzen darauf zurück, daß sich die an der ethischen Diskussion Beteiligten nicht über „Sinn und Grenzen von Moral" im klaren sind, „unscharfe Begriffe" und „unzulässige Argumentationsformen" benutzen (Bayertz/Runtenberg). Ethische Reflexionen können hier zu mehr Klarheit in der Diskussion beitragen, „Ethik muß zunächst auf kategoriale Klarheit, stringente Begrifflichkeit und argumentative Konsistenz achten, und sich auf diese Weise in öffentliche Diskurse über Regelungsbedarf einbringen" (Mieth). Auf diese Weise können die Ebenen, in denen Dissense zum gegenwärtigen Zeitpunkt nicht auflösbar sind, zumindest besser bestimmt werden, in Teilbereichen werden Konsense möglich. Hubig skizziert in seinem Beitrag fünf Ebenen, auf denen kontroverse Beurteilungen auftreten können. Aber auch bestehende Dissense verurteilen nicht zur Handlungsunfähigkeit. Man kann mit ihnen umgehen, in einigen Fragen zu Entscheidungen kommen, ohne in Grundsatzfragen übereinstimmen zu müssen. Das ist die Idee eines „Dissensmangements", das Hubig vorstellt.

3.1
Defizite der ethischen Argumentationen im öffentlichen Diskurs

Mieth diskutiert in seinem Beitrag Beispiele für Argumentationen in der öffentlichen Diskussion und der EU-Kommission in Brüssel, die den Kriterien ethischer Reflexionen nicht genügen. Um den „politischen Willen zur weitreichenden Patentierung" von Teilen des menschlichen Körpers und Lebewesen argumentativ zu unterfüttern, würde auch vor „Trugschlüssen" nicht zurückgeschreckt. Bei Fragen der Kennzeichnung gentechnisch veränderter Nahrungsmittel würde nicht konsistent argumentiert. Desweiteren würde in Entwürfen zur Bioethik (UNESCO, EU) nicht zwischen moralischen Normen, Werten und Interessen unterschieden.

Moralische *Normen* drücken aus, was zwingend geboten und für alle verbindlich sein soll. Die Forderung der „Schutzwürdigkeit und Unverfügbarkeit des Lebens eines Menschen" ist solch eine Norm. *Werte* bringen zum Ausdruck, was anerkannt oder erstrebt wird. Werte müssen nicht von allen geteilt werden (*Wertpluralismus*), im Gegensatz zu Normen. Werte sind etwa Gesundheit, Wohlstand, Umweltqualität usw. (z. B. Hubig 1993: 142). Etwas hat einen Wert und wird im Handeln angestrebt, man spricht auch von *Gütern*, die in Handlungen verwirklicht werden. Die Verwirklichung von Gütern kann mehr oder weniger angestrebt werden, Normen dagegen werden erfüllt oder verletzt, sie sind gültig oder ungültig. Güter kommen bei der Anwendung neuer Techniken oft miteinander in Konflikt (z. B. Wohlstand und Umweltqualität). Bei einer Technikbewertung müssen nun die von der Technik betroffenen Güter untereinander abgewogen werden (*Güterabwägung*), wobei die moralischen Normen in diesen Abwägungen als Orientierungen zur Verfügung stehen können. Der Geltungsanspruch moralischer Normen ist ein unbedingter, d. h. er ist durch nichts zu relativieren[6]. Normen dominieren die Güterabwägungen in dem Sinn, daß keinem Gut ein solcher Wert zukommen kann, der die Anwendung der Norm einschränkt. Der unbedingte Geltungsanspruch der Norm liegt z. B. darin, daß keines der oben genannten Güter, wie etwa ökonomischer Nutzen oder medizinischer Fortschritt, höher bewertet werden darf als die Integrität menschlichen Lebens.

Wenn nun bei Entwürfen zur Bioethik Menschenwürde und Forschungsfreiheit – wie Mieth schreibt – nebeneinander zur Abwägung stehen (und damit als Werte verstanden werden), so ist eine kategoriale Unterscheidung verwischt. Damit könnte dann Menschenwürde gegen Forschungsfreiheit abgewogen werden, je nach subjektiver Wertschätzung derer, die die Abwägung vornehmen.

Bayertz/Runtenberg klassifizieren die in der ethischen Diskussion vorgebrachten Argumente in drei Argumentationstypen. In zwei dieser Argumentationstypen werden Handlungen danach beurteilt, welche *Folgen* sie zeitigen. Die Folgen einer Handlung bilden das Kriterium zu ihrer ethischen Bewertung.

---

[6] Aber auch Normen können untereinander in Konflikt geraten. Allerdings werden Normen nicht gegeneinander abgewogen, sondern priorisiert. Die Geltung einer Norm kann durch eine Norm höherer Priorität eingeschränkt werden.

Der „*pragmatische*" Argumentationstyp geht davon aus, daß alle Handlungen moralisch gut sind, in deren Folge menschliches Leiden verhindert oder gelindert wird. Die Gentechnik stellt für solche Handlungen die adäquaten Mittel bereit, ihr Einsatz und ihre Förderung ist aus dieser Perspektive moralisch geboten, solange bestimmte Bedingungen, wie etwa die Sicherheit der Methoden gewährleistet ist.

Der „*gesellschaftspolitische*" Argumentationstyp bewertet gentechnische Eingriffe ebenfalls nach ihren Folgen. Allerdings fällt hier die Folgenbewertung zuungunsten der Gentechnik aus. Es wird nicht bestritten, daß Gesundheit ein anzustrebendes Gut darstellt. In der Argumentation dieses Typs werden die negativen, unerwünschten und unbeabsichtigten gesellschaftlichen Folgen der Gentechnologie, wie etwa die Gefahr negativer Eugenik, als so schwerwiegend gegenüber dem angestrebten Gut Gesundheit eingeschätzt, daß im Ergebnis die Anwendung der Gentechnologie am Menschen abzulehnen ist.

Bayertz/Runtenberg diskutieren die Stichhaltigkeit und Tragweite der beiden Argumentationstypen. Die beiden Argumentationstypen betonen jeweils verschiedene Aspekte der ethischen Problematik, sie nähern sich den Problemen sozusagen aus verschiedenen Perspektiven. Der „pragmatische" Argumentationstyp thematisiert nur den Nutzen für Leidende, der „gesellschaftspolitische" nur die negativen sozialen Folgen. An diesen Einseitigkeiten kann Kritik und Relativierung einsetzen. Die Argumentationen stehen sich nicht, wie es von ihren Beurteilungsergebnissen her auf den ersten Blick scheinen mag, diametral gegenüber. Vielmehr müssen in einer ethischen Bewertung die verschiedenen, in den jeweiligen Argumentationstypen angesprochenen Aspekte berücksichtigt werden. Sowohl der „pragmatische" als auch der „gesellschaftspolitische" Argumentationstyp artikulieren wichtige Aspekte der gentechnischen Anwendungen. Für sich alleine genommen reduzieren sie aber die Fragestellung unangemessen. Die wichtigen Aspekte beider Argumentationstypen seien in die ethische Bewertung aufzunehmen.

Unter einem weiteren Argumentationstyp, dem „*kategorischen*", diskutieren Bayertz/Runtenberg Argumente, die bestimmte gentechnische Eingriffe als *in sich unzulässig* auszuweisen versuchen. Argumentiert wird hier nicht mit den Folgen, die die Eingriffe haben können, sondern daß es dem Menschen prinzipiell nicht erlaubt ist, in dieser Weise zu handeln, ungeachtet dessen, ob die Handlungen nun positive oder negative Auswirkungen haben. Es wird u. a. versucht, aus Begriffen wie „Heiligkeit der menschlichen Natur" oder der Unantastbarkeit der „Würde des Menschen" die Unzulässigkeit gentechnischer Eingriffe am Menschen abzuleiten. Nach Bayertz/Runtenberg artikulieren diese Argumente eher ein Unbehagen an der neuen Technik, die Begriffe würden aber nicht zu einer „klaren moralischen Norm", nicht zu „klaren und intersubjektiv nachvollziehbaren Handlungsregeln" führen.

Diese Aussage steht nun im klaren Widerspruch zu den obigen Ausführungen, in denen die Forderung der „Schutzwürdigkeit und Unverfügbarkeit menschlichen Lebens" als moralische Norm diskutiert wurde. Dieser Widerspruch weist auf ein Problem in der ethischen Diskussion, den sogenannten „*Ethikpluralismus*". Damit ist gemeint, daß es verschiedene ethische Theorien gibt, die ver-

schiedene Begründungsprogramme für moralische Handlungsregeln verfolgen[7].
Ein Begründungsprogramm, der sogenannte *Utilitarismus,* hält die Begründung
von Normen (Rechten) für unmöglich. Handlungen können demnach nur nach
ihren Folgen bewertet werden. Ein Instrumentarium zur Folgenbewertung liefert
die Güterabwägung. *Deontologische Ethiken* versuchen allgemeinverbindliche
Normen zu begründen, die, wie oben ausgeführt, die Güterabwägung dominieren, die Normen sind die die Güterabwägung übergreifenden Regeln. Aber ohne
übergreifende Regeln kommt auch der Utilitarismus nicht aus. Denn wonach
sollte eine Handlung beurteilt werden, wenn sie für den einen einen Nutzen bedeutet, für einen anderen aber schädlich ist? In einem utilitaristischen Ansatz (es
gibt mehrere Varianten) wird das Allgemeinwohl an die oberste Stelle gesetzt
(Nutzensummenutilitarismus). Mit Blick auf die von einer Handlung Betroffenen wird die Handlung nach dem Nutzen und Schaden für die Allgemeinheit
beurteilt (größter Nutzen für die größte Zahl). Auf die Brisanz, die in dem
Ethikpluralismus liegt, wird in Abschnitt 3.4 näher eingegangen.

Zunächst soll auf ein weiteres Problem moralischer Argumentationen eingegangen werden. Bayertz/Runtenberg schreiben, daß der Begriff der unverfügba-
ren „Würde des Menschen" zu keiner klaren Norm führt. Aber was heißt das?
Was muß man unter „führt zu keiner klaren Norm" verstehen? Der Satz: „Hand-
le so, daß deine Handlungen nicht die Würde eines Menschen verletzen" ist eine
moralische Norm, deren Geltungsanspruch allerdings bestritten werden kann.
Auch wenn man ihn akzeptiert, bleibt ein Problem. Die Formulierung ist sehr allgemein, und muß auf die Problematik der Gentechnik erst angewendet werden.
Aus solch allgemeinen Regeln kann z. B. nicht durch logische Folgerungen die
Anwendung auf den Einzelfall abgeleitet werden, im Gegensatz z. B. zu einem
Erklärungsmodell (Hempel-Oppenheim-Schema) naturwissenschaftlicher Ge-
setze: Alle Körper fallen im Kraftfeld der Erde in Richtung Erdmittelpunkt. Eine
Tasse ist ein Körper. Also fällt sie im Kraftfeld der Erde in Richtung des Erdmit-
telpunktes.

Regeln, die menschliche Handlungen leiten sollen, stehen nicht in solch einem
deduktiven Verhältnis zu ihrer Anwendung auf den Einzelfall. Sie müssen immer
interpretiert und in ihrem Anwendungsbereich definiert werden. Regeln können
ihre Anwendung nicht selbst regeln, dazu brauchen sie weitere Regeln[8]. So z. B.
die Regel „Sei höflich": Unbestimmt ist zunächst, wem gegenüber man höflich
sein soll. Auch gegenüber dem Erzfeind oder Nachbars Kuh? Sie gilt auch nicht
unbedingt, kann mit anderen Regeln in Konflikt geraten, die vielleicht höhere
Priorität haben, wobei die Prioritäten selbst auch geregelt sein müssen. Bei der
Rettung eines Verletzten tritt die Höflichkeit des Umgangs in den Hintergrund.

---

[7] Im folgenden kann nur auf einige ethische Theorien aus dem „Supermarkt der Ethiken" eingegangen werden.

[8] Allerdings ist ein selbstevidentes Kriterium zur Charakterisierung naturwissenschaftlicher
Gesetze (z. B. Sinnkriterium) nicht formulierbar. Begriffe der Theoriesprache müssen interpretiert werden („partielle Interpretation"), bedürfen eines Netzes anderer Regeln und Aussagen, die ihre Bedeutung bestimmen (Quine 1979), was den idealisiert hervorgehobenen Unterschied zu Handlungsregeln wieder verwischt.

Auch ist nicht für jeden und für alle Zeiten genau festgelegt, was Höflichkeit bedeutet. Das konkrete Verhalten folgt nicht aus dem Begriff der Höflichkeit. Man braucht einen ganzen Kranz von Situationsbestimmungen, weiteren Regeln und Werten, die natürlich historisch bedingt und kulturspezifisch sind.

3.2
Anwendungsprobleme ethischer Normen

Dieses Problem stellt sich auch für die Anwendung einer moralischen Norm, wie etwa die Forderung der „Schutzwürdigkeit und Unverfügbarkeit menschlichen Lebens", auf den konkreten Fall, die Anwendung der Norm ist nicht schon in ihr selbst enthalten (z. B. Hubig 1993). Die Norm muß interpretiert werden, und bedarf weiterer Regeln, die ihre Anwendung erlaubt.

- was als menschliches Leben angesehen wird, ist nicht in dem Ausdruck „menschliches Leben" enthalten. Der Ausdruck muß erst in seinem *Umfang* gefüllt werden. Über die Norm selber dürfte große Einigkeit bestehen. Differenzen traten in der Geschichte bzw. treten heute darin auf, ob „Sklaven, Schwarze, Menschenaffen, Frauen, Kinder, Embryos, Schwachsinnige, dauernd Bewußtlose etc. durch dieses Prinzip hinreichend identifiziert werden" (Hubig 1993: 66). In der Diskussion um die Keimbahntherapie, zu deren Ermöglichung die „Verforschung" von Embryonen unabdingbar ist, ist eben nicht die ethische Norm selbst umstritten, sondern ob Embryonen darunter fallen und ab welchem Zeitpunkt. Ebenso wird diskutiert, ob sogenannte „nichtzurechnungsfähige Personen", etwa Alzheimerpatienten, ohne ihre Einwilligung (die aufgrund ihres Zustandes nicht eingeholt werden kann) zu medizinischen Experimenten herangezogen werden dürfen, die nicht unmittelbar deren Zustand verbessern sollen. Ein Konsens zu diesen Fragen besteht in unserer Gesellschaft nicht.
- Die in einer Norm enthaltenen Begriffe müssen *interpretiert* werden. Mit Hilfe der Keimbahntherapie, d. h. der Veränderung des Genoms in der befruchteten Eizelle, ist es zumindest prinzipiell denkbar, die genetische Konstitution menschlichen Lebens zu verändern. In der Diskussion darum, was (d. h. welche Gene) verändert oder ersetzt werden darf, taucht die Frage auf, *welche* Eingriffe in menschliches Leben mit der prinzipiellen Schutzwürdigkeit kollidieren. Unverfügbarkeit menschlichen Lebens heißt, daß Menschen nicht als Mittel für bestimmte Zwecke konzipiert werden dürfen. Die Identitätsfindung eines jeden Menschen muß gewährleistet sein, ohne daß diese beispielsweise durch gesellschaftliche Nutzenerwartungen schon vorgegeben ist. Menschenzüchtung zu bestimmten Zwecken, etwa die Züchtung besonders leistungsfähiger oder williger Menschen für bestimmte Arbeiten oder die Züchtung vierbeiniger Menschen für Exkursionen auf Planeten mit großer Schwerkraft (Haldane 1988: 384), ist sicher ein Anwendungsgebiet, dem durch das obige Prinzip eine klare Absage erteilt wird. Menschliches Leben vom Reißbrett, Konstruktion menschlichen Lebens ausschließlich als Mittel ist nach diesem

Prinzip eindeutig ethisch unzulässig. Andererseits ist, wie Hubig in diesem Band ausführt, ein gewisses Maß an Wohlfahrt eine Bedingung menschlicher Autonomie. Schweres Leid kann die Identitätsfindung und Autonomie des Menschen bedrohen oder gar unmöglich machen. Eingriffe in die Keimbahn, deren Ziel die Behebung von schwerem Leid und damit die Ermöglichung von Autonomie sind, wären somit nicht mit dem Hinweis auf die Unverfügbarkeit menschlichen Lebens kritisierbar (es sei denn, man setzt die personale Identität des Menschen mit seiner genetischen Ausstattung gleich. Dieses Argument diskutieren Bayertz/Runtenberg). Es bleibt die Frage, was als so schweres Leid gesehen wird, daß Keimbahneingriffe zur Behebung dieses Leids moralisch erlaubt sind, und wo die Grenze zu den Eingriffen liegt, die verboten sein sollen, da sie die Autonomie bedrohen. Konsens zu diesen Fragen besteht nicht.

Mit Hilfe dieser ethischen Norm kann kein generelles Verbot der Keimbahntherapie begründet werden. Allerdings gibt es starke, an den Handlungsfolgen orientierte Argumente, die eine Ablehnung der Keimbahntherapie rechtfertigen, wie Bayertz/Runtenberg ausführen. Diese Argumente beruhen allerdings auf bestimmten Prämissen (Risiken der Technik, fehlende Indikation). Wenn diese Prämissen eines Tages nicht mehr zutreffen sollten, verlören die Einwände ihre Berechtigung (Lunshof 1994).

Wer von der Ethik eine Theorie erwartet, die für jeden einzelnen Anwendungsfall eine direkte Handlungsanweisung zu begründen vermag, muß enttäuscht sein. Die Grenzziehung in den beschrieben Bereichen ist nicht von vornherein durch ethische Reflexionen in allgemeingültiger Weise zu beantworten. Es gibt keinen Fixpunkt, von dem aus sich eine Lösung solcher Fragen ableiten ließe. Diese Fragen markieren ein Feld, in dem eine kulturelle Übereinkunft gefunden werden muß, in die Festlegung moralischer Standards gehen historische und soziale Erfahrungen ein. Nicht nur die historische Erfahrung in Deutschland mahnt zur Vorsicht, den Definitionsbereich schutzwürdigen Lebens zu eng zu ziehen.

3.3
Ein Argument für Eingriffserlaubnisse: „Die Natur macht's doch auch!"

Wie oben ausgeführt, lassen sich ethische Normen nicht direkt in Handlungsverbote oder Erlaubnisse umsetzen. Sie bedürfen weiterer Präzisierungen, Interpretationen oder Definitionen. Oft wird versucht, unter Hinweis auf Geschehnisse in der Natur oder einer Ordnung in der Natur direkt solche Handlungsverbote oder Erlaubnisse zu begründen.

Die Natur geht sehr verschwenderisch mit Embryonen um. Viele kommen überhaupt nicht bis zur Einnistung, ein hoher Prozentsatz wird auch danach noch von der Natur abgetrieben. Wenn die Natur schon so mit Embryonen umgeht, so können wir sie doch auch zu Forschungszwecken verwenden und damit wichtige medizinische Erkenntnisse gewinnen. Soweit das Argument, das in Diskussionen um Forschung an Embryonen oft von Naturwissenschaftlern ins Feld geführt wird. Die Natur wird als Vorbild gesehen[9], die entsprechende menschliche

Handlungen legitimiert. Nur daß „die Natur" auch verschwenderisch mit ausgewachsenem menschlichen Leben umgeht. Krankheiten, Blitzschlag und Überschwemmungen gehen auch auf das Walten „der Natur" zurück. Diese als Begründung beispielsweise für Menschenversuche mit Krankheitserregern zu benutzen, läge in der Logik dieses Arguments. Die Natur gibt ein schlechtes Vor-bild für menschliches Handeln ab:

- Um etwas zu rechtfertigen muß willkürlich ein Teilbereich der Vorgänge in der Natur ausgeblendet werden.
- Daß etwas in der Natur so ist, ist als Rechtfertigung für menschliche Handlungen alleine nie akzeptabel. Was ist, ist kein Maßstab dafür, wie wir handeln sollen (der „Naturalistische Fehlschluß").

Ein ähnliches Argument wird auch zur Rechtfertigung der Gentechnik als Ganzer verwendet.

In der Natur kommt auch eine Genübertragung zwischen verschiedenen Organismen vor, Viren „schreiben" ihre Gene in das Genom anderer Organismen ein. Da es die Natur macht, kann es uns doch nicht verboten sein. Verboten ist es nicht, deswegen ist es aber auch nicht automatisch erlaubt. Und die Risikolosigkeit gentechnischer Manipulationen belegt dieses Argument auch nicht. „Die Natur" ließ ganze Arten aussterben. Welche Risiken wir akzeptieren wollen und welche Eingriffe wir tolerieren wollen ist nicht durch das Walten der Natur schon entschieden, sondern bedarf der ethischen Begründung und der Zustimmung Betroffener.

Die Schutzwürdigkeit menschlichen Lebens ist i. A. nicht umstritten, sondern die Grenze, von der ab Leben nicht mehr absoluten Schutz beanspruchen kann. So wird gefragt, ab welchem Stadium menschliches Leben überhaupt beginnt. Im Prinzip kommen in der Embryonalentwicklung dafür mehrere Entwicklungsstufen in Frage, in denen ein qualitativer Sprung ausgemacht werden kann (Wimmer 1991: 205):

- die Befruchtung der Eizelle,
- die Einnistung der befruchteten Eizelle in die Gebärmutter,
- die Ausbildung der Hirnstrukturen,

Abhängig davon, was als entscheidendes Kriterium für menschliches Leben angesehen wird, wird die Schutzwürdigkeit verschieden festgelegt (auch abgestufte Schutzwürdigkeit). Wissenschaftlich ist die Frage allerdings nicht objektivierbar. Aus der molekularbiologischen Perspektive erscheint Leben als eine raffiniert ausgeklügelte Maschine, die Eigenart menschlichen Lebens geht in chemischen Begriffen nicht auf. Die Natur selbst legt keine Wertigkeiten der Entwicklungsstufen fest. Bestimmte Entwicklungsstadien machen bestimmte Aspekte deutlich, die menschliches Leben für uns aufweist, sie liefern aber nicht letztendliche Kriterien. Die Definitionsmacht über den Zeitpunkt, ab dem menschliches Leben als schutzwürdig betrachtet werden kann, liegt nicht bei der Wissenschaft. Der Verweis auf die Natur begründet weder Verbote noch Erlaubnisse.

---

[9] "Die Natur" oder „die Evolution" als handelndes Subjekt!

3.4
Ethikpluralismus

Die philosophische Diskussion um den Beginn personalen menschlichen Lebens orientiert sich an den aufgewiesenen Entwicklungsstufen. Allerdings herrscht in dieser Diskussion alles andere als Übereinstimmung, die Unterschiede der verschiedenen Ethikkonzeptionen werden an zwei Extrempositionen überdeutlich.

Eine bestimmte deontologische Position versucht, die Schutzwürdigkeit menschlichen Lebens als mit der Befruchtung beginnend zu begründen (Wimmer 1991, Zülicke 1994). Argumentiert wird mit der Zielgerichtetheit der Embryonalentwicklung. Alle Entwicklungsschritte des Embryos „dienen der Entfaltung dieses Lebewesens zur vollständigen, eigenverantwortlichen Person" (Wimmer 1990: 206). Schon entfaltete oder sich noch entwickelnde Personalität ist unbedingt schutzwürdig. Hier geht es darum, Leben, das keine Personalität besitzt als schutzwürdig auszuweisen, da es auf Personalität hin angelegt ist, insbesondere darf der Entwicklungsprozeß nicht beeinträchtigt werden.

Eine utilitaristische Position kommt zu einer extremen Schlußfolgerung. „Der Wert ungeborenen oder neugeborenen menschlichen Lebens ist geringer als der Wert beispielsweise eines ausgewachsenen Hundes." (Singer 1984: 169) Diese Aussage ist Ergebnis der konsequenten Durchführung einer Ethikkonzeption, einer Variante des Utilitarismus (Präferenzutilitarismus). In der Version von Singer ist so zu handeln, daß die Interessen aller von einer Handlung betroffenen Träger von Interessen am besten berücksichtigt werden. Nun haben nach Singer nicht alle von einer Handlung Betroffenen gleichwertige Interessen, die zu berücksichtigen wären. Bestimmte Eigenschaften, wie Empfindungsfähigkeit oder Selbstbewußtsein, sind erforderlich, daß einem Betroffenen bestimmte Interessen zugeschrieben werden können. Embryonen haben nach Singer noch keine Empfindungsfähigkeit und somit keine Interessen, die zu berücksichtigen wären, im Gegensatz etwa zu den oben genannten Hunden.

Der Utilitarismus hat mehrere Schwachpunkte (Steigleder 1991, Hubig 1993): Es ist nicht immer klar, was der Nutzen ist, Nutzen kann verschieden beurteilt werden. Desweiteren kann zur Mehrung des Nutzens der Allgemeinheit über einen Einzelnen oder eine Minderheit hinweggegangen werden, diese Konzeption kennt keine Rechte. Im Präferenzutilitarismus wird die Frage nach den Interessen der Betroffenen vorschnell beantwortet. Interessen und Personalität werden über die Köpfe der Betroffenen hinweg zu oder aberkannt. Es ist unklar, wer legitimiert sein soll, über Präferenzen zu befinden. Diese Probleme führen zu einer Relativierung oder zumindest Ergänzungsbedürftigkeit dieses Ansatzes. Auf der anderen Seite, gibt es deontologische Ethiken, die versuchen Rechte und Pflichten zu begründen, Handlungen sollen als in sich gut oder schlecht ausgezeichnet werden, ohne die Handlungsfolgen in der Beurteilung zu berücksichtigen. Ein solcher Ethiktyp beschränkt sich nur auf kategorische Reflexionen, dies betrifft den von Bayertz/Runtenberg diskutierten „kategorischen" Argumentationstyp.

3.5
Konvergenz ethischer Theorien?

In letzter Zeit finden sich im Rahmen der Wissenschafts- und Technikethik Vorschläge zur „Überwindung" des Ethikpluralismus (Hubig 1993, Hastedt 1994, Ropohl 1996). Mit den Ethiktypen (deontologische Ethik vs. Utilitarismus) verhält es sich ähnlich wie mit den von Bayertz/Runtenberg diskutierten Argumentationstypen. Sie erkennen eine „wichtige Teilwahrheit" (Hastedt 1994: 209), haben aber in ihren Reinformen zu große Defizite, als daß sie ausschließlich zur Technikbewertung verwendet werden könnten. Faktisch haben Vertreter dieser beiden Ethiktypen schon vermehrt Elemente der jeweils anderen Konzeption aufgenommen[10], um die Defizite ihrer Position zu kompensieren, was zu einer gewissen „Konvergenz" (Hubig 1993, Hastedt 1994, Ropohl 1996) der Ethikkonzeptionen geführt hat.

Dem wurde in den obigen Ausführungen Rechnung getragen, indem anfangs bei der Diskussion von Normen und Werten eine deontologische Ethikvariante vorgestellt wurde, die über die Güterabwägung auch die Folgendimension berücksichtigt im Gegensatz zu deontologischen Ethiken, die nur versuchen, Handlungsnormen zu begründen, die ungeachtet der Handlungsfolgen (ob nun positiv oder negativ) zu befolgen sind. Damit werden Handlungen nicht nur danach beurteilt, ob sie in sich gut oder schlecht sind, sondern es werden Normen begründet (was hier nicht geschehen ist, aber z. B. Ropohl 1996, Hastedt 1994), die einen Minimalbereich dessen markieren sollen, was durch Handlungen nicht zur Disposition steht. Aber ebenso kommen Positionen, die nur Folgenbetrachtungen vornehmen, ohne beispielsweise einen inhaltlich gefüllten Begriff von „Menschenwürde" nicht aus, wie in den Ausführungen von Bayertz/Runtenberg deutlich wird. Wie sollte man sonst eine Grenze für gentechnische Manipulationen an der Keimbahn festlegen, die auch in „pragmatischen" Argumentationen gezogen wird? Vertreter einer „pragmatischen" Argumentation müssen beispielsweise zum Status von Embryonen Stellung nehmen und damit in dem in Abschnitt 3.2 skizzierten Konfliktfeld ein Position beziehen. Auch der „gesellschaftspolitische" Argumentationstyp kommt ohne einen solchen Begriff nicht aus, wenn vor den Gefahren der Menschenzüchtung gewarnt wird. Warum sollte es falsch sein, beispielsweise besonders starke Menschen für schwere Arbeiten zu züchten (die darüber hinaus wegen einer durch genetische Manipulation bedingte verstärkte Endorphinausschüttung besonders „glücklich" sind), außer durch Verweis auf die „Unverfügbarkeit des Lebens eines Menschen"? Hier verschränken sich dann kategorische Reflexionen mit Folgenbetrachtungen.

Man kann nun die Strategie verfolgen, aus den „konvergenten" Positionen moralische Normen zu extrahieren, mit deren Hilfe ein Orientierungsrahmen für eine inhaltliche Bewertung neuer Techniken geschaffen werden soll. Man kann versuchen, moralische Regeln zu formulieren, die „niemand ernsthaft bestreiten könnte" (Ropohl 1996: 320). Die „Prinzipien wie das der menschlichen Freiheit,

---

[10] In utilitartistische Positionen werden Rechte aufgenommen, in deontologischen Positionen wird die Folgenbewertung berücksichtigt.

sozialen Gerechtigkeit und der Menschenwürde" sind kaum strittig und können daher als „inhaltliche Grundprinzipien" (Hastedt 1994:206) für ein Fundament der Technikbewertung dienen. Diese Regeln lassen sich „vernünftig begründen", wie Ropohl (1996: 310) schreibt, eine abschließende Letztbegründung ist jedoch nicht zu erwarten. Aber das heißt ja nur, daß endgültige, für alle Zeiten und alle Menschen geltenden Normen nicht zu haben sind, und nicht, daß wir nicht in der Lage wären, Normen für den Umgang mit Technik zu begründen[11].

3.6
Sinn und Grenzen von Ethik

3.6.1
Kritik und Relativierung ethischer Argumentationen

Bestimmte ethische Argumentationen können als unzulässig ausgewiesen werden, wie Mieth am Beispiel der Diskussion um die Patentierung zeigt. Dies wurde auch am Beispiel der Argumente skizziert, die die Natur als Vorbild für menschliches Handeln darstellen wollen. Desweiteren können Argumentationstypen relativiert werden. Sowohl der „pragmatische", als auch der „gesellschaftspolitische" Argumentationstyp berücksichtigt nur Teilaspekte der ethischen Problematik. Es müssen aber zur Klarheit der ethischen Diskussion Schwächen und Stärken der beiden Argumentationstypen aufgezeigt, und die relevanten Aspekte der Argumentationen in die Bewertung der Technologie aufgenommen werden.

3.6.2
Diskurse

Die in ethischen Reflexionen zu praktischen Fragen formulierten Urteile beanspruchen die Zustimmung von allen an einer Handlung oder Entscheidung Beteiligten und davon Betroffenen finden zu können. Neben der im letzten Abschnitt angesprochenen Vollständigkeit der Problemwahrnehmung und argumentativen Richtigkeit ist die allgemeine Verbindlichkeit ethischer Urteile zu prüfen. Im ethischen Urteil laufen sozusagen die Momente Normenprüfung und -begründung, Normenanwendung und Güterabwägung zusammen. Doch wie wäre die allgemeine Verbindlichkeit zu erlangen? Wie oben ausgeführt, sind Normen selbst wie auch ihre Anwendung strittig, und aufgrund der Pluralität der Wertsetzungen läßt sich eine Abwägung der Güter ohnehin nicht aus allgemei-

---

[11] Den Anspruch auf ewig und unbedingt gültiges Wissen kann ja ebensowenig die Naturwissenschaft einlösen. Alles naturwissenschaftliche Wissen ist immer nur ein Vorläufiges, es kann nie endgültig bewiesen werden und ist immer dem Umstand ausgesetzt, daß es durch neues Wissen „falsch" werden kann. Zudem sind viele naturwissenschaftliche Theorien, die mit guten Gründen in der Naturbeschreibung Verwendung finden falsifiziert (z.B. Feyerabend 1986). Warum sollte man von der Ethik etwas verlangen, was auch die Naturwissenschaften nicht einlösen können?

nen Überlegungen heraus verbindlich vollziehen. Gerade ein Konsens über Werte scheint noch schwieriger als über Normen, da das, was als erstrebenswert oder erwünscht angesehen wird – Fragen des guten Lebens – überhaupt nicht von allen geteilt werden muß, daher auch nicht für alle zustimmungsfähig sein muß.

Es gibt einen Ethiktyp, der darauf beruht, Verfahren anzugeben, mit deren Hilfe eine Normenbegründung zumindest prinzipiell für möglich gehalten wird. Die Akzeptabilität der Norm verdankt sich dem *Verfahren*, mit dessen Hilfe sie gewonnen wurde. Hier ist etwa die Diskursethik von Habermas zu nennen (1983). Unter Diskurs kann man Diskussionen verstehen, die bestimmten Regeln folgen. Im Diskurs werden Aussagen von den Teilnehmenden gemeinsam geprüft, es findet eine argumentative Auseinandersetzung mit Aussagen und Begründungen von Aussagen statt. Diskurse zeichnen sich durch ihre Offenheit aus, prinzipiell hat jeder Zugang und jeder hat die gleichen Möglichkeiten, Aussagen zu begründen oder zu hinterfragen. Geprüft wird die sachliche und normative Richtigkeit von Aussagen, man kann den Diskurs als Prozeß kooperativer Wahrheitssuche verstehen.

Ein wichtiges Moment des Diskursgedankens, der von den Beiträgen im zweiten Buchteil aufgegriffen wird, ist die Offenheit, die Beteiligung von Betroffenen und die auf Argumentation beruhende Vorgehensweise im Diskurs. Wenn zu praktischen Fragen eine inhaltliche Übereinstimmung nicht von vornherein zu erzielen ist, wird das Verfahren der Entscheidungsfindung zu einer wichtigen Voraussetzung für die Legitimität der Entscheidung. Gerade die Offenheit der Diskurse trägt dem Umstand Rechnung, daß in demokratischen Gesellschaften legitime Entscheidungen nur durch Einbeziehung der Betroffenen oder Berücksichtigung ihrer Interessen und Werte gewährleistet sind. Defizite und Inkonsistenzen von Argumentationen könnten aufgeklärt werden, die Beteiligten könnten sich in wechselseitigen Lernprozessen ihre Wertvorstellungen und Problemdefinitionen gegenseitig näherbringen, denn ein Moment ethisch gerechtfertigten Handelns ist eben, daß über Werte und Interessen anderer nicht zur Durchsetzung eigener Interessen hinweggegangen werden darf. Durch Beteiligung kann verhindert werden, daß Präferenzen Betroffener nicht berücksichtigt werden. Die aus den „konvergenten" ethischen Theorien formulierten Grundprinzipien, die einen moralischen Minimalkonsens darstellen sollen, wären im Diskurs in Bezug auf ihre Allgemeinverbindlichkeit und Anwendung zu diskutieren. Auch dort, wo inhaltlich kein Konsens erreichbar ist, kann im Einzelfall zu einem für alle akzeptablen Kompromiß gefunden werden.

Wie Mieth diskutiert, sind gerade auch bei Diskussionen (im Vorfeld politischer Entscheidungen), in denen die Normenanwendung strittig ist, partizipative Verfahren zu fordern, in denen Betroffene oder ihre Stellverterter (z. B. bei „geschäftsunfähigen" Personen) ihre Kompetenz einbringen und ihre Positionen artikulieren können. Beteiligung, und dadurch Repräsentation der einschlägigen Wertvorstellungen und der ethischen Kontroverse sind unter der Bedingung normativer Unsicherheit geboten. Zu deutlich ist, wie unter Ausblendung von Positionen durch Bezug auf einzelne „Expertenvoten" (oder einseitige Repräsentation in der Entscheidungsfindung) unakzeptable Urteile zur Legitimation bestimmter Entscheidungen herangezogen werden können.

Im Hinblick auf das Anwendungsproblem moralischer Normen wurde hier für diskursive Verfahren plädiert. Bei Entscheidungen über den Einsatz von risikobehafteten Technologien müssen die Chancen der Technologien mit möglichen oder realen Risiken abgewogen werden, ein klassisches Feld der Güterabwägung. Die Nichtobjektivierbarkeit dieser Abwägungen neben der wissenschaftlichen Unsicherheit über die Gefahrenpotentiale gentechnischer Interventionen wirft die Frage der Legitimität solcher Entscheidungen auf.

4
Die wissenschaftliche Kontroverse um die biologischen Risiken

In der Kontroverse um die Sicherheit der Gentechnik geht es um eine Beurteilung des Gefahrenpotentials gentechnisch veränderter Organismen. Gentechnisch veränderte Organismen (GVOs) entstehen dadurch, daß in einen Empfängerorganismus ein Stück DNA eines Spenderorganismus übertragen wird. Dadurch erhält der Empfängerorganismus eine neue Eigenschaft. So kann man beispielsweise erreichen, daß Bakterien menschliches Insulin herstellen, indem man ihnen das dafür nötige Gen einfügt. Pflanzen können durch Einfügen eines Gens beispielsweise resistent gegen Unkrautvernichtungsmittel (Herbizide) gemacht werden. Wie steht es nun um die Sicherheit von GVOs. Kann man sicher sein, daß sie genau das machen, wozu sie konstruiert wurden und daß sie keine Gefahr für Mensch und Umwelt darstellen? Die andauernde öffentliche Thematisierung der Risiken findet einen ihrer Gründe in dem anhaltenden Expertenkonflikt, in dem von verschiedenen Experten eines Gebietes teilweise konträre Positionen vertreten werden. Die einen behaupten die Sicherheit einer Technologie, die anderen beurteilen deren Anwendung als unverantwortlich. Wie ist das möglich?

4.1
Die Grundlage der Kontroverse: „additives" und „synergistisches" Risikomodell

„Hohe Komplexität eines Wirklichkeitsausschnittes bei ungenügender Deckung durch Experimente kann zu kontroversen Beurteilungen führen, die sich auf nur ausschnittsweise Folgenabschätzung oder sogar parteiische, interessengelenkte Folgenbewertung zurückführen lassen" (Wolff 1991: 18). Zu Beginn der wissenschaftlichen Diskussion um die Risiken gentechnischen Arbeitens lagen sehr wenig Erfahrungen mit GVOs vor. Das Gefahrenpotential mußte theoretisch abgeschätzt werden. Dabei entbrannte ein Streit zwischen Molekularbiologen und Ökologen, welche Modelle und Analogien die richtigen seien, das Verhalten von GVOs zu beschreiben. Der Streit ging um die Plausibilität von Theorien und Hypothesen, die das Risikopotential beschreiben sollten (v. Schomberg 1992: 263). Die Diskussion in Deutschland wird durch zwei konkurrierende *Modelle* bestimmt, die zur Risikoabschätzung der GVOs verwendet werden können, dem sogenannten *„additiven"* und dem *„synergistischen"* Modell der Risikoabschätzung. Nach dem „additiven" Modell läßt sich das Risiko des GVO aus dem Gefahrenpotential der verwendeten Elemente abschätzen, d. h. aus dem Gefahrenpotential des Organismus, in den eine DNA-Sequenz eingefügt wird, und aus dem Gefahrenpotential der eingefügten DNA-Sequenz. Wenn jede der Komponenten als risikolos eingestuft wird, ist der GVO auch risikolos. Das gentechnische Arbeiten selbst ist nicht mit einem Risiko behaftet. Genau das wird von dem „synergistischen" Modell bestritten. Nach diesem Modell hängt die Wirkung eines Gens nicht nur von der in ihm enthaltenen Erbinformation ab, sondern auch von dem genetischen Hintergrund, dem Zusammenspiel mit anderen Genen. Durch das Einbringen neuer Erbinformation würden Kontextbezüge im Genom aufgehoben oder neu geschaffen. Der GVO ist nach dem Modell nicht nur als Summe seiner Teile zu beschreiben, sondern kann neue, nicht aus den Komponenten vorhersagbare Eigenschaften aufweisen. Nach diesem Modell ist das gentechnische Arbeiten mit prinzipiellen Unwägbarkeiten verbunden und damit das Arbeiten selbst mit einem Risiko behaftet.

Die wissenschaftliche Kontroverse ist in diesem Band repräsentiert durch Winnacker, der in seinem Beitrag kurz auf die Risikoproblematik eingeht, und Kollek, die in ihrem Beitrag einen Überblick über die momentane Risikodiskussion gibt. Winnacker vertritt das „additive" Modell für gentechnische Arbeiten im Labor und Produktionseinrichtungen, bei denen bekannte, standardisierte Mikroorganismen Verwendung finden. Hier schätzt er das Risiko als gut kalkulierbar ein. Anders verhält es sich nach Winnacker bei der Freisetzung von GVOs (z. B. Anbau gentechnisch veränderter Nutzpflanzen). Hier sind seiner Einschätzung nach „synergistische" Effekte prinzipiell möglich. Gleichwohl hält er Freisetzungen im Rahmen der vom Gentechnikgesetz vorgesehenen Sicherheitsvorkehrungen für vertretbar. Anders als Winnacker hält Kollek das „additive" Modell bei Risikobeurteilungen von GVOs für nicht adäquat. Bei der Risikoeinschätzung nach diesem Modell könnten bestimmte Aspekte übersehen werden, da das Modell von vornherein den Bereich möglicher Auswirkungen gentechnischen Arbeitens einschränke. Sie plädiert daher dafür, für die Bestimmung der Risiken das „synergistische" Modell zu verwenden.

Beide Konzepte bewegen sich zunächst auf einer rein theoretischen Ebene und haben hypothetischen Charakter. Sie versuchen, das Verhalten von GVOs theoretisch zu fassen. So bestreiten Vertreter des „additiven" Modells nicht grundsätzlich, daß es synergistische Wirkungen gibt, sondern daß diese bei bestimmten gentechnischen Arbeiten relevant sind (Gloede et al. 1993). Das langjährige Arbeiten mit bestimmten Bakterienstämmen habe die nötigen Erfahrungen für den Umgang mit den Bakterienstämmen gebracht, die eine Einschätzung des Gefahrenpotentials zulassen. Aber auch von Vertretern des „synergistischen" Konzepts werden die „Risiken von Arbeiten in „geschlossenen" Systemen mit Abkömmlingen des Sicherheitsstammes E.coli-K12" (Gloede et al. 1993: 57) kaum als unbeherrschbar eingestuft. „Vor einer ungeprüften Übertragung positiver Erfahrungen mit diesen Sicherheitsstämmen auf andere Organismen wird allerdings von Vertretern beider Sicherheitskonzepte gewarnt" (ebd.: 28).

Die verschiedenen Modelle sind Ausgangspunkte für verschiedene Strategien, neues Wissen zu erwerben, Erfahrungswissen, das in der Riskoabschätzung als Grundlage dienen kann. Um Erfahrung mit GVOs zu bekommen, muß geforscht werden. Insbesondere, um Erfahrung für die Freisetzung von GVOs (z. B. bei dem Anbau gentechnisch veränderter Nutzpflanzen) zu bekommen, muß freigesetzt werden. Das ist ein Dilemma, dem auch das „synergistische" Modell nicht entkommt. Allerdings herrscht Uneinigkeit zwischen den Vertretern beider Modelle in der Bewertung des praktischen Vorgehens zum Erlangen dieser Erfahrungen. Es ist also nicht nur die Risikoeinschätzung konkreter GVOs umstritten, sondern auch die Strategie, nach der vorgegangen werden soll, um Wissen zu erwerben. „Gleichwohl kann teilweise von bemerkenswerter Übereinstimmung (zwischen den Vertretern der beiden Modelle, Anm. d. Verf.) der konkreten Risikoeinschätzungen und des reklamierten Forschungsbedarfs gesprochen werden" (Gloede et al. 1993: 277).

4.2
Bestehender Dissens und Kritik am Umgang mit Unsicherheit

Die Modelle werden oft nicht in ihrer Reinform vertreten, Komponenten beider Modelle finden Eingang in die konkrete Risikobeurteilung (Gloede et al. 1993: 51). Dennoch bleibt in vielen Punkten ein Dissens bestehen. Dies betrifft insbesondere die Einstufung in ein Sicherheitskonzept, wie es im Gentechnikgesetz vorgenommen wird, und vor allem das Vorgehen bei Freisetzungen: Die Richtlinien, nach denen bei Freisetzungen vorgegangen werden soll, sind umstritten, wie Kollek in ihrem Beitrag ausführt. Der wissenschaftliche Dissens ist also nicht ausgeräumt. Politisch wurde eine Entscheidung getroffen, die sich im Gentechnikgesetz niederschlägt, was dann auch als politisches Bekenntnis zur Gentechnik wahrgenommen wird (Johannsen 1994). Kritiker bemängeln, daß die Risikoabschätzung nach dieser Gesetzgebung auf der Grundlage des additiven Modells getroffen wird, auch wenn sich der Gesetzestext nicht ausdrücklich auf dieses Modell beruft (Bernhardt et al. 1994: 73). Die Risiken gentechnischen Arbeitens in geschlossenen Systemen (gentechnischen Labors und Produktionsstätten) würden implizit gegen die Kosten zur Errichtung und des Betriebs geschlossener Systeme abgewogen. Danach wäre aus ökonomischen Gründen eine politische Entscheidung zugunsten des „additiven" Modells gefallen.

Kritik entzündet sich auch an der Zentralen Kommission für Biologische Sicherheit (ZKBS), die nach dem Gentechnikgesetz in die Entscheidungsprozesse der Legislative und Exekutive einbezogen werden soll. Die Kommission setzt sich aus zehn wissenschaftlichen Mitgliedern und fünf Vertretern aus den Bereichen des Arbeitsschutzes, der Gewerkschaften, der Wirtschaft, des Umweltschutzes und der forschungsfördernden Organisationen zusammen. Die Aufgabe der Kommission besteht darin, den Gesetzgeber in Sicherheitsfragen zu beraten. Desweiteren müssen die Behörden bei Genehmigungsverfahren eine Stellungnahme der ZKBS zu sicherheitsrelevanten Fragen einholen. Kritisiert wird, daß in der Kommission nicht die wissenschaftliche Kontroverse repräsentiert ist (Gloede et al. 1993: 91), die Anwender (und Vertreter des „additiven" Modells) seien überrepräsentiert. Außerdem wird mangelnde Transparenz in der Arbeit der ZKBS beklagt. „Nicht nur die Befürworter des „synergistischen" Konzepts registrieren in diesem Zusammenhang (bei der Sicherheitsbeurteilung von Freisetzungsexperimenten; Anm. d. Verf.), daß die Entscheidungen nicht öffentlich nachvollziehbar begründet wurden" (Gloede et al. 1993: 278).

In der Diskussion um Risiken neuer Technologien kann man zwei Konfliktbereiche unterscheiden.

- In die *Feststellung* von Risiken gehen schon Wertungen ein, die hinterfragt werden können. Hier können beispielsweise die Auswahl von Indikatoren und Meßverfahren, Modellkonstruktionen und Datenauswahl genannt werden (Bechmann/Gloede 1991: 136). Bei der Freisetzung gentechnisch veränderter Organismen wird beispielsweise kontrovers diskutiert, ob die Gefahr der unkontrollierten Ausbreitung dieser Pflanzen analog zu sogenannten „exotischen" Pflanzen, die in dem Freisetzungsgebiet nicht heimisch sind, zu modellieren ist. Hier geht der Expertenstreit darum, ob diese Analogie gerechtfertigt ist oder nicht. In der Diskussion um die biologischen Risiken unterscheiden sich die Modelle in der Einschätzung der möglichen Risiken. Sie differieren in der Feststellung dessen, was bei Freisetzung von beispielsweise gentechnische veränderten Pflanzen im schlimmsten Fall geschehen kann. Das „synergistische" Modell hält im Gegensatz zum „additiven" ein größere Palette von Risiken für möglich. Dieser Streit kann offenbar zur Zeit nicht beigelegt werden.
- Neben der Feststellung realer und möglicher Risiken durch die Wissenschaft hat die Risikodiskussion eine zweite Dimension: Die *Bewertung* der Risiken. Werden die realen und möglichen Risiken so beurteilt, daß sie in Kauf genommen werden können, oder sind sie nicht vertretbar. Diese Beurteilung liegt nun nicht in der Kompetenz der wissenschaftlichen Experten, sie ist im wissenschaftlichen Sinne nicht entscheidbar. Das Wort „vertretbar" gehört nicht zum Repertoire wissenschaftlicher Begriffe! Ob die Gesellschaft bestimmte Risiken in Kauf nehmen sollte, ist eine genuin ethisch-politische Frage. Nun ist fast nichts ohne Risiko zu haben (wie jeder Beipackzettel von Medikamenten klar macht). Risiken werden eingegangen, wenn der potentielle Nutzen höher veranschlagt wird als die Risiken. Risiken und Chancen werden gegeneinander abgewogen, und diese Abwägung fällt individuell und von Fall zu Fall unterschiedlich aus. So finden gentechnisch hergestellte Medikamente eine hohe Akzeptanz, der Nutzen überwiegt in der Beurteilung eines großen Teils der Bevölkerung die Risiken, bei gentechnisch hergestellten Nahrungsmitteln dagegen verhält es sich umgekehrt (Gloede et al. 1993: 158). Sowohl die Beurteilung des Nutzens als auch die der Risiken ist nicht objektiv zu leisten. Bei Freisetzungen sieht das Gentechnikgesetz eine Abwägung von Zweck und Risiken der Freisetzung vor. Im Verhältnis zum Zweck der Freisetzung dürfen keine unvertretbaren Risiken von der Freisetzung ausgehen. Dabei bleibt vorerst unbestimmt, was *unvertretbare* Risiken sind, und wie Risiken mit einem bestimmten Zweck aufzurechnen sind.

4.3
Information, Transparenz und Partizipation

Ein Laie kann die Argumente zu Risikovermutungen kaum beurteilen und muß den Experten glauben. Doch welchen Experten? Wenn behauptet wird, daß Freisetzungen nur den ökonomischen Interessen der Betreiber zugute kommen und der Staat die Bürger und Umwelt gefährdet, indem er vorschnell die Risikostandards der Betreiber akzeptiert, so fällt das nicht auf taube Ohren, das Mißtrauen in Wissenschaft, Wirtschaft und Politik ist etabliert. Im Bereich der Risiken stellt sich die Frage, wie mit dem wissenschaftlichen Dissens politisch umgegangen wird. Orientieren sich politische Entscheidungen einseitig an bestimmten Expertenvoten? Dies könnte zum einen dazu führen, daß bestimmte Gefahren und damit Maßnahmen zu ihrer Verhinderung unthematisiert bleiben. Auf der anderen Seite stellt das „synergistische" Modell in seiner radikalen Formulierung, die gentechnisches Arbeiten als völlig unkalkulierbar darstellt, eine Form von Technikverhinderung dar. Die Berufung auf einzelne Expertenvoten bei bestehendem wissenschaftlichen Dissens zur Legitimation von Entscheidungen dürfte von der Öffentlichkeit als illegitim angesehen werden. Für die Politik wäre es wichtig, bestehende Expertenkonflikte als solche anzuerkennen und mit Expertenvoten nicht selektiv umzugehen[12]. Somit zählen einzelne Expertenvoten nicht viel und es stellt sich die Frage, wie mit den kontroversen Voten umzugehen ist. Wie kann man bei Dissensen zu einer fachlich ausgewogenen und gerechten Entscheidung kommen, die die wissenschaftlichen Standpunkte und die verschiedenen Wertbezüge bei den Abwägungen von Nutzen und Risiken berücksichtigt?

-   Der wissenschaftliche Streit darum, welche Gefahren möglicherweise auftreten können, nötigt keineswegs zur Kapitulation. Mit Hilfe von Verfahren, wie sie etwa im Beitrag von Gottschalk/Elstner diskutiert werden, kann durchaus festgestellt werden, inwieweit die Divergenzen auf eine unzureichenden Datenlage oder Theoriedefizite zurückgehen, oder auf Einseitigkeiten, sachlichen oder methodischen Mängeln der Studien etc. beruhen. Aber auch durch hinzuziehen weiterer Gutachten, Vergleiche der Gutachten, Meta-Analysen usw. können prozedurale Regelungen die partikulare Wahrheit einer Studie durch Berücksichtigung weiterer Stellungnahmen ergänzen (Ropohl 1996: 222, 280). Sollte sich in solch einem Verfahren kein Konsens einstellen, so kann das darauf hindeuten, daß eine eindeutige Beurteilung nach dem momentanen Stand des Wissens nicht möglich ist. Dies festzustellen ist für die weitere politische

---

[12]   Die Akzeptabilität von gentechnisch veränderten Produkten, gentechnischen Verfahren unter Risikogesichtspunkten (es gibt neben den Risikoaspekten noch andere Einwände gegen den Einsatz der Gentechnik, z. B. in der Landwirtschaft) hängt davon ab, daß alle in der Diskussion geäußerten Sicherheitsbedenken hinreichend berücksichtigt werden. Dies kann dadurch erreicht werden, „daß ein hinreichend gründliches Genehmigungsverfahren keine Zweifel an der Zuverlässigkeit der genehmigenden Behörden sowie der genehmigten Produkte und Produktionsprozesse aufkommen läßt" (Hohmeyer et al. 1994: 81). Ist dies nicht der Fall, „so dürften die Produkte tendenziell auf erhebliche Ablehnung und Kritik stoßen, was zu einem Zusammenbruch von potentiellen Märkten führen kann" (ebenda: 185).

Entscheidungsfindung wichtig, denn es gibt durchaus ein Instrumentarium zum Umgang mit wissenschaftlicher Unsicherheit. Dazu gehören etwa die Beweislastverteilung in Genehmigungs- und Haftungsfragen, oder etwa die Annahme des im schlimmsten Falle eintretenden Schadens („worst-case" Szenario), und eben die Abwägung von Risiken (z. B. die im schlimmsten Fall eintretenden) mit dem möglichem Nutzen.

– Bei der Abwägung von Nutzen und Risiken kann eine Beteiligung gesellschaftlicher Gruppen oder Bürger im Vorfeld der politischen Entscheidungsfindung durchaus sinnvoll sein. Denn hier geht es ja nicht um wissenschaftliche Fragen, sondern um die Feststellung der Risiken, die die Gesellschaft für einen bestimmten Nutzen einzugehen bereit ist, um die Regulierung der Anwendungen, usw. Garbe stellt in seinem Beitrag ein solches Verfahren vor.

5
Diskurse

„Die Moderne ist das Zeitalter sich beschleunigender Differenzierungsprozesse in der Gesellschaft, und damit auch in der Wissenschaft" (Rögener/Schwarz 1996: 31)

Mit Differenzierung ist zweierlei gemeint:

Zum einen haben sich gesellschaftliche Teilsysteme (Medizin, Recht, Politik, Wirtschaft, etc.) mit unterschiedlichen Handlungslogiken herausgebildet. Es gibt kein übergeordnetes „Steuerungszentrum", in dem über die Richtung der Technisierung bestimmt würde. Der Kurs der Technisierung ergibt sich aus der Überlagerung der vielen Einzelhandlungen gesellschaftlicher Akteure, die Entwicklung technischer Innovationen findet also in dem Spannungsfeld der einzelnen gesellschaftlichen Teilsysteme statt. Überlegungen zu einem besseren Umgang mit technischen Innovationen müssen sich somit mit der Frage beschäftigen, wie die einzelnen gesellschaftliche Teilsysteme (kommunikativ) integriert werden können, wie eine Koordination der Akteure möglich ist. In der aktuellen Diskussion zu diesem Thema wird Diskursen (bzw. „Netzwerken" von Diskursen) eine wichtige Rolle zugeschrieben.

Zum anderen meint Differenzierung die Herausbildung immer stärker spezialisierter wissenschaftlicher Fachgebiete. Fragen, die über ein Fachgebiet hinausgehen, werden an Spezialisten anderer Fachgebiete verwiesen. So hat sich beispielsweise mit den ethischen Problemen der modernen Medizin und Molekularbiologie ein Teilgebiet der angewandten Ethik herausgebildet, die Bioethik. Es liegt zunächst nahe, Entscheidungen über Technikanwendungen (wie etwa in der Idee der traditionellen Politikberatung) auf solcherart Expertenwissen zu stützen. Einerseits wird bei Entscheidungen wissenschaftliche Expertise immer wichtiger, andererseits stößt sie aber auf die in den Abschnitten 3 und 4 angesprochenen Probleme. Güterabwägungen, z. B. Abwägungen von Nutzen und Risiken, die immer die verschiedenen Wertbezüge der unterschiedlichen gesellschaftlichen Gruppen berühren, sind nicht objektivierbar, sie übersteigen eindeutig die Kompetenz und vor allem die Legitimation von Experten. Eine ähnliche Situation ergibt sich aus dem Anwendungsproblem moralischer Normen. Daraus entsteht die legitime Forderung nach einer breiteren öffentlichen Beteiligung an der Entscheidungsvorbereitung. Ebenso verweist das sogenannte Expertendilemma, divergierende Beurteilungen einer Fragestellung durch verschiedene Experten, auf eine „Wiederermächtigung der Laien". Die Frage nach dem Umgang mit normativer und empirischer Unsicherheit ist selbst nicht wissenschaftlich entscheidbar, wenn z. B. in einem Expertendiskurs kein Konsens gefunden wurde. Welches Risikomodell z. b. zur Risikoabschätzung verwendet werden sollte, ist dann keine empirische Frage. Entscheidungen unter Unsicherheit (z. B. Vorrang der schlechtesten Prognose, Moratorien, Risiken-Nutzen-Abwägungen, Individualisierung über den Markt, etc.) sind ethisch-politisch zu begründen und somit demokratisch zu legitimieren, und nicht in Expertenzirkeln zu fällen. Dies gilt natürlich in besonderen Maße für den Umgang mit menschlichem Leben. Ein Problem für moderne Gesellschaften ist in dieser Perspektive nicht, daß es verschiedene Meinungen, Werte, Interessen usw. nebeneinander gibt (denn das zeichnet sie gegenüber z. B. totalitären Gesellschaftsordnungen aus), sondern ob in fairer Weise mit Pluralität und Unsicherheit umgegangen wird. Nicht so sehr ein Wertekonsens scheint erstrebenswert (und der abhanden gekommene beklagenswert), sondern ein Konsens über Verfahren.

Literatur

Bayertz K. Schmittke J (1994) Genomanalyse: Wer zieht den Gewinn? In: Fischer EP (Hrg.): Mannheimer Forum 93/94, Mannheim
Bechmann G (1991) Folgen, Adressaten, Institutialisierungs- und Rationalitätsmuster: Einige Dilemmata der Technikfolgenabschätzung. In: Petermann (Hg)
Bechmann G, Gloede F (1991) Erkennen und Anerkennen: Über die Grenzen der Idee der Frühwarnung. In: Petermann T (Hg.)
Bechmann G, Coenen R, Gloede F (1993) Umweltpolitische Prioritätensetzung, Gutachten für den Rat von Sachverständigen für Umweltfragen, Heidelberg
Beck U (1988) Gegengifte. Die organisierte Unverantwortlichkeit. Frankfurt a. M.
Beck-Gernsheim E (Hrsg) (1995a) Welche Gesundheit wollen wir? Frankfurt a. M.
Beck-Gernsheim E (1995b) Genetische Beratung im Spannungsfeld zwischen Klientenwünschen und gesellschaftlichem Erwartungsdruck. In: Beck-Gernsheim E 1995(a)
Bekanntmachung des Berufsverbandes Medizinische Genetik e. V.: Grundsätze genetischer Beratung. In: Medizinische Genetik 2/1990.
Bernhardt M, Weber B, Tappeser B (1994) Gutachten zur biologischen Sicherheit bei der Nutzung der Gentechnik. Im Auftrag des Büros für Technikfolgen-Abschätzung beim Deutschen Bundestag, Öko-Institut, Werkstattreihe Nr. 84 Korrekturen
v Boehm G (1993) Die Zukunft hat schon begonnen. In: einblick, Zeitschrift des Deutschen Krebsforschungszentrums, Heft 3/4
van den Daele W (1989a) Kulturelle Bedingungen der Technikkontrolle durch regulative Politik. In: Weingart (Hrsg)
Dierkes M (1993) Die Technisierung und ihre Folgen. Berlin
Feyerabend P (1986) Wider den Methodenzwang, Frankfurt a. M.
Fischer EP, Geißler E (Hrsg) (1994) Wieviel Genetik braucht der Mensch. Die alten Träume der Genetiker und ihre heutigen Methoden. Konstanz
Gloede F (1991) Rationalisierung oder reflexive Verwissenschaftlichung? Zur Debatte um die Funktionen von Technikfolgenabschätzung für die Technikpolitik. In: Petermann T (Hrsg)

Gloede F, Bechmann G, Hennen L, Schmitt JJ (1993) Biologische Sicherheit bei der Nutzung der Gentechnologie. TAB - Arbeitsbericht Nr. 20, Büro für Technikfolgen-Abschätzung beim Deutschen Bundestag, Bonn

Habermas J (1991) Diskursethik - Notizen zu einem Begründungsprogramm. In: Habermas J: Moralbewußtsein und kommunikatives Handeln. Frankfurt a.M.

Haldane JBS (1988) Biologische Möglichkeiten für die menschliche Rasse in den nächsten zehntausend Jahren. In: Junck R: Das umstrittene Experiment: Der Mensch, Frankfurt a. M./München

Hastedt H (1994) Aufklärung und Technik, Frankfurt a. M.

Hohmeyer O, Hüsing B, Maßfeller S, Reiß T (1994) Internationale Regulierung der Gentechnik. Praktische Erfahrungen in Japan, den USA und Europa. Heidelberg

Hubig C (1993) Technik- und Wissenschaftsethik, Berlin/Heidelberg

Johannsen J (1994) Gentechnisch hergestellte Pharmaka im Widerstreit. In: Fischer EP, Geißler E. (Hrsg)

Kliment T, Renn O, Hampel J (1995) Gen- und Biotechnologie als spezifisches Problemfeld von Technikakzeptanz. In: von Schell/Mohr (Hrsg)

Kollek R (1994) Die Landkarte des Menschen. In: Funkkolleg Technik, Studieneinheit 9, Tübingen

Lewontin R, Rose S, Kamin LJ (1984) Die Gene sind es nicht. München/Weinheim

Löw R (1989) Gentechnologie und Ethik. In: Kohler A, Scherhorn G: Umweltethik, Weikersheim

Lunshof JE (1994) Keimbahnmodifikation - Was spricht dagegen? In: Fischer EP, Geißler E (Hrsg)

Martinsen R (1992) Theorien politischer Steuerung - Auf der Suche nach dem dritten Weg. In: Grimmer K, Häusler J, Kuhlmann S, Simonis G: Politische Techniksteuerung. Opladen

Marz L, Dierkes, M (1994) Leitbildprägung und Leitbildgestaltung. In: Bechmann G, Petermann T (Hrsg) Interdisziplinäre Technikforschung. Frankfurt a. M.

Mietusch-Lange B (1994) Die rechtlichen Rahmenbedingungen für den Einsatz von Genanalysen. In: Fischer EP, Geißler E (Hrsg.)

Mohr H (1987) Natur und Moral. Darmstadt

Müller-Hill B (1990) Genetik nach Auschwitz. In: Herbig J, Hohlfeld R: Die zweite Schöpfung. Geist und Ungeist in der Biologie des 20. Jahrhunderts. München/Wien

Nippert I (1994) Frauen und Pränataldiagnostik. In: Neuer-Miebach T, Tarneden R (Hrsg) Vom Recht auf Anderssein. Marburg/Düsseldorf

Petermann T (Hg.) (1991) Technikfolgen-Abschätzung als Technikforschung und Politikberatung. Frankfurt a.M./New York

Quine WvO (1979) Zwei Dogmen des Empirismus. In: ders.: Von einem logischen Standpunkt. Frankfurt a. M., Berlin, Wien

Rammert W (1992) Soziale Welt, Jahrgang XXXX III

Rammert W (1994) Vom Nutzen der Technikgeneseforschung für die Technikfolgenabschätzung. In: Bechmann G, Petermann T: Interdisziplinäre Technikforschung, Frankfurt a.M./New York

Rögener W, Schwarz W (1996) Bioethik - ein Entsorgungskonzept. In: Wechselwirkung Nr. 79, 6/96

Ropohl G (1996) Ethik und Technikbewertung. Frankfurt a. M.

von Schell T, Mohr H (1995) Biotechnologie - Gentechnik. Eine Chance für neue Industrien. Berlin/Heidelberg/New York

Schmittke J (1995a) „Nur der Irrtum ist das Leben, und das Wissen ist der Tod". In: Beck-Gernsheim E (Hrsg)

Schomberg R von (1992) Argumentation im Kontext wissenschaftlicher Kontroversen. In: Apel KO, Kettner M (Hrsg): Zur Anwendung der Diskursethik in Politik, Recht und Wissenschaft. Frankfurt a. M.

Singer P (1984) Praktische Ethik. Stuttgart

Steigleder K (1991) Die Abenteuer der Bioethik. Ein kritischer Vergleich der Ethikkonzeptionen H. Tristam Engelhardts und Peter Singers. In: Wils JP, Mieth D (Hrsg)

Vogel W (1995a) Molekulargenetik und Genetische Beratung. In: Beck-Gernsheim E (Hrsg)

Walter D (1989) Wege zu einer „befreiten" Eugenik. Wechselwirkung Nr. 43, 12/89

Weingart P. (Hrsg) (1989a) Technik als sozialer Prozeß. Frankfurt a. M.

Weingart P (1989b) Großtechnische Systeme. In: Weingart P (Hrsg)

Wils JP, Mieth D (Hrsg) (1991) Ethik ohne Chance? Erkundungen im technologischen Zeitalter. Tübingen

Wimmer R (1991) „Kategorische Argumente" gegen die Keimbahntherapie. Eine Prüfung der Stellungnahme der Enquete-Kommission des Deutschen Bundestages. In: Wils JP, Mieth D (Hrsg)

Wolff M (1991) Naturwissenschaftliche Erkenntnis – Basis für ethische Entscheidungen? In: Wils JP, Mieth D (Hrsg)

Zülicke F (1994) Der Embryo als teleologisch verfaßter Keim. In: Meran JG: Diskussionsforum Medizinische Ethik Nr. 1/2

zur Hausen H (1994) Meinungen. Ruperto Carola. Forschungsmagazin der Universität Heidelberg 2/94

Teil I: Problemlagen und Kontroversen

Wieviel Gentechnik brauchen wir?

E.-L. WINNACKER

Wer im Sommer 1994 entlang des Genfer Sees gefahren ist, mag bei der Einfahrt nach Morges der Einladung zum Besuch einer Ausstellung über den größten Sohn dieses Städtchens gewahr geworden sein. Dem oder der Reisenden mag er aber möglicherweise gar nicht groß erschienen, ja vielleicht nicht einmal bekannt gewesen sein, der Arzt und Wissenschaftler Alexandre Yersin. Alexandre Yersin, gebürtig 1863 eben in Morges, erwarb früh das französische Bürgerrecht, wurde zum Schüler Pasteurs und verbrachte den Sommer 1894 in Hongkong, wo gerade wieder einmal die Pest ausgebrochen war. Kurz vor seiner Abreise im Oktober desselben Jahres, also vor gut hundert Jahren, fand er in den Leichen pestkranker Chinesen erstmals den Erreger der Pest. Heute nennt man ihn zur Erinnerung an Yersin *Yersinia pestis*. Mit dieser Entdeckung war die Pest allerdings noch nicht beherrscht. Sie wies aber doch einen Weg, sie schuf eine entscheidende Voraussetzung dafür, der Ausbreitung des Schwarzen Tods nach so vielen Jahrhunderten des Schreckens nun endlich ein Ende zu setzen.

Dieses Ziel schien endgültig in den 40er Jahren unseres Jahrhunderts mit der Entdeckung der Antibiotika erreicht, nicht nur übrigens für die Pest, sondern für viele andere Infektionskrankheiten auch, wie die Cholera, die Tuberkulose, die Sepsis oder Blutvergiftung – um nur einige zu nennen. Die Konsequenzen aus dieser Entwicklung waren nicht unbeträchtlich. Wenn sich beispielsweise in diesem Jahrhundert unsere Lebenserwartung fast verdoppelt hat, von 45 Jahren um 1900 auf heute über 80 Jahre, dann ist dies nahezu ausschließlich dem erfolgreichen Kampf gegen die Infektionskrankheiten zu verdanken. In diesem, in unserem Jahrzehnt nun, den 90er Jahren, gab es jedoch für uns alle ein bitteres Erwachen. Die klassischen Infektionskrankheiten sind alle wiedergekommen; der Pestausbruch von Surat in Indien im Jahre 1994 – der erste in Indien seit 28 Jahren – bleibt unvergessen. Ende März 1991 tauchte erstmals nach über 60 Jahren in Südamerika, in Peru, die Cholera wieder auf. Im Juni des Jahres 1994 wurden wir durch „fleischfressende Streptokokken" in England aufgeschreckt. Die sonst allenfalls für harmlose Halsentzündungen guten Streptokokken waren urplötzlich Amok gelaufen und unbeherrschbar geworden. Mit der Tuberkulose, die sich in den Slums nordamerikanischer Megastädte wieder im Vormarsch befindet, ist es nicht anders. Der Traum der Antibiotika, die uns ein halbes Jahrhundert lang die Infektionskrankheiten fast vergessen ließ, scheint ausgeträumt. Laut ertönt allenthalben der Ruf nach neuen Arzneimitteln und damit, ob man es nun will oder nicht, auch der Ruf nach der Gentechnik. Denn sie versprach und

verspricht in der Tat der Schlüssel für die Beherrschung auch dieser neuen Entwicklungen zu werden. Wir müssen kurz erklären, worum es sich handelt:
Gentechnik ist ein Verfahren zur Isolierung und Charakterisierung von Erbmaterial, sowie zu seiner Übertragung zwischen verschiedenen Organismen. Ein kurzer Satz mit brisantem Inhalt? Warum brisant, mögen Leserinnen und Leser dieses Beitrags fragen? Warum ist dieses Verfahren eigentlich so wichtig geworden? Warum will man so etwas machen und warum hat Gentechnik, die auf gerade einmal 20 Jahre einer freilich rasanten Entwicklung zurückblicken kann, schon heute so große wissenschaftliche, wie auch technische Bedeutung für uns alle erlangt?

Das Erbmaterial – wir bezeichnen es meist mit dem Kürzel DNA – kommt in allen lebenden Organismen vor und dient dort als ein Informationsträger. Es handelt sich um eine chemische Substanz mit fadenförmiger Struktur, die aus nur vier sich immer in beliebigen Kombinationen wiederholenden Bausteinen aufgebaut ist. In der Reihenfolge der Bausteine auf diesem langen Faden liegt die Information für die Bildung von Eiweißmolekülen verschlüsselt vor. Eine aufwendige biochemische Maschinerie liest die Reihenfolge der Buchstaben nicht anders wie ein Magnetkopf das an ihm vorbeilaufende Videotape und übersetzt die Schrift der DNA in die Schrift der Eiweißmoleküle. Jeder Art Eiweiß in unserem Organismus, der übrigens, vom Wasser einmal abgesehen, wenig anderes enthält, angefangen beim Material aus dem die Haare sind über den roten Blutfarbstoff bis hin zu den Hormonen, jeder Art Eiweiß entspricht sein eigener Abschnitt auf der DNA, den wir übrigens das „Gen" nennen.

Gene nun sind für uns aus vielerlei Gründen interessant; zum einen, weil sie gelegentlich Fehler aufweisen können, die sich dann in genetisch-bedingten Krankheiten, darunter auch den Erbkrankheiten, manifestieren. Kein Zweifel, daß man derartige Fehler heute korrigieren möchte. Gene haben aber vor allem auch deshalb Bedeutung erlangt, weil die Produkte, die von ihnen abgelesen werden, eben die Proteine, von medizinischem Interesse sind. Um auf die Infektionskrankheiten zurückzukommen: Jeder der eine Viruskrankheit überlebt hat, entwickelt Antikörper gegen die ihm fremden Eiweißmoleküle des Virus und damit oft lebenslange Immunität gegen diese Krankheit. Solche Antikörper kann man aus menschlichem Blut isolieren und anderen Menschen im Sinne einer „passiven Immunisierung" zur Vorsorge verabreichen. So geschah es lange Jahre hindurch mit Personen, die einem Risiko von Hepatitis B-Infektionen ausgesetzt waren, beispielsweise Zahnärzten. Seit den AIDS-Skandalen – und nicht erst seit dieser Zeit – ist jedoch Blut als Ausgangsmaterial für wichtige Inhaltsstoffe aller Art zur „materia non grata" geworden. Es fanden sich auch gar nicht genug Überlebende dieser Krankheit, um dem großen Bedarf an Antikörpern gerecht zu werden. Außerdem wäre in diesem wie in anderen Fällen eine sogenannte „aktive Immunisierung" sicherlich wünschenswerter. „Aktive Immunisierung" heißt die Anregung der Bildung körpereigener Antikörper, die sehr viel wirksamer sind, deren Bildung jedoch eine Impfung mit Viruspartikeln voraussetzt. Da sich diese Viren jedoch im Falle des Hepatitis-Virus außerhalb des menschlichen Organismus nicht vermehren lassen, und der Mensch auch als Bioreaktor kaum zur Verfügung steht, blieb und bleibt hier kein anderer Ausweg, als die Proteine der Virushülle gentechnisch herzustellen, also die ihnen zugrundeliegenden Gene aus dem Erbmaterial der Viren zu isolieren, sie in Hefezellen einzubringen und dort von der biochemischen Maschinerie der Hefe in die gewünschten Proteine übersetzen zu lassen. Hefezellen enthalten kein AIDS-Virus und können in praktisch unbegrenzten Mengen hergestellt werden – die Bierbrauer haben auf diesem Felde einschlägige Erfahrung. Warum sie also nicht für einen guten Zweck zweckentfremden?

Eines der ersten Anwendungsbeispiele, das auch gleich noch zum Bestseller wurde, war in der Tat die bereits erwähnte Serumhepatitis oder Hepatitis B. Nicht nur gehört sie mit ca. 250 Millionen Fällen zu einer der weltweit häufigsten Viruserkrankungen; sie kann auch leicht in eine chronische Form übergehen, die zum Leberkrebs prädisponiert. Vor diesem Hintergrund ist der gentechnisch hergestellte Impfstoff mit einem Umsatz von weltweit gut 1 Milliarde Dollar schnell zu einem der Marktführer dieser ersten Generation gentechnisch hergestellter Arzneimittel geworden.

Der Umsatz dieser Arzneimittel insgesamt wird im Jahre 1995 die zehn Milliarden Dollargrenze überschreiten, bei einer Steigerungsrate von knapp 20%. Unser Land ist nicht nur ein Großabnehmer dieser Arzneimittel; bei uns sind auch die meisten dieser Arzneimittel zugelassen, nämlich 27. Sie werden jedoch hier nicht produziert. Anders als im benachbarten Dänemark mit seinen zwanzig gentechnischen Produktionsanlagen, von den USA gar nicht zu reden, gibt es in Deutschland nur ganze drei solcher Einrichtungen. Die deutsche Industrie hat in Sachen Gentechnik Deutschland als Produktionsstandort längst verlassen und – was mindestens so schwer wiegt – kaum ein ausländisches Unternehmen hat je in Deutschland in Sachen Gentechnik investiert. Die wenigen Ausnahmen, die an den Fingern einer Hand abzuzählen sind, bestätigen allenfalls die Regel.

Es fällt auch auf, daß Nachrichten über die Entdeckung neuer Gene, die anderswo als Sensationen ersten Ranges gesehen werden, bei uns nur selten eitel Freude generieren. Im vergangenen Jahr wurden zwei Gene bekannt, die für Brustkrebs prädisponieren. Man hat es zur Kenntnis genommen; von Begeisterung keine Spur. Allen Anlaß dazu hätte diese Nachricht aber durchaus geboten; nicht nur wegen der Zahl von ca. 40 000 Neuerkrankungen pro Jahr allein in Deutschland, sondern auch wegen der keineswegs günstigen Prognose dieser Krankheit. Natürlich ist der Brustkrebs mit der Aufklärung der zugehörigen Gendefekte noch längst nicht geheilt; es wird Jahre dauern, bis auf der Basis dieser Entdeckung ein Arzneimittel gefunden werden kann. Immerhin verspricht diese Entdeckung aber doch eine grundsätzlich neue Alternative zu den bislang nur symptomatischen Therapiebemühungen für diese und andere Krebserkrankungen. Ein schwaches Licht im langen, dunklen Tunnel der Krebstherapie scheint in Sicht.

Wenn diese und andere erfreuliche Botschaften dennoch in unserem Lande nur mit Reserve aufgenommen wurden, dann hat dies sicherlich zwei Gründe, eine unterschwellige, oft auch geschürte Angst vor einer Technik, die an das Leben selbst zu rühren scheint, sowie die Sorge, eine solche Technik könne ethisch-moralische Grenzen überschreiten, die nicht überschritten werden dürfen. Die Furcht vor physischen, vor gesundheitlichen Risiken hat in der Anfangsphase der Gentechnik zuerst einmal die Wissenschaft selbst bewegt. Ihr ging es dabei nicht um das normale biologische Risiko, wie es sich im Umgang mit Krankheitserregern manifestiert. Damit war man schon seit den Zeiten Robert Kochs oder eben eines Alexandre Yersin vertraut. Vielmehr fragte man sich damals, ob nicht durch die bloße gentechnische Veränderung als solche, durch die Störung des komplexen Systems Genom an sich, ein Sicherheitsproblem entstehen könnte. Wäre es nicht denkbar, daß der gentechnische Eingriff an sich, selbst einen so harmlosen Mikroorganismus wie beispielsweise die Bäckerhefe ganz unerwartet zu einem Krankheitserregern machen könnte?

Im Rückblick mutet diese Frage merkwürdig an, wissen wir doch heute, daß Mikroorganismen auch normalerweise Gene zwischen sich hin- und herübertragen und damit ständig ihr Erbmaterial verändern. Damals jedoch ging man auf Nummer sicher und stufte das Risiko im Umgang mit der neu entdeckten Technik als vergleichsweise hoch ein. Es kam 1974 sogar zu einem weltweiten Forschungsstopp, der erst aufgehoben wurde, als man sogenannte Sicherheitsstämme entwickelt hatte. Sie waren und sind genetisch so verändert, daß sie sich außerhalb des Laboratoriums nicht vermehren können. Selbst für den Fall also, daß einmal der gentechnische Unfall eingetreten wäre, er hätte sich auf dieses eine Experiment beschränkt. Heute, 20 Jahre und -zig Hunderttausende Experimente später, gehen wir davon aus, daß es das spezifisch gentechnische Risiko nicht gibt. Die Genome der in den Forschungslaboratorien und Produktionseinrichtungen verwendeteten Standardmikroorganismen sind so klein und so gut untersucht, daß das Risiko im Umgang mit ihnen kalkulierbar geworden ist. Was nicht heißt, daß gentechnische Experimente risikolos sind, sondern nur, daß sie sich aus der bekannten Natur der Mikroorganismen und der verwendeten Gene voraussagen lassen. Natürlich sind gentechnische Arbeiten am Pestbakterium gefährlich, aber eben nur weil dieses selbst schon hochpathogen ist und nicht etwa wegen der gentechnischen Veränderung.

Diese kategorischen Risikoeinschätzungen sind allerdings nicht uneingeschränkt gültig. Sie beziehen sich auf lebende Organismen, die nur unter den speziellen Bedingungen des Forschungslabors oder einer geschlossenen Produktionsanlage lebensfähig sind. Die überwiegende Mehrzahl aller gentechnischer Versuche findet unter solchen Prämissen statt. Bei Organismen allerdings, die im Freiland eingesetzt werden, ist demgegenüber die Situation wesentlich unübersichtlicher. Sie können gerade nicht, wie jene, der Gene entledigt werden, die das Überleben in der offenen Natur voraussetzt, sondern müssen, im Gegenteil, genetisch in einer Weise ausgestattet sein, die ihr Gedeihen im Freiland ermöglicht. Unsere Nutzpflanzen, um deren genetische Veränderung es bei diesen Anwendungen in der Regel geht, sind überdies genetisch sehr viel komplexer ausgestattet als ein Standard-Mikroorganismus, wie er im Forschungslabor eingesetzt wird. Nicht nur sind pflanzliche Genome genetisch noch längst nicht so gut untersucht, wie die ihrer mikrobiellen Artgenossen; die sich aus ihnen ableitenden Organismen interagieren auch auf bislang nicht verstandene Weise mit der Umwelt. Man denke nur an die alte Erfahrung der Pflanzenzüchter, daß genetisch identische Pflanzen auf unterschiedlichen Meereshöhen zu unterschiedlichen Höhen wachsen. Ein genetischer Eingriff könnte dementsprechend, im

Prinzip jedenfalls, Folgen haben, die sich aus der Natur des neuen Gens und der genetischen Konstitution des Organismus nicht direkt voraussagen lassen. Man spricht in diesem Zusammenhang auch von „synergistischen" Effekten, im Gegensatz zu dem oben beschriebenen, „additiven „ Konzept der Risikobewertung im Umgang mit Standard-Mikroorganismen. Wenn dennoch die Freisetzung gentechnisch veränderter Nutzpflanzen nicht nur erwogen, sondern bereits in großem Stil vollzogen wird, dann vor dem Hintergrund, daß diese Eingriffe nach dem Stand der Technik nur bestimmte, eng umschriebene Parameter betreffen, andere aber unberührt lassen. Außerdem beschränkt man solche Versuche auf Nutzpflanzen, die in hohem Maße domestiziert sind und mit deren Umgang möglichst lange Erfahrungen in einem definierten Ökosystem vorliegen. Schließlich baut man bei Versuchen dieser Art auf eine dem natürlichen System Pflanzengenom inhärente Stabilität, eine Stabilität, die von Natur aus fehlerfreundlich, d. h. auf ständige Veränderung hin angelegt sein muß und durch das bescheidene Bemühen der Molekularbiologen eben kaum tangiert wird. Dennoch, es macht wenig Sinn, sich auf diesem Felde in allgemeiner, pauschaler Weise zu artikulieren. Einzelne Pflanzen und einzelne Ökosysteme sind dafür viel zu verschieden. Ich habe mich daher immer, auch öffentlich, für ein fallweises Vorgehen ausgesprochen, d. h. dafür, jedes Vorhaben dieser Art einzeln und auf der Grundlage der ihm eigenen Meriten zu bewerten. Diese Vorgehensweise sieht auch das Gentechnikgesetz und seine Sicherheitsverordnungen vor. Vor diesem Hintergrund halte ich die Risiken im Umgang mit transgenen Pflanzen im Freiland zwar für nicht exakt berechenbar aber für vertretbar.

Wenn trotz dieses behutsamen Vorgehens die Kritik an solchen Freilandversuchen, aber auch an der Gentechnik insgesamt nicht verstummt, dann hat dies viele Gründe, allen voran sicherlich die eines beachtlichen Informationsdefizits. Eine Umfrage des „Spiegel" hat Anfang des Jahres 1995 ergeben, daß 70 % unserer Bevölkerung somatische Gentherapie befürworten, aber 70 % gegen Gentechnik sind. Nachdem somatische Gentherapie der Versuch ist, genetisch bedingte Defekte des Menschen durch Einführen korrigierter Kopien dieser Gene zu korrigieren und damit die reinste Form der Gentechnik überhaupt darstellt, könnte dieses Umfrageergebnis kaum widersinniger sein. Und dennoch läßt es sich nicht wegdiskutieren. Das Wissen um die Neue Biologie ist so mangelhaft, wie es nur sein könnte. In erster Linie hat diesen beklagenswerten Zustand natürlich die Wissenschaft selbst zu verantworten. Nur sie hat das Wissen, daß es zu vermitteln gilt. Sie muß endlich den Elfenbeinturm verlassen und dabei aber nicht an der Haustür stehen bleiben, sondern sich ins Getümmel hineinwagen. Zugegeben, dies ist nicht leicht. Angesichts der Komplexität der Materie schreibt man lieber für die eigene Zukunft, schwelgt man lieber in astronomischen Zahlen, als eine gelungene Metapher zu finden, die der interessierte Nichtfachmann begreift und den Aha-Effekt erleben läßt.

Es wird aber auch der Wissenschaft nicht leicht gemacht, sich zu artikulieren. Mehr und mehr verlieren unsere Medien als Wissenschaftsvermittler und Wissensverstärker die gute, angelsächsische Tradition einer klaren Trennung von Information und Meinung. Damit gelangt mehr und mehr Halbwissen in unsere Wohnstuben, durchaus vielleicht im Sinne einer Gesellschaft, die weniger infor-

miert als unterhalten sein will. Dazu ein aktuelles Beispiel: In einer Sendung über
Gentechnik bei Lebensmitteln wurde kürzlich berichtet, daß das zur Käseherstellung notwendige Labferment – es bewirkt die Gerinnung der Milch – in England nunmehr gentechnisch gewonnen wird und schon 40 % aller Hartkäsesor-
ten in England mit Hilfe dieses Materials hergestellt werden. Statt also das Labferment, wie bisher üblich, aus Kälbermagen zu isolieren, wird es in England
über ein in Bäckerhefe eingebrachtes Rindergen produziert – nicht anders übrigens als das eingangs erwähnte Hüllprotein des Hepatitis-B-Virus. Man konnte
den Aufschrei der Nation ob dieses Sakrilegs förmlich spüren. Die Dame vom
Ökoinstitut beschwor die potentiellen Risiken im Umgang mit der Bäckerhefe,
ein Molkereimeister aus dem Allgäu die Traditionen seines jahrzehntealten Betriebs, der solches nie und nimmer geschehen lasse. Soweit also, so gut. Was
nicht erwähnt wurde, war die andere Hälfte der Geschichte, daß nämlich a) das
Angebot an Kälbern merklich zurückgeht und b) daß in England wöchentlich ca.
1000 Rinder am sogenannten Rinderwahnsinn erkranken. Diese schwere Ge-
hirn- und Nervenlähmung führt unweigerlich nach 5–10jähriger Inkubationszeit
zum Tode. Die Krankheit ist unter dem Namen Creutzfeld-Jakob auch beim
Menschen bekannt. Bei den Rindern geht sie darauf zurück, daß anfangs der
8oer Jahre in England den Tieren statt Fischmehl ein aus getrockneten Schaf-
fleischabfällen hergestelltes Zusatzfutter verabreicht wurde, wobei man zweierlei
nicht bedachte; einmal nämlich daß es biochemischer Unsinn ist, die vegetarisch
lebenden Rinder mit Fleisch zu füttern und zum zweiten, daß es an Leichtfertig-
keit, wenn nicht an Dummheit grenzt, zu ignorieren, daß die Schafe in England
seit Menschengedenken eben mit der erwähnten Nervenkrankheit befallen sind
und diese auf die Rinder übertragen könnten. Da der Erreger von Rinderwahnsinn bislang nicht identifiziert und damit auch nicht diagnostizierbar ist, kann es
im Grunde nicht schaden, bei der Käseherstellung auf die Verwendung eines
Labfermentes aus Kälbermagen zu verzichten. Die Lage scheint mir kaum anders
als die der Bluter, die eher gestern als heute einen Faktor VIII hätten, der nicht
aus Blut, sondern aus sicheren Quellen hergestellt ist. Sich über die englische Bevölkerung zu mockieren, die dergleichen „Teufelszeug", wie einen mit Labferment aus Hefe statt aus Kälbermagen hergestellten Käse essen muß, besteht also
kein Anlaß, genauso wenig übrigens, wie dem deutschen Fernsehzuschauer diese Hintergründe zu verschweigen. Wie auf diese Weise die kollektive Unwissen-
heit immer mehr zum Maßstab aller Dinge wird, das kann schon nachdenklich
stimmen.

Nun ist aber die fehlende Akzeptanz der Gentechnik in unserem Lande sicher
nicht nur ein Problem mangelnder Information. Überfordert ist unsere Gesellschaft auch durch die Geschwindigkeit, mit der diese Entwicklung über sie her-
einbricht. Die Produktion eines Hormons, wie beispielsweise des Insulins, mag
gerade noch angehen, ist doch wenigstens dieser Stoff seit Jahrzehnten bekannt
und in seiner Anwendung vertraut. Wenn nun aber auf Grund der allgemeinen
Risikodiskussion in Sachen Gentechnik plötzlich dem breiten Publikum gesagt
wird, daß in jedem Fingerhut Mutterboden astronomische Mengen an Bakterien
zu finden sind, daß wir in unserer Nahrung täglich ein halbes Gramm DNA zu
uns nehmen, daß sich die Identität eines Verbrechers an einem einzigen, am Ort

des Verbrechens zurückgelassenes Haar verrät, dann klingt das alles irgendwie nach viel zu viel DNA. Die eher kritische Aufmerksamkeit, die ihr im O. J. Simpson Prozess selbst in den USA gewährt wurde, zeigt dies nur allzu deutlich.

Das schnelle Hereinbrechen der Wissenschaft in immer neue Bereiche unseres täglichen Lebens läßt unsere Gegenwart, die früher ein Menschenleben lang währte, so schnell schrumpfen wie nie zuvor, es strapaziert unser Auffassungsvermögen in nie gekannter Weise. Wenn da nicht der Vorhang fällt, wenn da nicht einfach nur die Frage gestellt wird, wieviel Gentechnik brauchen wir, sondern: Brauchen wir sie überhaupt?, dann grenzt dies schon an ein Wunder.

Besonders kontrovers ist derzeit die öffentliche Diskussion um den Einsatz von Gentechnik in der Landwirtschaft. Ihre großartigen Leistungen in der Steigerung ihrer Erträge – vor 100 Jahren hat ein Landwirt gerade einmal seine Familie ernährt, heute an die 85 Personen – müssen heutzutage gegen eine Reihe von Maßlosigkeiten aufgerechnet werden, die wir nicht mehr ignorieren können und ignorieren wollen, wie die Massentierhaltung, die Verunreinigung des Grundwassers mit Pestizidrückständen oder der Verlust an Artenvielfalt. In Frankreich gab es um die Jahrhunderwende etwa 2000 Apfelsorten, heute gerade noch ein gutes Dutzend. Von den Gemüsesorten, die im Jahre 1900 beim amerikanischen Landwirtschaftsministerium registriert waren, sind gerade noch 3 % übriggeblieben. Wir haben Truthähne gezüchtet, die so fleischreich und schwer sind, daß sie sich nicht mehr selbst vermehren können, Rinder, die unter der Last ihres Gewichts kaum noch zu laufen in der Lage sind, Schweine, die bei der geringsten Aufregung, wie dem Andrehen eines Lichtschalters zur falschen Zeit, am Herzinfarkt sterben, von dem langen züchterischen Weg, der vom Wolf zum Chihuahua führte, dem Hund mit den offenen Fontanellen, der in ein Cognacglas paßt, einmal ganz zu schweigen.

Mit Gentechnik hat dies alles nichts zu tun, auch wenn sie dafür als Sündenbock herhalten muß. Dies mag ja stimmen, argumentieren viele Kritiker, aber wird sie denn nicht in Zukunft all dies noch viel schlimmer machen? Wird der bevorstehende Übergang zum „Genfraß", wie es gerne heißt, nun nicht endgültig und ein für allemal unserer Ernährung auch noch den letzten Anstrich von Natürlichkeit nehmen? Ich glaube in Sachen Gentechnik eher an das Gegenteil. Gentechnik stellt derzeit die einzige Technik dar, die die genannten Mißstände überhaupt zu diagnostizieren in der Lage ist. Und wenn man sich schon Sorgen um die Verunreinigung unseres Trinkwassers mit Pestizidrückständen macht, warum dann nicht einmal auf biologische Resistenzen zurückgreifen? Sie gibt es, sie sind allerdings nicht ohne, sondern nur *mit* Gentechnik in die Genome unserer Nutzpflanzen einzubringen. Natürlich weiß ich, daß auch diese Resistenzen nicht auf die Ewigkeit angelegt sind, aber eine Atempause von einigen Jahren, in der sich das Grundwasser wieder erholen kann, werden sie uns schon verschaffen. So habe ich nie recht verstanden, warum sich gerade ökologisch denkende und umweltbewußte Mitmenschen der Gentechnik so total verweigern. Vielleicht wird es sich auch hier so entwickeln, wie mit dem Einsatz von Gentechnik in der Medizin. So wie sich Blutgerinnungsfaktoren und Impfstoffe durchgesetzt haben, so werden wir in wenigen Jahren wahrscheinlich auch pestizid- und virusresistente Zuckerrüben oder Baumwolle akzeptieren. Wir werden uns nicht nur daran gewöhnen, sondern auch erkennen, daß Gentechnik die klassischen Züchtungstechniken nicht einfach wegfegen oder ersetzen, sondern sie ergänzen wird, um auf diese Weise das Spektrum unserer Eingriffsmöglichkeiten zu erweitern.

Die differenzierte Betrachtungsweise des Einsatzes von Gentechnik in Medizin und Landwirtschaft, wie ich sie bislang präsentiert habe, wird am Ende nichts daran ändern, daß das Stichwort Gentechnik bei den meisten Mitmenschen einen bitteren Nachgeschmack zurückläßt. Ist sie nicht doch irgendwie und irgendwo gefährlich? „Ungeheuer ist viel und nichts ungeheurer als der Mensch", so heißt es doch im Chorlied aus Sophokles' Antigone. Oder, aus der Rede Friedrich Dürrenmatts im Jahre 1977 zur Eröffnung der Hebräischen Universität von Jerusalem: „Denn was immer für den Menschen eine Chance ist, vermag sein Unglück zu werden; nichts sichert die Menschheit ab". Und wie war das doch mit Frankenstein, bzw. dem in Mary Shelleys Roman von dem Wissenschaftler Victor Frankenstein geschaffenen Monster? Ist dies heute wirklich noch „Science fiction"? Stehen wir nicht an der Stelle, solche Monster in absehbarer Zeit kreieren zu können, den „Menschen nach Maß", den „gläsernen Menschen"? Wird nicht die schnelle Erkenntniszunahme bei der Aufklärung der menschlichen Gene, die wir derzeit erleben und beobachten, genau dies in absehbarer Zukunft ermöglichen? Es ist nicht selten, daß mir solche Fragen entgegengehalten werden. Man kann und muß sie beantworten, aber nur extrem differenziert.

Es ist keine Frage und es besteht nicht der allergeringste Zweifel daran, daß Gene auch die Grundlage der Existenz unserer Spezies Homo sapiens sind und daher wie in allen anderen Manifestationen des Lebens der Veränderung durch gentechnische Eingriffe offenstehen. Neun Jahre ist es jetzt her, daß der amerikanische Virusforscher und Nobelpreisträger Renato Dulbecco das sogenannte Menschliche-Genom-Projekt lanciert hat. Darunter verstehen wir das damals begonnene, weltweite Bemühen, gewissermassen eine Landkarte der Gene des Menschen zu erstellen. Vor allem dem Bemühen französischer und amerikanischer Wissenschaftler ist es zu verdanken, daß dieses Projekt sehr schnell vorangeschritten ist und heute schon bald die Hälfte aller unserer Gene einen Platz auf ihren Chromosomen gefunden haben. Das heißt nicht, das man irgendetwas Genaueres über ihre Funktion wüßte; es reicht aber, um unter den bislang nur mit Zahlen gekennzeichneten Genorten die Suche nach solchen Genen zu beschleunigen, die mit genetischen Krankheiten des Menschen verknüpft sind. Das ist der Grund, warum sich derzeit die Nachrichten über die Entdeckung immer neuer Krebsgene nur so überschlagen. Das bereits erwähnte Brustkrebsgen war hier nur eine von vielen Erfolgsmeldungen der letzten Monate.

Das Wissen um solche Gene wird es in Zukunft erlauben, einzelnen Personen mit Hilfe eines Verfahrens, das wir Genomanalyse nennen, individuelle Aussagen über den Status von Genen zu machen, die sie in ihrer persönlichen Existenz gefährden könnten. Auf den ersten Blick erscheint dieser Fortschritt in unserem diagnostischen Methodenspektrum als äußerst segensreich; er kann sich aber im Einzelfall auch als problematisch erweisen und zwar aus einer Reihe von Gründen. Anders nämlich als bei traditionellen Diagnosen, die nur den momentanen Zustand eines einzelnen Menschen beschreiben, kann genetisches Wissen über lange Lebenszeiträume hinweg relevant sein. Die vorgeburtliche Diagnose seiner genetischen Daten begleitet ein Individuum sein ganzes Leben. Da defekte Gene oft nur zu Krankheiten disponieren, sie aber nicht unmittelbar auslösen müssen, kann dies zu lebenslangen Ungewißheiten führen.

Überdies betreffen die Ergebnisse genetischer Analysen nie nur eine einzelne Person. Angesichts des Automatismus des genetischen Generationenvertrags läßt die Genomanalyse Rückschlüsse auf den Gesundheitszustand ganzer Familien zu – ganz anders als beim Beinbruch oder dem entzündeten Weisheitszahn. Nun kann solches Wissen im Einzelfall durchaus als Segen empfunden werden, wenn eben auf diese Weise Gewißheit über die Geburt eines gesunden Kindes besteht; im Falle der Negativdiagnose aber führt es ins Dilemma der Frage nach einem Schwangerschaftsabbruch.

Es kommt erschwerend hinzu, daß am genetischen Wissen auch Dritte interessiert sein könnten, wie Lebensversicherer, Arbeitgeber oder gar der Staat selbst. Bislang hat die Solidargemeinschaft der Versicherten sich den Trägern defekter Gene nicht verweigert. Der Ruf nach Risikozuschlägen für Raucher und Motorradfahrern zeigt jedoch, daß diese Gemeinschaft so solidar längst nicht mehr ist.

Aus dieser Situation gibt es mehrere Auswege. Einmal wäre sicherlich daran zu denken, für die neu diagnostizierten Krankheiten entsprechende Therapien zu entwickeln. Die schleichende Ungewißheit über den Ausbruch einer genetisch bedingten Krankheit würde dadurch weniger bedrückend. Nichts läge daher näher, als der Gedanke, in den befallenen Körperzellen die defekten Gene durch entsprechend korrigierte Genabschnitte zu ersetzen. Dies ist leichter gesagt, als getan. Die Thalassämien beispielsweise, gute Kandidaten für eine somatische Gentherapie, sind durch den Ausfall der Synthese von einer der beiden Proteinketten gekennzeichnet, aus denen das Hämoglobin zusammengesetzt ist. Leider hilft die bloße Bildung des fehlenden Proteins allein nicht weiter. Es muß auch in der genau gleichen Menge zur Verfügung gestellt werden, wie die andere Kette. Ein zuviel ist hier genauso übel, wie ein Zuwenig. Die genetischen Steuersignale, die die Ausbeute der Bildung des gewünschten Proteins exakt steuern lassen, sind erst kürzlich bekannt geworden, so daß die Thalassämien erst jetzt mit einer gewissen Aussicht auf Erfolg gentherapeutisch angegangen werden können.

Auf einer anderen Ebene liegen die Probleme mit dem Krebs. Die chromosomalen Veränderungen, die man gerne therapieren möchte, sind in Krebszellen oft so ausgedehnt, daß für ihre Korrektur keine Chance mehr besteht. Der Ausweg liegt hier in der Aktivierung des körpereigenen Immunsystems, das durch entsprechende Eingriffe in die Lage versetzt werden kann, die Krebszellen als fremd zu erkennen und abzustoßen. Schaut man sich die Statistik der ca. 140 bis heute in den USA zugelassenen Gentherapieversuche an, so liegt der Anteil von Therapiebemühungen um Krebserkrankungen mit 70 % an der Spitze der Tabelle. Auch in unserem Lande wurden Versuche dieser Art aufgegriffen. Weltweit gesehen sind es jedoch kaum 600 Patienten, die sich solchen Therapieversuchen bislang unterzogen haben. An einen schnellen Durchbruch ist nicht zu denken.

Dies gilt noch in sehr viel größerem Maße für die auf Grund der Bemühungen des Europarates zur Formulierung einer europäischen Bioethikkonvention derzeit wieder so heiß diskutierte Keimbahntherapie. Wir verstehen darunter die Möglichkeit, genetische Defekte nicht nur in Körperzellen sondern auch in den Keimzellen eines menschlichen Organismus zu korrigieren. Wenn es beispielsweise gelänge, in den Keimzellen von Bluterkranken das mutierte Faktor VIII Gen zu ersetzen, würden auf diese Weise nicht nur sie selbst sondern auch ihre Nachkommen von diesem Problem ein für allemal befreit. Ein durchaus hehres Ziel. Bei Mäusen ist ein derartiger Therapieansatz, der an gerade befruchteten Eizellen ansetzt, heutzutage Stand der Technik. Wenn ich ihn dennoch beim Menschen für verwerflich halte, dann aus den folgenden Gründen.

Einmal gilt es, den Blick auf das Wohl der Patienten zu werfen. Die aus der Verbindung zwischen einem gesunden Individuum und einem Huntington-Patienten entspringenden Embryonen sind nach Mendel zur Hälfte gesund. Die kranken Embryonen müßten verworfen werden; die gesunden ließen sich mittels gendiagnostischer Verfahren erkennen, um auf diese Weise einem solchen Ehepaar zu gesunden Kindern zu verhelfen. Nur für den Fall, daß beide Eltern das mutierte Gen tragen, wäre an den Einsatz einer Keimbahntherapie zu denken, obwohl die Alternative, auf Kinder zu verzichten, in diesen Fällen auch nicht vergessen werden sollte.

Darüberhinaus maß man sich klar zu machen, daß derartige Veränderungen nicht nur das behandelte Individuum betreffen, sondern auch die Nachkommen aller zukünftiger Generationen. Nicht daß sie nicht gefragt worden sind, scheint mir hier das Problem: dies werden Kinder nie. Wenn wir derartige Eingriffe aber bewußt und gezielt vollziehen, und den Genaustausch nicht mehr dem Würfel der Natur überlassen, dann kommt unsere Verantwortung für zukünftige Generationen auch zum Zuge und zwingt uns, hier zwischen Nutzen und Risiko deutlich abzuwägen. Die therapeutischen Indikationen müssen schon sehr stark sein, um entsprechende Risiken einzugehen. Dabei gilt es nämlich zu bedenken, daß wir heute und auch noch für lange Zeit nur wenig, viel zu wenig über unser Genom wissen bzw. wissen werden. Wir können daher nicht sicher sein, mit der Korrektur des gewünschten Gens nicht auch anderswo im Genom genetische Veränderungen erzeugt zu haben, die, anders als bei den Standard-Mikroorganismen mit ihren kleinen Genomen, Effekte erzeugen, deren Wirkung wir nicht voraussehen können. Bei Fliegen oder Mäusen lassen sich defekte oder kranke Organismen, die bei solchen Verfahren immer entstehen, auch in späteren Entwicklungsstadien einfach beseitigen, beim Menschen offensichtlich nicht.

Schließlich sind die Ausbeuten an korrekt veränderten Embryozellen selbst bei Versuchstieren wie Mäusen außerordentlich gering. Um ein entsprechend transgenes Tier zu erhalten, müssen oft viele hundert Embryozellen herhalten. Nun ist zunächst einmal die Verwendung embryonaler Zellen des Menschen bei uns verboten. Ganz unabhängig davon aber kann ich mir nicht vorstellen, unter solchen experimentellen Voraussetzungen mit menschlichen Patienten und Foeten zu arbeiten. Es spräche jedem Anspruch an Menschenwürde Hohn. Natürlich ist es vorstellbar, daß dereinst eine Art genetische Schluckimpfung diesen Therapieansatz zur Routine macht. Es gibt jedoch Therapien, so meine ich, zu deren Entwicklung derart große Hindernisse zu überwinden sind, daß auch die Hochrangigkeit ihrer Ziele diesen Weg nicht rechtfertigt. Deswegen halte ich die Keimbahntherapie für verwerflich und auch die Diskussion über Therapiestrategien zur Keimbahntherapie für unnütz.

Im Moment sind dies alles akademische Diskussion, die weit an der Realität vorbeizielen. Stattdessen wird die Schere zwischen unserem diagnostischen Können und unseren therapeutischen Möglichkeiten zunächst immer noch weiter klaffen.

Es wird daher notwendig sein, sich ethisch-moralische Standards zu setzen, die Grenzen unseres Handelns im Interesse der Betroffenen festzulegen und damit auch unsere Handlungsspielräume einzuschränken.

Drei grundlegende Aspekte gilt es auf diesem Felde zu berücksichtigen,

- die Sicherung der Freiwilligkeit der Genomanalyse,
- der Schutz der Vertraulichkeit des Wissens um genetische Gegebenheiten sowie
- die Vermeidung jeder Art von kollektiver negativer Eugenik.

Bei der Diskussion um die Freiwilligkeit genetischer Tests wird in der Öffentlichkeit zunehmend auf das „Recht auf Nichtwissen" gepocht. Die Vorstellung, mit weniger Wissen besser zu leben, erscheint bei Tests auf nicht-therapierbare Krankheiten durchaus als eine sinnvolle Handlungsoption. Dennoch geht es in dieser Diskussion oft nicht nur um die Frage der Therapierbarkeit sondern eher um Präventivmaßnahmen. Auch wenn diese die Lebensqualität im Einzelfall verringern mögen, wie etwa die prophylaktisch vorgenommene Resektion eines Teils des Magens, sind sie doch akzeptable Alternativen. Eine strikte Anwendung des „Rechts auf Nichtwissen" im Sinne eines „Zwangs zum Nichtwissen", hieße nichts anderes, als entsprechend Betroffenen solche Alternativen vorzuenthalten. Dafür müßte man schon sehr gute Gründe haben. Der „Königsweg" wird auf diesem Felde daher nur eine sehr individuelle Vorgehensweise sein können, wobei freilich nicht unterschätzt werden darf, daß die Erhebung genetischer Daten, wie es Franz Böckle formuliert hat, wenn sie denn technisch möglich ist, auch sozial erwartbar und erwartet wird. Gemeint ist hiermit eine Art technologischer Imperativ, also das Gefühl, zu einer Genomanalyse gezwungen zu sein, weil den Betroffenen selbst oder der Gesellschaft insgesamt der Anblick oder das Stigma einer Behinderung nicht mehr zuzumuten sei. Entschärft werden kann dieses Problem allenfalls durch einen strikten Schutz der Vertraulichkeit genetischer Daten. Nur er kann letzten Endes die Gefahren der Ausgrenzung und Stigmatisierung von Betroffenen minimieren helfen. Der Bundesrat hat dies erkannt, als er in einer Entschließung vom 16. 10. 92 forderte: „Die staatliche Gewalt hat dafür Sorge zu tragen, daß genanalytische und gentherpeutische Verfahren die Grenzen nicht überschreiten, die insbesondere die unantastbare Würde des Menschen, das Selbstbestimmungsrecht und das allgemeine Persönlichkeitsrecht einschließlich des Rechts auf informationelle Selbstbestimmung sowie das Recht auf Leben und körperliche Unversehrtheit setzen."

Es kommt erschwerend hinzu, daß die denkbare Ausgrenzung von Behinderten, wie sie sich aus der Ausübung sozialer Zwänge ergeben könnte, sehr schnell an das grenzt oder gerät, was wir als „negative Eugenik" bezeichnen. Der Begriff der „Eugenik" wurde von Francis Galton, Darwins ebenso brilliantem wie skurrilem Vetter, etwa zu Zeiten Mendels formuliert. Dahinter stand der Gedanke, durch Züchtungsverfahren nicht nur die Eigenschaften von Nutztieren und Nutzpflanzen, sondern auch den Menschen selbst zu verbessern. Erreichen läßt sich dieses Ziel, so wurde formuliert, entweder durch „positive Eugenik", also die Förderung der Fortpflanzung „Erbgesunder" oder durch die Vermeidung der Fortpflanzung „Erbkranker", wofür der Begriff „negative Eugenik" geprägt wurde. Das genetische Halbwissen, auf dem dieses Konzept basiert, hat viel Unheil über die Welt gebracht, angefangen bei den strengen Einwanderungsgesetzen der USA in den frühen 20er Jahren bis hin zu den Erbgesundheitsgesetzen der Nationalsozialisten, in deren Namen an die 400 000 Menschen zuerst als „lebensunwert" abqualifiziert und anschließend sterilisiert und getötet wurden.

Diese schrecklichen Erfahrungen haben jedoch die Diskussion um das Thema Eugenik längst nicht beendet. In China wurde kürzlich die 2. Auflage eines Gesetzes verabschiedet, das ab sofort in China „weitere Geburten von minderer Qualität verhindern soll". Zu diesem Zweck sollen alle Personen mit schweren ansteckenden und erblichen Krankheiten sterilisiert werden. Die Chinesen selbst scheinen dies übrigens als garnicht so gravierend anzusehen. „Zehn Millionen Behinderte seien viel zu viel und hätten verhindert werden können, wenn deren Eltern einem solchen Gesetz hätten Folge leisten müssen", meldete kürzlich die chinesiche Nachrichtenagentur Xinhua. Ein Pekinger Bürger fragte auf dessen Einwände den Korrespondenten einer großen europäischen Tageszeitung zurück: „Ja möchten Sie denn gerne einen Krüppel zum Kind haben?"

Hier offenbaren sich gravierende west-östliche Mentalitätsunterschiede, auch wenn nicht übersehen werden kann, daß die bei uns neu entflammte Diskussion um die Vererbbarkeit von Intelligenz – man denke nur an die Äußerung der deutschen Bevölkerungswissenschaftlerin Charlotte Höhn anläßlich der Weltbevölkerungskonferenz in Kairo – auf vergleichbaren Irrtümern beruht. Auch hier hat die Genetik längst eine Antwort gegeben, ob sie nun gerne gehört wird oder nicht. Die genetischen Unterschiede *zwischen* den verschiedenen „Rassen" oder Volksgruppen sind insgesamt geringer als die *innerhalb* einer Volksgruppe. Natürlich basieren gelbe, schwarze oder weiße Hautfarbe auf genetischen Unterschieden; von diesem einen Merkmal jedoch auf alle anderen Merkmale eines Menschen zu schließen, ist zwar intuitiv nachvollziehbar die anderen sieht man ja nicht –, aber biologisch gesehen völlig absurd. Das berühmte Motto „Schwarze Haut = Schwarze Seele", das den *einen* Phänotyp Hautfarbe darüberhinaus auch noch mit moralischen Kategorien und kulturellen Bewertungen verknüpft, entbehrt jeder biologischen Grundlage.

Und dennoch sind diese Ansichten nicht aus den Betonköpfen vieler Menschen herauszubringen. Hier grenzen die Vorstellungen um die Rolle der Gene durchaus noch ans Utopische, während andererseits in vielerlei Aspekten, die sich aus dem schnellen Erkenntnisfortschritt des Genomprojekts ergeben, die Gen-Gesellschaft längst Realität ist. Den wenigsten Mitmenschen allerdings ist dies bewußt geworden. Die Erbkrankheiten sind selten und zählen kaum in der Statistik der Todesursachen. Ganz anders mit Krebs, Herz-Kreislauferkrankungen, die nun ebenfalls nicht mehr nur als rein schicksalshaft verstanden werden müssen, sondern die auf konkrete – eben genetische – Ursachen zurückgeführt werden können. Die Chancen dieser Entwicklung sind nicht gering; die Früherkennung von Krebs kann erstmals ihrem Namen gerecht werden; Maßnahmen zur Therapie aber auch der Prävention sind in der Entwicklung. Davon habe ich gesprochen.

Auch das Wissen um unsere Gene und ihre große biologische Bedeutung kann letztlich nur nützlich sein. Wir haben vergessen, daß der Kampf ums Daseins weniger die Jagd nach Schnäppchen im Sommerschlußverkauf als auch die nach guten Genen beinhaltet. Seine Gene gut zu behandeln, das kann durchaus nicht schaden. Ich habe auch nicht verschwiegen, wie das Wissen um ihre Gene den Menschen auch zu einer Last erwachsen und sogar mißbraucht werden kann. Bei dem Bewußtseinswandel, den der schnelle Erkenntnisgewinn auf dem Gebiet der Genetik gegenwärtig einleitet, entsteht eine Betroffenheit, in deren Überwindung den Mitmenschen geholfen werden muß. Dies kann auf vielen Ebenen geschehen. Beispielsweise könnte die Wissenschaft versuchen, diese Entwicklungen frühzeitig anzusprechen und dabei nicht zögern, neben den Risiken auch ihre Grenzen anzusprechen. Sie könnte sich sehr viel stärker als bisher um einen Dialog mit der Öffentlichkeit bemühen, einen Dialog, in dem Einsicht möglich und nicht gleich als Niederlage verstanden wird. Am Ende wird sich jedoch jegliches Bemühen dieser Art darauf konzentrieren müssen, dem individuellen Wohl der Patienten und der Verbraucher zu dienen. Nur aus dem Respekt vor dieser Aufgabe kann die Toleranz erwachsen, die die Gesellschaft, uns Molekularbiologen eingeschlossen, zur Einsicht führt, daß nicht der Mensch der Genetik, sondern die Genetik dem Menschen zu dienen hat.

Literatur

Winnacker, Ernst-L. (1993) Am Faden des Lebens. Piper Verlag, München, Zürich.
Winnacker, Ernst-L. (1996) Das Genom. Eichborn Verlag, Frankfurt.

Ethische Aspekte genetischer Diagnostik und Beratung

G. WOLFF

1
Wissenszuwachs als Problem und Paradigmenentwicklung

Humangenetik ist die Wissenschaft von der genetischen Variabilität des Menschen im gesunden und krankhaften Bereich. Als solche vermehrt sie unser Wissen über unsere genetische Konstitution. Dieser Wissenszuwachs kann eine Erweiterung des Spektrums möglicher Handlungsoptionen bedeuten oder Situationen und Handlungsalternativen, die als belastend empfunden werden, ausschließen. Dieser Effekt ist eine grundsätzliche Rechtfertigung für das Angebot genetischer Diagnostik, auch wenn sich hieraus keine unmittelbaren Konsequenzen für Prävention und Therapie ergeben. Wissen erfordert jedoch auch Entscheidungen, verlangt nach Rationalität und kann deshalb zu einer Überforderung führen. Schließlich eröffnet Wissen auch die Möglichkeit des Mißbrauchs. Aus diesen allgemeinen Überlegungen und der Analyse konkreter Überforderungs- und Mißbrauchssituationen ergab sich die Forderung, daß jede genetische Diagnostik im Rahmen einer individuellen genetischen Beratung durchgeführt werden soll (sogenannte Trias: Beratung – Diagnostik – Beratung, siehe u.a. Bericht der Enquete-Kommission (Catenhusen 1987), Stellungnahmen des Berufsverbandes Medizinische Genetik 1990, Bund Länder-Kommission „Genomanalyse" 1990, Abschlußbericht des Arbeitskreises „Ethische und soziale Aspekte der Erforschung des menschlichen Genoms" in: Bundesminister für Forschung und Technologie 1991). Eine solche Beratung muß vom Arzt angeboten werden, wenn erkennbar erhöhte genetische Risiken bestehen.

Im Hinblick auf die Ziele und Mittel der Humangenetik lassen sich 3 Paradigmen erkennen, die sich in den letzten 4 Jahrzehnten aus der Theorie und Praxis heraus entwickelt haben (Kessler 1980). Generell läßt sich dabei eine zeitliche Abfolge bzw. Ablösung feststellen, wenn sich auch einzelne Entwicklungsstränge teilweise bis in die Gegenwart verfolgen lassen.

Das **eugenische Paradigma** hat seine Wurzeln in der eugenischen Bewegung der ersten Hälfte dieses Jahrhunderts, vor allem in den skandinavischen und angelsächsischen Ländern. Diese entstand vorwiegend aus der Befürchtung heraus, daß sich die Gesundheit einer Bevölkerung durch negative Auslese zunehmend verschlechtert. Das eugenische Paradigma basiert auf einer wissenschaftlich nicht begründbaren, emotional getragenen, gesellschaftlichen Utopie hinsichtlich der Gesundheit und der Verbesserung der genetischen Ausstattung einer Bevölkerung in zukünftigen Generationen und bediente sich zur Durchsetzung dieses Zieles im Kontakt mit Patienten und Klienten je nach politischem Umfeld der Mittel von konkreten Anweisungen sowie mittelbarem oder unmittelbarem Zwang (Schwinger et al. 1988).

Das **präventivmedizinische Paradigma** setzt sich die individuelle Leidungsminderung zum Ziel. Erreicht werden soll dieses Ziel durch die Verhinderung von genetisch bedingten Erkrankungen und Behinderungen. Kosten-Nutzen-Analysen sollten darüberhinaus belegen, daß Verhinderung von Krankheiten günstiger ist als medizinische Versorgung. Das präventivmedizinische Paradigma baut dabei auf das rationale Kalkül und damit auf die im Eigeninteresse gebotene Akzeptanz der als vernünftig angesehenen Entscheidungen durch Betroffene und bedient sich als Mittel zur Erreichung dieses Zieles einer wohlmeinenden, autoritativen, paternalistischen Arzt-Patientenbeziehung.

Das **psycho(soziobio)logische Paradigma** schließlich entwickelte sich aus den praktischen Erfahrungen sowie Ergebnissen wissenschaftlicher Untersuchungen in den 70er und 80er Jahren zum Prozeß genetischer Beratung und zur Arzt-Patienten-Beziehung in der genetischen Beratung (Übersicht bei Fraser 1974, Evers-Kiebooms 1979, Kessler 1990). Diese Untersuchungen zeigten, daß Verlauf und Ergebnis genetischer Beratung nicht unmittelbar durch den medizinisch-genetischen Informationshintergrund gekennzeichnet sind, sondern dadurch, wie diese Fakten in eine individuelle Lebenssituation hineinwirken. Ziel genetischer Beratung in diesem Paradigma ist die individuelle Hilfe in einer Problemsituation, die durch das Auftreten einer genetisch (mit)bedingten Erkrankung in einer Familie oder durch ein Risiko hierfür entstanden ist. Der zwangsläufig bestehende und untrennbare Zusammenhang mit Fragen der persönlichen Lebens- und Familienplanung verbietet dabei jede direktive oder paternalistische Haltung des Arztes zur Durchsetzung eventueller überindividueller Ziele wie etwa der Verbesserung der genetischen Ausstattung einer Bevölkerung oder der „Volksgesundheit". Dies wäre eine Haltung, die das Leiden betroffener Patienten und die Probleme ratsuchender Klienten nur vergrößern würde.

Heute versteht man genetische Beratung als Hilfe für eine selbstverantwortliche Entscheidung (Reif und Baitsch 1986), die gemeinsam von Patienten und Beratern erarbeitet wird. Patienten – vormals in einer eher passiven Rolle – werden so zu handelnden Personen sowohl in der Beratungssituation als auch bei den Entscheidungen über diagnostische Maßnahmen und ihre Familienplanung. Diese Form genetischer Beratung ergibt sich aus der Sichtweise, daß die zu treffenden Entscheidungen in der Regel den engeren Bereich der persönlichen Lebens- und Familienplanung Ratsuchender betreffen. Sie sind deshalb nicht allein durch medizinische Fakten vorgegeben und müssen letztlich von den Ratsuchenden selbst verantwortet werden. Der Verantwortungsbereich des Arztes liegt in dem Erkennen von Situationen mit genetischem Risiko, der Korrektheit der übermittelten Information, der Angemessenheit des Angebotes diagnostischer Maßnahmen sowie in der Art der Gesprächsführung bei der Beratung im engeren Sinne, d.h. bei dem Erarbeiten einer individuell verantwortbaren Entscheidung.

In dieser Sichtweise genetischer Beratung ist das Konzept der „Nichtdirektivität" von großer Bedeutung. Nichtdirektivität der genetischen Beratung ist eine Forderung, über die nach einer weltweiten Befragung von medizinischen Genetikern in 19 Nationen bei über 75% der Befragten in über 75% aller untersuchten Länder Konsensus besteht (Wertz 1989). Dieses Konzept der Nichtdirektivität in der genetischen Beratung beinhaltet Rechte der Patienten und Verpflichtungen für den Arzt. Die Rechte der Patienten bestehen in dem Anspruch auf freien Zugang zu Information und Beratung. Darüberhinaus dürfen Patienten frei entscheiden, ob sie genetische Beratung in Anspruch nehmen und wie sie die Ergebnisse in ihre persönliche Lebens- und Familienplanung umsetzen. Der Arzt ist zu umfassender Information und individueller Beratung verpflichtet. Er muß den Kenntnisstand, den emotionalem Zustand sowie die moralischen Einstellungen seines Patienten berücksichtigen und auf eugenische Ziele und direkten oder indirekten Zwanges verzichten. Auf diesem Hintergrund möchte ich im folgenden verschiedene Bereiche genetischer Diagnostik diskutieren, wobei in ethischer Hinsicht vor allem der Bereich der vorhersagenden, prädiktiven Diagnostik relevant ist, von der die pränatale Diagnostik einen Sonderfall darstellt. Diese beiden Bereiche sollen deshalb im folgenden näher betrachtet werden.

2
Prädiktive genetische Diagnostik

Prädiktive genetische Diagnostik ist die Untersuchung von Erbanlagen, die im späteren Leben zu einer Erkrankung führen. Die Durchführung prädiktiver genetischer Diagnostik kann in ethischer Hinsicht als geboten angesehen werden, wenn sie für eine verhinderbare oder behandelbare Erkrankung möglich ist. Als ein Beispiel hierfür kann die familiäre adenomatöse Polyposis gelten, eine erbliche Darmkrebserkrankung. Durch frühzeitige Feststellung bzw. Ausschluß der krankheitsverursachenden Genveränderung können Vorsorgeuntersuchungen gezielter eingesetzt und ggf. operative Behandlungsmaßnahmen vor Ausbruch der Krebserkrankung durchgeführt werden (Friedl 1994). In ethischer Hinsicht konflikthaft ist prädiktive Diagnostik jedoch bei Erkrankungen, für die es keine oder nur sehr eingeschränkte Möglichkeiten der Prävention oder Therapie gibt. Beispielhaft wurde (und wird immer noch) diese Problematik für die Huntington Krankheit diskutiert, für die seit 1983 eine indirekte, und seit 1993 eine direkte Gendiagnostik möglich ist (Gusella et al. 1983, Meissen et al. 1988 Huntington's Disease Collaboration Group 1993).

Von Beginn an wurde erkannt, daß die Erzeugung des Wissens um das unausweichliche, wenn auch vom Zeitpunkt her unbekannte Auftreten dieser Erkrankung in ethischer und psychologischer Hinsicht problematisch ist, weswegen sich auf internationaler Ebene Selbsthilfegruppen, Neurologen und Humangenetiker frühzeitig auf Richtlinien zur Durchführung einer solchen prädiktiven Diagnostik verständigt haben (Went 1990).

Die wesentlichen Argumente für strikte Rahmenbedingungen bei der Durchführung prädiktiver Diagnostik lassen sich wie folgt zusammenfassen:

- Wahrung der Freiwilligkeit der Inanspruchnahme;
- Wahrung des Rechtes auf Nichtwissen der eigenen genetischen Ausstattung und damit auch des Rechtes auf Selbstbestimmung, welche genetischen Daten über einen selbst erhoben werden (van den Daele 1988);
- Berücksichtigung der besonderen psychologischen Situation von Risikopersonen (Übersicht bei Wolff 1991);
- auch heute immer noch teilweise ungeklärter Nutzen bei Feststellung der Anlageträgerschaft.

Trotz vorhersehbarer Probleme wäre es auch aus ethischen Gründen nicht vertretbar, diese Art von Diagnostik Risikopersonen für die Huntington Krankheit vorzuenthalten, zumal die Betroffenen selber erwarten, daß ihnen diese Möglichkeit zur Klärung ihres Risikostatus zur Verfügung gestellt wird. Es ergeben sich jedoch mehrere konkrete Forderungen an eine moralisch vertretbare, praktische Durchführung für die prädiktive DNA-Diagnostik bei Huntington Krankheit:

1. Sie darf nicht als klinische Routinediagnostik durchgeführt werden.
2. Die Freiwilligkeit der Inanspruchnahme muß gewährleistet sein.
3. Sie muß in eine ausreichende Beratungs- und Betreuungsstruktur eingebettet sein. Hierzu gehören:
   - genetische Beratung;
   - mehrere Gespräche über einen längeren Zeitraum;
   - Kontakt zur Selbsthilfegruppe;
   - psychotherapeutische Begleitung durch die gesamte Testphase;
   - keine „aktive Beratung"; damit ist die Information von Angehörigen eines Patienten über genetische Risiken durch einen Arzt gemeint, ohne daß diese „Beratung" von den Angehörigen erbeten wurde;
   - strenger Datenschutz;
   - keine Untersuchung von Kindern und Jugendlichen.

In den Pilotprojekten haben diese Aspekte umfassende Berücksichtigung gefunden (z. B. Fox et al. 1989). Die in diesem Rahmen gewonnenen Erkenntnisse lassen den Schluß zu, daß unter diesen Bedingungen prädiktive Diagnostik im wesentlichen positiv verarbeitet wird. Die bisherigen Beobachtungen von Folgewirkungen der Mitteilung erhöhter Risiken sprechen dafür, daß es in der unmittelbaren Zeit danach zu einer Zunahme von Angst- und Depressionsreaktionen kommt, jedoch nicht zu der befürchteten Zunahme von Suiziden. Begleitet wird diese Reaktion von einer erhöhten Selbstwahrnehmung sowie Abwendung von der Zukunft mit Hinwendung zu einem Leben in der Gegenwart (Bloch et al. 1992). Allerdings hatten auch etwa 10% derjenigen, denen ein erniedrigtes Risiko mitgeteilt wurde akute Probleme, mit der neuen Information umzugehen (Huggins et al. 1992). Die Erfahrung hat auch gezeigt, daß diese Art von Diagnostik offensichtlich nur von einem kleinen Teil der Risikopersonen in Anspruch genommen wird.

Prädiktive genetische Diagnostik kann also und sollte nicht vorenthalten werden, wenn sie von Angehörigen Betroffener für sich selbst gewünscht wird. Je geringer der unmittelbare medizinische Nutzen im Hinblick auf Prävention ist, umso strikter müssen die Anforderungen an die Rahmenbedingungen sein. Dabei steht die Qualitätssicherung der beraterischen Leistungen ganz im Vordergrund. Als ungezielte Untersuchung auf Bevölkerungsebene ist sie nur vertretbar für Erkrankungen, für die es eine sichere Prävention oder Therapie gibt. Dann sind sehr hohe Anforderungen an die Sensitivität und Spezifität zu stellen, da sonst der Schaden mit Sicherheit größer sein wird als der Nutzen.

3
Pränatale genetische Diagnostik

3.1
Probleme der Inanspruchnahme: Pränatale Diagnostik von Normalmerkmalen

Ich möchte mit der Schilderung eines authentischen Falles beginnen. Eine Kollegin, Frauenärztin, ruft an und bittet um Rat wegen einer Pränataldiagnostik. Eine ihrer Patientinnen ist ungewollt erstmals schwanger, weiß aber nicht, wer der Vater ist, da sie zum Zeitpunkt der Zeugung während der Fastnacht sowohl mit ihrem Freund als auch mit einer flüchtigen Bekanntschaft Geschlechtsverkehr hatte. Die Patientin habe ihr, der Frauenärztin, nun gesagt, daß sie, die Patientin, auch wenn es ihr nicht einfach falle, die Schwangerschaft akzeptieren könne, wenn ihr derzeitiger Freund der Vater wäre. Andernfalls könne sie das Kind unmöglich austragen, da der andere in Frage kommende Mann ein Farbiger wäre, ihr Fehltritt also sofort bei der Geburt offensichtlich würde, ihr Freund sie deshalb verlassen, und sie selbst in dem kleinen Dorf, in dem sie lebt, in Zukunft nur noch wie eine Aussätzige behandelt würde. Wenn es eine Möglichkeit für eine vorgeburtliche Vaterschaftsdiagnostik gäbe, wolle sie die in Anspruch nehmen und ggf. einen Schwangerschaftsabbruch durchführen, wenn ihr Freund als Vater ausgeschlossen würde. Die Kollegin meinte, da ein solcher Test doch prinzipiell möglich ist, müsse dieser angeboten werden, da auf diese Weise doch unter Umständen ein Kind gerettet werden könne, denn andernfalls würde die Frau auf jeden Fall die Schwangerschaft abbrechen wollen.

Dieser Wunsch nach Vaterschaftsdiagnostik scheint eines der unvorhergesehenen Probleme vorgeburtlicher Diagnostik zu sein, die dem allgemeinen Bereich der Pränataldiagnostik von Normalmerkmalen zugeordnet werden kann (Kommission für Öffentlichkeitsarbeit und ethische Fragen 1992). Diskutiert wurde und wird das für die vorgeburtliche Geschlechtsdiagnostik zur Geschlechtswahl, zu der die Gesellschaft für Humangenetik eindeutig und ablehnend Stellung genommen und damit eine Grenze zu dem hin gezogen hat, was nicht diagnostiziert werden soll, bzw. was nicht als Grund für einen Schwangeschaftsabbruch gelten soll, wenn diese Information wie bei der Chromosomendiagnostik unvermeidlich anfällt (Gesellschaft für Humangenetik 1990). Kurz zusammengefaßt bestand die Auskunft deshalb darin, daß genetische Pränataldiagnostik nicht für die Feststellung von Normalmerkmalen zur Verfügung steht, wenn diese nicht zur Feststellung einer Erkrankung oder eines Krankheitsrisikos dienen. Ein weiterer Grund für diese grundsätzlich ablehnende Auskunft war, daß genetische Pränataldiagnostik nicht als Methode zur Lösung psychosozialer Probleme eingesetzt werden sollte, sondern daß die Lösungen für solche Konflikte zunächst einmal auf der gleichen Ebene gesucht werden müssen, auf der sie entstanden sind. Die Ablehnung kann weiterhin als Ausdruck der Entwicklung einer professionellen Ethik gesehen werden, in der die Humangenetik eindeutig Stellung bezieht zu dem, wozu genetische Diagnostik auf jeden Fall nicht verwandt werden sollte, und die die vorgeburtliche Diagnostik für alle Beteiligten klar erkennbar und unzweideutig in einen medizinischen Rahmen stellt. Eine Abgrenzung in die andere Richtung wäre weitaus schwieriger und gefährlicher, da die Übergänge vom Pathologischen zum sog. Normalen bekanntlich fließend sind. Eine solche Abgrenzung würde konsequenterweise die Einführung von Krankheitskatalogen bedeuten, die – zunächst als Hilfestellung für ratlose Berater und deren Patienten und Klienten gedacht – sich sehr schnell als Indikationskataloge für Krankheiten und Situationen erweisen würden, bei denen vorgeburtliche Diagnostik und Schwangerschaftsabbruch durchgeführt werden müßten. Die Aufstellung solcher Kataloge wird deshalb von Humangenetikern einhellig abgelehnt.

Man könnte nun argumentieren, daß die Ablehnung einer Diagnostik von Normalmerkmalen die Entscheidungsfreiheit der Eltern insofern verletzt, als sie deren ansonsten nahezu unbeschränkte Freiheit bei der Familienplanung einschränkt. Dieser Gedanke spielt offensichtlich bei vielen Humangenetikern eine Rolle, wenn sie mit dem Wunsch nach pränataler Geschlechtsdiagnostik zur Geschlechtswahl konfrontiert werden. Nahezu ein Drittel aller europäischen (in Deutschland nur 7 %) und ca. zwei Drittel aller außereuropäischen medizinischen Genetiker wären bereit, eine solche Diagnostik durchzuführen oder zu vermitteln, wenn sie von einem Paar, das schon vier Töchter hat, gewünscht wird (Wertz und Fletcher, unveröffentlichte Daten aus einer laufenden Studie). Eine Verletzung der elterlichen Entscheidungsfreiheit in dieser Frage steht aber im Konflikt mit Prinzipien und Handlungsrichtlinien der Humangenetik. Humangenetiker haben sich für ihr Handeln einen Rahmen gesetzt, den sie meinen verantworten zu können. Sie überlassen damit die Zweckbestimmung ihres Handelns nicht ausschließlich den Patienten bzw. Klienten. In diesem Sinne ist auch die Deklaration von Inuyama des Council for International Organization of Medical Sciences abgefaßt, indem sie feststellt, daß „The paramount guiding principle in the proper use of genetic services must be concern about an actual or possible health problem. Extraneous considerations undermine the integrity of services" (Bankowski und Capron 1991). Allerdings haben solche Erklärungen nicht verhindern können, daß in manchen Ländern wie China oder Indien pränatale Diagnostik zur Geschlechtsselektion bereits in großem Stil genutzt wird. Man kann dieses Phänomen als Beleg dafür sehen, daß die Neigung, genetische Diagnostik zur Lösung sozialer Probleme zu nutzen, um so größer wird, je stärker der soziale und/oder ökonomische Druck werden.

3.2
Zugang zur Pränataldiagnostik

3.2.1
Familien mit einem kranken oder behinderten Kind

Die Frage, wer Zugang zur Pränataldiagnostik haben soll, läßt sich relativ einfach und eindeutig positiv beantworten für Eltern, die ein behindertes oder krankes Kind haben oder hatten und weiteren Kinderwunsch haben. Pränatale Diagnostik ist in diesem Zusammenhang eine von mehreren Entscheidungsoptionen bei der weiteren Familienplanung. Evident ist aber auch, daß in einer solchen Situation die wesentlichen Elemente einer Entscheidung gerade nicht ausschließlich die medizinischen Fakten sind, sondern ihr Zusammenwirken mit den psychosozialen Faktoren der jeweiligen Familie. Soll die Entscheidungsfreiheit der betroffenen Eltern gewahrt werden, so erscheint es dennoch ethisch geboten, einer solchen Familie pränatale Diagnostik verfügbar zu machen. Die moralische Diskreditierung einer sogenannten „Schwangerschaft auf Probe", verbunden mit der Empfehlung, in Situationen mit erhöhtem genetischen Risiko Kinderverzicht zu üben, ist geeignet, das Leiden betroffener Eltern nur noch zu vergrößern.

3.2.2
Familien mit später im Leben auftretenden Erkrankungen

Etwas schwieriger wird die Einschätzung der Situation bei später im Leben auftretenden Erkrankungen, wenn auch in diesen Situationen der Zugang zur pränatalen Diagnostik nicht grundsätzlich verwehrt werden kann. Solche spätmanifestierenden Erkrankungen sind oft schon mehrfach in einer Familie in mehreren Generationen vorgekommen, also auch bei einem der Eltern unter Umständen schon aufgetreten, so daß eine Auseinandersetzung mit der Krankheit und dem Erkrankungsrisiko schon stattgefunden hat oder stattfindet. Die praktische Erfahrung in der genetischen Beratung sowie publizierte Umfragen zeigen, daß in solchen Fällen die Inanspruchnahme von Pränataldiagnostik von den Betroffenen im Vergleich zu schweren frühkindlichen Erkrankungen und Behinderungen als wesentlich problematischer angesehen wird, was sich in einer vergleichsweise geringeren Inanspruchnahme äußert. Die generelle Tendenz ist jedoch, daß ein Zurverfügungstellen der Diagnostik erwartet wird. Als fatal und ethisch unakzeptabel müßte allerdings eine Entwicklung angesehen werden, bei der von den betroffenen Familien geradezu verlangt würde, daß sie entweder Kinderverzicht üben oder anderenfalls pränatale Diagnostik und ggf. Schwangerschaftsabbruch in Anspruch nehmen, um das Auftreten einer Erkrankung in der nächsten Generation und damit auch in weiteren Generationen auf jeden Fall zu verhindern (siehe hierzu z.B. Shaw 1987). Entsprechende Forderungen, die ihre Legitimation z. T. aus dem Vergleich mit der AIDS-Problematik beziehen, werden von den unmittelbar mit den Familien arbeitenden Humangenetikern abgelehnt, da eine solche Verpflichtung einem eugenischen Programm gleichkäme, das versuchen würde, bei erhöhten genetischen Risiken die Entscheidungsautonomie jedes Einzelnen hinsichtlich seiner Lebens- und Familienplanung außer Kraft zu setzen (Hayden et al. 1987).

3.2.3
Die „Indikation" zur pränatalen Diagnostik

Die Frage des Zuganges zur pränatalen Diagnostik stellt sich anders, wenn wir nicht mehr von der individuell leidenden Familie ausgehen, sondern den Versuch unternehmen, Gruppen mit erhöhtem genetischen Risiko aufgrund bestimmter Parameter zu definieren. Der bekannteste dieser Parameter ist das mütterliche Alter, ab dem 35. Lebensjahr in der Medizin gehandhabt als sog. „Altersindikation". Diese Art der Handhabung hat dazu geführt, daß der Frauenarzt inzwischen verpflichtet ist, schwangere Frauen ab dieser Altersgruppe auf ein genetisches Risiko in der Größenordnung von einigen Promille hinzuweisen und Beratung und ggf. Diagnostik anzubieten (Bundesärztekammer 1987). Die Praxis zeigt jedoch, daß eine routinemäßige Überweisungspraxis ohne ausreichenden Beratungskontext inzwischen weit verbreitet ist. Falsch verstandenes Präventionsdenken und ein nachfühlbares Absicherungsstreben haben dazu geführt, daß durch wohlmeinende Indikationsstellung ein die Entscheidungsautonomie beeinträchtigender Druck auf eine bestimmte Bevölkerungsgruppe ausgeübt wird. Die Last der genetischen Beratung, eines Kontextes also, der qualifizierte Zustimmung oder Ablehnung Betroffener ermöglichen sollte, wird dabei auf hierfür in der Regel nicht vorbereitete Ärzte, und die Last der Entscheidungen mit ihren weitreichenden Konsequenzen auf die in gleicher Weise nicht vorbereiteten Frauen verteilt. Deren Männer ziehen sich in der Regel von der Entscheidung zurück mit der Begründung, daß sie jede Entscheidung der Frau akzeptieren, wodurch der psychologische Druck, der auf der Frau lastet, nur um so größer wird.

Die andere Seite routinemäßiger Indikationsstellung besteht darin, daß hierdurch bestimmte Frauen von der Inanspruchnahme ausgeschlossen werden, weil sie „keine Indikation" haben. Auch hier hat die Praxis ihre eigene Dynamik entwickelt. Mindestens jede 8. Amniozentese in Deutschland wird gegenwärtig ohne eine „medizinische Indikation", sondern wegen „mütterlicher Angst" vor einem behinderten Kind durchgeführt, auch hier ganz offensichtlich in vielen Fällen ohne ausreichende Beratung. Rational begründet oder irrational diffus hat jedoch jede Mutter mehr oder weniger Angst vor einer angeborenen Erkrankung oder Fehlentwicklung ihres Kindes, eine Angst, welche individuell sehr unterschiedlich bewältigt wird. Manche Frau über 35 hätte gerne auf die vorgeburtliche Diagnostik verzichtet, wäre sie nicht durch die medizinische Indikationsstellung hierzu gedrängt worden, und manche Frau unter 35 versucht über die Inanspruchnahme dieser Diagnostik die Veränderung, die eine Schwangerschaft in ihr Leben bringt, zu bewältigen und zu verarbeiten. Dieses Problem kann nicht über medizinische Indikationen gelöst werden, sondern nur über eine Beratungsstruktur, die einerseits in ausreichendem Umfang Information und Entscheidungshilfe für alle diejenigen zur Verfügung stellt, die Pränataldiagnostik in Anspruch nehmen möchten. Andererseits muß der einzelne Arzt von der Verpflichtung befreit werden, in diesem Bereich Indikationen stellen zu müssen, und damit auch von der Bedrohung, bei einer nicht gestellten Indikation Regreßansprüchen ausgesetzt zu werden. Dann müßte in jedem Einzelfall eine individuelle Entscheidung erarbeitet werden. Voraussetzung hierfür wäre eine breitgestreute und umfassende Information und Aufklärung der Bevölkerung über die Möglichkeiten und Problemaspekte der vorgeburtlichen Diagnostik. Ein solches Vorgehen muß nicht, wie von manchen befürchtet, zu einer verstärkten Inanspruchnahme von Pränataldiagnostik oder zu einer unzumutbaren ökonomischen Belastung unseres Gesundheitssystems führen. Z. B. wird an der Universitätsfrauenklinik in Münster obligatorisch vor jeder genetischen Pränataldiagnostik eine genetische Beratung durchgeführt. Nahezu jede fünfte Frau (18%) mit einer medizinischen Indikation verzichtet nach der Beratung auf einen pränataldiagnostischen Eingriff wie Fruchtwasserpunktion, von denen ohne medizinische Indikation verzichten ca. 80 % (Nippert 1994). Die systematische Beratung über nicht-eingreifende Methoden pränataler Diagnostik dürfte zu einer weiteren Senkung der Inanspruchnahme eingriffsabhängiger Methoden führen.

Zusammenfassend ergibt sich also die im Grunde einfache Situation, daß eine Pränataldiagnostik immer dann als „indiziert" angesehen werden kann, wenn sie von der Schwangeren gewünscht wird und wenn sie hierüber – wie oben ausgeführt – ausreichend beraten wurde. D. h. aber auch, daß kein Arzt von sich aus einer Schwangeren zu einer Pränataldiagnostik raten müßte, wenn diese Diagnostik nicht eindeutig therapeutische Konsequenzen hat. Nur am Rande sei hier vermerkt, daß gelegentlich versucht wird, den Schwangerschaftsabbruch bei Vorliegen einer kindlichen Erkrankung oder Fehlentwicklung als „Therapie" zu deklarieren, im englischsprachigen Schrifttum als „therapeutic abortion". Dieser eher hilflose Versuch, ein ethisches Problem terminologisch zu lösen, verdeutlicht wie kaum ein anderer Begriff den ungeklärten Zielkonflikt pränataler Diagnostik, die bekanntlich nur in seltenen Ausnahmefällen zu einer Behandlung i.e.S. führt.

3.3
Was kann und was soll pränatal diagnostiziert werden?

Welche Art von Diagnostik angeboten bzw. durchgeführt wird, ist bis heute allein von der technischen Machbarkeit bestimmt. Eine explizite ethische Begründung wurde - wenn überhaupt - nur nachgeschoben. Warum aber sollte gerade auf Trisomie 21, Geschlechtschromosomenstörungen, zystische Fibrose, Phenylketonurie, fragiles X-Syndrom oder Huntington Krankheit untersucht werden? Die Frage ist verhältnismäßig leicht zu beantworten, wenn eine spezielle Untersuchung gewünscht wird, weil z.B. die jeweilige Erkrankung schon einmal in der Familie vorgekommen ist und deswegen eine besondere, speziell begründete Besorgnis der Schwangeren und ihrer Familie besteht. Warum aber wird immer eine Chromosomenanalyse mit durchgeführt, wenn durch die alleinige DNA-Diagnostik die spezielle Fragestellung beantwortet werden könnte? Warum kommen regelmäßig spezielle Techniken der Chromosomenanalyse zur Anwendung, wenn nur dem erhöhten Altersrisiko nachgegangen werden soll, welches sich auf rein zahlenmäßige Chromosomenstörungen beschränkt, die mit einfacheren Techniken erkennbar sind? Weiterhin könnte man fragen, warum nicht regelmäßig mittels einer technisch verhältnismäßig einfachen Gendiagnose auf häufige erbliche Störungen hin untersucht wird, die mindestens ebenso häufig vorkommen wie eine mit Spezialtechniken erfaßbare, altersunabhängige Chromosomenstörung. Die gegenwärtige Praxis ist hierin nicht nur widersprüchlich sondern entspricht auch nicht dem medizinisch technischen Fortschritt. Das wiederum führt zu der Feststellung, daß im Grunde auch das Spektrum der durchzuführenden Untersuchungen im Einzelfall zu besprechen bzw. zu erarbeiten wäre. Deshalb wurde schon die Frage gestellt, ob man nicht angesichts der rasanten Fortschritte im Genomprojekt wegen des großen Spektrums zukünftig diagnostizierbarer, genetisch bedingter Erkrankungen und Entwicklungsstörungen und wegen der Unterschiedlichkeit der Entwicklungsverläufe bestimmter Erkrankungen nicht beraterisch kapitulieren müßte (Schmidtke 1995). Es gibt jedoch mehrere Konzepte, die mit Hilfe bestimmter Kategorien eine vertretbare Beschränkung erlauben und damit einen Ausweg aus diesem Dilemma aufzeigen können:

1. Beschränkung auf die in der Bevölkerung häufigsten Störungen: Dies ist sowohl mit medizinischen Vorstellungen als auch mit personenzentrierter, individueller Beratung vereinbar. Das individuelle numerische Risiko spielt dabei keine Rolle. Häufige Störungen haben darüberhinaus den Vorteil, daß sie bekannter sind und Schwangere deswegen über mehr Vorwissen verfügen.
2. Beschränkung auf schwere (nicht behandelbare?) Störungen: Dies wäre ein sehr weiches Kriterium und würde großen individuellen Bewertungsschwankungen unterliegen. Es dürfte problematisch, wenn nicht unmöglich sein, hier einen medizinischen oder gesellschaftlichen Konsens zu finden. Zumindest Humangenetiker lehnen nach wie vor die Aufstellung von Krankheitskatalogen ab. Man wird sich diesem Kriterium wohl nur sehr grob annähern können, indem man festlegt, was auf keinen Fall untersucht werden soll.
3. Technische Machbarkeit: Weil es klar limitierend ist, wäre es wissenschaftlich ein gutes Kriterium. Ein solches Kriterium hat jedoch mit medizinischer Entscheidungsfindung im engeren Sinne nichts zu tun. Es bestimmt vor allem die kommerzielle Nutzung zusammen mit dem ersten Kriterium, wobei dies nicht unbedingt negativ zu werten ist. Ohnehin werden wir uns in Zukunft auch in Deutschland verstärkt auf eine internationale Angebotssituation für genetische Diagnostik einstellen müssen. Dann wäre lediglich die Frage zu beantworten, wer für diese Art von Diagnostik bezahlen soll.

Eine klare Antwort auf die Frage, was pränatal untersucht werden soll, kann also zur Zeit nicht gegeben werden. Man könnte lediglich festlegen, welches Mindestmaß an Untersuchungen jede Schwangere erwarten darf, wenn sie Pränataldiagnostik wünscht. Dazu wären gegenwärtig sicher die häufigsten zahlenmäßigen Chromosomenstörungen zu rechnen. Aktuell diskutiert werden müßte, ob nicht auch die häufigsten schwerwiegenden monogenen Störungen in das Untersuchungsangebot einbezogen werden sollten.

Die Möglichkeit, im Einzelfall unter den zu diagnostizierenden Störungen auszuwählen, wird gegenwärtig vor allem im Zusammenhang mit der Entwicklung
einer nichtinvasiven Diagnostik an kindlichen Zellen aus mütterlichem Blut
diskutiert, bei der einzelne Chromosomen mit einer speziellen Technik sichtbar
gemacht werden (Gänshirt-Ahlert et al. 1993). Welche Aspekte hierbei ethisch
relevant sind, wurde vor einiger Zeit schon in einer Stellungnahme der Kommission für Öffentlichkeitsarbeit und ethische Fragen der Gesellschaft für Humangenetik (1993) zusammengefaßt:

– der Nutzen durch Vermeidung von Eingriffsrisiken, wie sie bei invasiver Pränataldiagnostik bestehen;
– der eventuelle Nutzen durch eine im Verhältnis zu bisherigen nicht-invasiven
  Testverfahren (Ultraschall, Bluttest) höhere Spezifität und Sensitivität;
– der Wegfall einer medizinischen Indikationsstellung mittels Abwägung von
  Eingriffsrisiko und Wahrscheinlichkeit für eine kindliche Chromosomenstörung bei Einführung in die medizinische Praxis;
– die Qualitätssicherung der technischen Leistung und der Rahmenbedingungen (Vor- und Nachtestberatung);
– die (im Gegensatz zur Chromosomenanalyse nach invasiven Eingriffen) sowohl für den Untersucher als auch für die Frau bestehende Möglichkeit der
  Wahl der zu diagnostizierenden Chromosomenstörung;
– das Mißbrauchspotential einer risikolosen Untersuchung der kindlichen
  Chromosomen schon im 2. Schwangerschaftsmonat;
– die Änderung der gesellschaftlichen Bewertung von solchen Behinderungen,
  die – verbunden mit der Option auf einen Schwangerschaftsabbruch – leicht,
  schnell und risikolos in der Frühschwangerschaft diagnostiziert werden können;
– die Probleme, die für solche Frauen entstehen können, die einen solchen Test
  nicht in Anspruch nehmen möchten.

Als Hauptproblem einer solchen nicht invasiven, genetischen Pränataldiagnostik muß die Sicherstellung der Kapazität und Qualität einer individuellen Beratung angesehen werden, die der Schwangeren eine qualifizierte Zustimmung zur
bzw. Ablehnung der Untersuchung ermöglicht. Dieses Problem wird sich insbesondere dann verschärfen, wenn sich das Spektrum der mit dieser Methode
diagnostizierbaren Erkrankungen ausweiten wird.

3.4
Kriterien des Schwangerschaftsabbruchs aus embryopathischen Gründen

3.4.1
Rechtliche Aspekte

Bis vor kurzem bezog in Deutschland die Praxis der vorgeburtlichen Diagnostik
mit der Option auf einen Schwangerschaftsabbruch bei einem auffälligen Befund
ihre formale Rechtfertigung aus der strafrechtlichen Regelung des § 218a, Abs. 3.
Hierbei wurde für die Straffreiheit des Schwangerschaftsabbruches die Feststel-

lung durch einen Arzt verlangt, daß „dringende Gründe für die Annahme sprechen, daß das Kind an einer nicht behebbaren Schädigung des Gesundheitszustandes leidet, die so schwer wiegt, daß von der Mutter die Fortsetzung der Schwangerschaft nicht verlangt werden kann" (sog. embryopathische Indikation). An dieser Formulierung waren 3 Dinge wichtig und in ethischer Hinsicht relevant:

1. „dringende Gründe": Verlangt wurde also nicht der 100%ige Nachweis, daß ein Kind geschädigt ist, sondern Gründe, die als „dringend" empfunden werden. Schon hier wurde vom Gesetzgeber – m.E. in weiser Einschätzung der Situation nach einer Pränataldiagnostik – einer subjektiven, fallbezogenen Bewertung ein großer Spielraum eingeräumt, wobei noch offen blieb, um wessen Bewertung es hierbei ging.

2. „nicht behebbare Schädigung des Gesundheitszustandes": Der Gesetzgeber nahm hier Bezug nicht auf die Behandelbarkeit, die immer eine relative ist, sondern auf die im Sinne einer Beseitigung einer Störung viel weitergehende Behebbarkeit. Indem sich der Gesetzgeber auf diese Position zurückzog, erfuhr auch hier die individuelle Beurteilung einer möglichen Behandelbarkeit den ihr zustehenden größeren Spielraum.

3. „die so schwer wiegt, daß von der Mutter die Fortsetzung der Schwangerschaft nicht verlangt werden kann": Hierdurch wurde nach einhelliger juristischer Auffassung die Beurteilung der Schwere und damit die letztendliche Entscheidung über die Fortsetzung der Schwangerschaft der Frau übertragen. Dahinter steht zwar das grundsätzliche Verlangen des Gesetzgebers nach Fortsetzung der Schwangerschaft, welches sich aus § 1 GG mit der Feststellung der Unantastbarkeit der Würde des Menschen und damit auch des Ungeborenen ergibt. Im § 218 StGB wurde jedoch die Konfliktlage nach Erhebung eines auffälligen Befundes anerkannt und der Schwangeren die wesentliche Entscheidungskompetenz zugesprochen.

Der § 218 verzichtete also auf eine Bewertung und Bestimmung von Schweregraden einer Schädigung, sondern hob auf die Gesamtsituation und Konfliktlage der Schwangeren ab.

Daran hat sich im Prinzip auch nichts nach der Neufassung des § 218a mit Wegfall der alten embryopathischen Situation geändert (Kommission für Öffentlichkeitsarbeit und ethische Fragen 1995). Die Straffreiheit für einen Schwangerschaftsabbruch soll demnach in Zukunft nur noch in drei Situationen gegeben sein:

1. im Rahmen einer Fristenregelung bis zur vollendeten 12. Woche nach Konzeption und mindestens drei Tage nach einer verbindlichen Schwangerschaftskonfliktberatung nach § 219 StGB (§ 218a, Abs. 1);

2. im Rahmen einer sog. kriminologischen Indikation bis zur 12. Schwangerschaftswoche nach Konzeption ohne verbindliche Schwangerschaftskonfliktberatung nach § 219 (§ 218a, Abs. 3);

3. im Rahmen einer sog. „medizinischen Indikation" (d.h. bei gesundheitlicher Gefährdung der Mutter), ohne Fristbegrenzung und ohne verbindliche Schwangerschaftskonfliktberatung nach §219 (§ 218a, Abs. 2).

Mit der Neufassung ist beabsichtigt, die embryopathische Indikation in der medizinischen Indikation aufgehen zu lassen. Dadurch soll insbesondere dem Mißverständnis entgegengewirkt werden, behindertes Leben genieße weniger Lebensschutz als nichtbehindertes. Nach der Neuregelung des § 218a kann auch in Zukunft Pränataldiagnostik einer besorgten Schwangeren verfügbar gemacht werden, wenn sie hierüber ein kindliches Erkrankungs- oder Fehlentwicklungs- risiko abklären lassen möchte. Nach einem auffälligen pränataldiagnostischen Befund muß eine evtl. medizinische Indikation zum Schwangerschaftsabbruch jedoch ausschließlich die gegenwärtigen und zukünftigen Lebensverhältnisse der Schwangeren und deren gesundheitliche Bedeutung berücksichtigen. Hier- bei ist natürlich auch der erhobene pränataldiagnostische Befund wichtig und muß in die Beratung mit eingehen. Eine evtl. Indikationsstellung zum Schwan- gerschaftsabbruch hat sich jedoch ausschließlich danach zu richten, ob unab- hängig von der Art des Befundes und der Schwere einer zu erwartenden kindli- chen Erkrankung oder Behinderung „nach ärztlicher Erkenntnis die Gefahr für eine schwerwiegende Beeinträchtigung des körperlichen oder seelischen Ge- sundheitszustandes der Schwangeren" besteht. Entscheidendes Kriterium bleibt jedoch weiterhin die Zumutbarkeit anderer Lösungen zur Behebung der Ge- sundheitsgefahren für die Schwangere, wobei die Bewertung im wesentlichen durch die Schwangere selbst erfolgen muß. Gleichwohl erwächst dem Arzt aus der neuen Regelung eine schärfer umrissene Aufgabe, da er erkennen soll, ob die Gefahr einer schwerwiegenden Beeinträchtigung des Gesundheitszustandes der Schwangeren besteht oder künftig entstehen könnte. Dies gilt vor allem dann, wenn die Schwangere selbst die jeweiligen Folgen verschiedener Handlungsalter- nativen für ihren Gesundheitszustand nicht einschätzen kann. Die ausschließli- che Orientierung am Gesundheitszustand der Mutter bedeutet aber auch, daß kein Arzt einer Schwangeren wegen eines auffälligen Befundes zum Schwanger- schaftsabbruch raten muß.

In Zukunft ist ab der 13. Woche nach Konzeption ein straffreier Schwanger- schaftsabbruch ausschließlich im Rahmen einer medizinischen Indikation möglich. Eine Fristbegrenzung für einen Schwangerschaftsabbruch aus medi- zinischer Indikation ist wie bisher nicht vorgesehen. Dies bedeutet für die Zeit nach der 22. Woche nach Konzeption keine Änderung gegenüber der bis- herigen Regelung. Deshalb ergibt sich für die Zeit nach der 22. Woche nach Konzeption aus dieser Neuregelung auch keine Änderung gegenüber der bis- herigen Praxis. Wie bisher sollte nach der 22. Woche nach Konzeption eine Indikation zur Pränataldiagnostik nur dann gestellt werden, wenn sich aus einem Ergebnis unmittelbare Konsequenzen für eine bessere oder differenzier- tere Behandlung der Schwangeren oder des Kindes ergeben, oder wenn der Befund für die Schwangere unerläßlich ist, um sich auf die Geburt eines kran- ken oder behinderten Kindes vorzubereiten. Wie bisher müßten nach der 22. Woche nach Konzeption bei einer medizinischen Indikationsstellung zum Schwangerschaftsabbruch bei einem zu dieser Zeit in der Regel lebensfähigen Kind das mütterliche Erkrankungsrisiko und das kindliche Risiko durch die Frühgeburtlichkeit gegeneinander abgewogen werden.

3.4.2
Ethische Aspekte

Mit dieser Neufassung wird endgültig eine Diskussion und Konfrontation mit der konflikthaften Wertproblematik umgangen, die dann entsteht, wenn das Kind als im engeren Sinne betroffen angesehen und versucht wird, aus dem erhobenen Befund handlungsleitende Kriterien für die Entscheidung über Fortsetzung oder Abbruch der Schwangerschaft abzuleiten. Wir müßten uns dann nämlich fragen, welche medizinischen Parameter die Tötung eines von einer bestimmten Erkrankung oder Behinderung betroffenen, ungeborenen Kindes geboten erscheinen lassen. Wenn wir es mit einer Erkrankung zu tun haben, bei der wir von einem erheblichen subjektiven Leiden des Kindes an seiner Erkrankung ausgehen können, so wäre es nach Jonas (1987) vorstellbar, daß die Entscheidung zum Schwangerschaftsabbruch im Rahmen einer sog. „präventiven Eugenik des Mitleids" als Sonderfall der Mitleidsethik gefällt wird. Antizipierendes Mitleid mit einem abstrakt vorgestellten Subjekt entscheidet hierbei, ihm die Existenz zu ersparen, um ihm damit das konkret vorgestellte Leiden zu ersparen.

Die Frage bleibt jedoch offen, ob ein solcher Präventionsbegriff, der die Tötung des potentiellen Patienten aus Mitleid vorsieht, einem ethischen Anspruch genügen kann. Wer sollte denn entscheiden, wann eine solche Art von Prävention noch angezeigt ist, und wann nicht mehr? Man wird auch nicht begründen können, daß es ein originäres Interesse eines erkrankten oder behinderten Kindes gibt, verhindert, d.h. nicht geboren zu werden. Fragen wir lebende Kinder mit Down Syndrom, so werden sie uns wohl nicht sagen, daß sie lieber abgetrieben worden wären. Daß sie gerne leben, bestätigen uns Jugendliche bzw. Erwachsene, die z.B. von zystischer Fibrose oder Huntington Krankheit betroffen sind. Die Interessen eines ungeborenen Kindes sind in dieser Hinsicht ohnehin nicht bekannt, so daß hieraus keine moralischen Verpflichtungen abgeleitet werden können. Wir kennen auch weder ein Recht auf Geborenwerden nur ohne einen bestimmten genetischen Defekt, noch ein Recht eines Kindes auf Getötetwerden nach einer Pränataldiagnostik mit einem pathologischen Befund, noch ein Recht der nächsten Generation auf die Durchführung der Pränataldiagnostik selbst oder gar auf ein Nichtgezeugtwerden bei bestimmten genetischen Risiken. Konsequenterweise hat der Bundesgerichtshof (BGH) schon 1983 in einem Rötelnfall festgestellt: „Der Mensch hat sein Leben grundsätzlich so hinzunehmen, wie es von der Natur gestaltet ist, und hat keinen Anspruch auf seine Verhütung oder Vernichtung durch andere (Bundesgerichtshof 1983). Insofern hat also jeder Mensch seine Existenz und seine genetische Konstitution hinzunehmen, wie sie ist. Wir können deshalb aus einem pränataldiagnostischen Befund keine Verpflichtungen im Hinblick auf den Umgang mit einem möglichen Schwangerschaftsabbruch ableiten. Das bedeutet nicht, daß ein Schwangerschaftsabbruch bei Vorliegen einer kindlichen Erkrankung oder Fehlentwicklung richtig oder falsch wäre. Wir verfügen lediglich über keine Normen, die für uns auf der Grundlage eines bestimmten Befundes handlungsleitend sein könnten.

Konsequenterweise werden deshalb in der genetischen Beratung die Eltern als die im eigentlichen Sinne Betroffenen angesehen. Das Ausmaß einer Behinderung bzw. die Schwere einer in Frage stehenden Erkrankung boten nach der früheren Regelung des §218 lediglich den Handlungsrahmen, innerhalb dessen es den Eltern bzw. der Mutter letztlich zugestanden wird, eine Entscheidung über Fortsetzung oder Nichtfortsetzung der Schwangerschaft zu treffen. Im Hinblick auf die ethische Dimension einer Entscheidung zum Schwangerschaftsabbruch müßte das Handlungsziel Vermeidung eines von einer genetisch bedingten Erkrankung oder Behinderung Betroffenen abgewogen werden gegen die Problematik des zur Erreichung eingesetzten Mittels, nämlich einer sog. „Schwangerschaft auf Probe" mit der Option der Tötung betroffener Kinder in einem frühen Stadium der Schwangerschaft. Von der Schwangeren wird vorgeburtliche Diagnostik jedoch eher als eine Möglichkeit für die frühzeitige Bestätigung der Gesundheit als für die Feststellung und Elimination von Krankheit oder Behinderung gesehen. Wenn ein auffälliger Befund erhoben wird, so schafft dies eine neue, häufig weder gedanklich noch emotional antizipierte Belastungs- und Konfliktsituation, für die mit dem Schwangerschaftsabbruch eine Lösung gesucht wird. Die Wertsetzungen sind dabei letztlich eindeutig. Dem angenommenen Lebenswert einer „gesunden" Familie und damit der Lebensqualität der lebenden Familienmitglieder wird das als krank oder behindert eingestufte Leben geopfert.

3.4.3
Folgen für die Beratung

3.4.3.1
Rahmenbedingungen der genetischen Diagnostik

Folgerichtig gewinnen in den Beratungsgesprächen deshalb in erster Linie die psychosozialen Argumente, sei es die Notwendigkeit einer zeitaufwendigen und kräfteraubenden Therapie oder die psychologische oder die ökonomische Belastung die Oberhand. Hierdurch wird deutlich, daß es nur einen formalen Unterschied zwischen der früheren sog. sozialen Indikation, jetzt Fristenregelung mit Beratungspflicht und der früheren embryopathischen Indikation zum Schwangerschaftsabbruch gibt. Die medizinischen Fakten setzten bei letzterer einen Rahmen, innerhalb dessen es erlaubt war, autonome Entscheidungen zu erarbeiten, ohne daß bestimmte Entscheidungen als medizinisch notwendig oder ethisch geboten angesehen werden. In diesem Sinne handelte es sich also nicht um eine „embryopathische", d. h. aus der Krankheit, dem Leiden des Embryos sich ergebende Indikation, nach der eine bestimmte Handlungsweise, in diesem Fall Schwangerschaftsabbruch „angezeigt" gewesen wäre, sondern eher um eine „mütterliche", sich aus der Konfliktlage der Eltern ergebende Indikation. Wegen dieses Verständnisses und der sich hieraus ergebenden Praxis erfordert der Wegfall der embryopathischen Indikation und ihr Aufgehen in der medizinischen Indikation wie oben aufgeführt keine grundsätzliche Änderung der bisherigen Beratungspraxis. Kritiker pränataler Diagnostik meinen nun, eine solche

Position, bei der angeblich behindertes pränatales Leben zur Disposition gestellt wird, bedeute, daß man letztlich auch einem geborenen Kind oder einem Erwachsenen mit der in Frage stehenden Erkrankung oder Behinderung das Lebensrecht abspreche. Ein solcher Vorwurf basiert auf der Annahme, bei einer ethischen Analyse könnten die psychosozialen und Beziehungsaspekte ohne Verlust für die Aussagekraft der Schlußfolgerungen vernachlässigt werden. Nun ist aber jede Entscheidung zum Schwangerschaftsabbruch konflikthaft und mit Schuldgefühlen beladen. Sie ist der Schwangeren jedoch nur deshalb möglich, weil die physische, psychische und soziale Präsenz des Kindes in den ersten Schwangerschaftsmonaten eine andere ist und anders bewertet wird als in der späten Schwangerschaft oder nach der Geburt. Die Entscheidung zum Schwangerschaftsabbruch bedeutet deshalb weder faktisch noch psychologisch, daß man auch bereit wäre, einen Menschen mit einer entsprechenden Behinderung nach der Geburt zu töten. Auch in den Beratungsgesprächen spielt diese während der Schwangerschaft zunehmende psychische Bindung an das sich entwickelnde Kind eine große Rolle. Hierdurch und sicher auch durch viele weitere Gespräche entsteht das Gesamtbild einer Lebenssituation, auf dessen Hintergrund individuelle, qualifizierte Entscheidungen gefällt werden können.

Es darf aber nicht übersehen werden, daß die Stärkung der mütterlichen Autonomie beim Schwangerschaftsabbruch neue Probleme schafft, wenn, wie schon gesagt, die Last der Entscheidung mit den begleitenden Konflikten und Schuldgefühlen ausschließlich den betroffenen Frauen ohne adäquate Unterstützung und Begleitung aufgebürdet wird. Dieser Aspekt hat in den bisherigen Diskussionen zu dieser Thematik viel zu wenig Beachtung gefunden. Ein unbewußtes Zusammenspiel der Konflikte und Schuldgefühle betroffener Frauen mit einer paternalistischen ärztlichen Grundhaltung bei einer ablehnenden gesellschaftlichen Haltung gegenüber Behinderten dürfte der eigentliche Grund für manche direktive Empfehlung zur pränatalen Diagnostik und zum Schwangerschaftsabbruch sein. Mit einer solchen Empfehlung übernimmt der Arzt aber im Grunde eine Verantwortung, die er nicht tragen kann. Andererseits ist es aber ein Erfordernis professioneller Ethik, Verantwortung zu übernehmen und nicht durch den Hinweis, daß die Entscheidung ja bei der Frau liegt, generell abzulehnen. Diese Verantwortung kann aber nicht die individuelle Entscheidung einer Frau betreffen, sondern lediglich den eigenen Bereich, also die Rahmenbedingungen wie z. B. Form und Inhalte genetischer Beratung sowie die praktische Durchführung pränataler Diagnostik.

3.4.3.2
Rechtliche Rahmenbedingungen

Nun ist es aber so, daß nicht nur die medizinischen Fakten, sondern auch die Rechtsprechung im Hinblick auf die ärztliche Verantwortung bei unerwünschter Schwangerschaft oder nicht durchgeführter Pränataldiagnostik oder Schwangerschaftsabbruch Rahmenbedingungen setzt. Der Arzt schuldet Unterhaltszahlungen für ein krankes/behindertes Kind, das nach falscher oder unvollständiger Beratung oder Diagnostik geboren wird. Diese Rechtsprechung wurde durch ein jüngstes Bundesgerichtshof-Urteil (1993) noch einmal nachdrücklich bestätigt. Dadurch entsteht für den beratenden Arzt eine schwierige Situation: Einerseits ist er zu möglichst vollständiger und natürlich sachlich richtiger Beratung verpflichtet. Situationen mit speziellen genetischen Risiken muß er erkennen und hierüber informieren. Andererseits verlangt der Gesetzgeber aber auch, daß diese Beratung nicht-direktiv ist, d. h. die individuellen Bedürfnisse und Einstellungen respektiert, daß unerwünschtes Wissen nicht ungefragt aufgedrängt wird, und daß unerwünschte Entscheidungen weder direkt noch indirekt erzwungen werden. Der Arzt steht also immer vor einer schwierigen Doppelaufgabe, für die es keine allgemeine Lösung über Regelungen oder Gesetze gibt. Er ist zusammen mit der Schwangeren darauf verwiesen, die jeweils am besten erscheinende Lösung gemeinsam mit ihr zu erarbeiten. Es könnte einen gewissen Ausweg aus diesem Dilemma bedeuten, wenn der Leitsatz 14 des Bundesverfassungsgericht (BVG) – Urteils zum § 218 Eingang in die Rechtsprechung finden würde, nach dem es sich „verbietet ..., den Unterhalt eines Kindes als Schaden zu begreifen" (Bundesverfassungsgericht 1993). Dieser Satz hat für viel juristische Diskussion gesorgt. Vielleicht wird eine nochmalige Entscheidung zu dem beim BVG anhängigen „Tübinger Fall" (Wolff et al. 1995) zu einer Klärung führen. Hierdurch könnte sehr viel Druck aus der Beratungssituation herausgenommen und mehr Entscheidungsfreiheit geschaffen werden. Allerdings ist der BGH in seinem Urteil zum „Tübinger Fall" den Feststellungen des BVG nicht gefolgt und hat den Umfang des Auftrages einer genetischen Beratung auf eine Art und Weise definiert, die das Dilemma beider Seiten eher verschärft, indem er feststellt, daß „... die genetische Beratung dazu dienen soll [ ], die Geburt eines erbgeschädigten Kindes zu verhindern", daß „... durch ihn (den Beratungsvertrag) [ ] jegliche genetische Schädigung ausgeschlossen werden sollte" und daß „... der haftungsrechtliche Schutz ... letztlich eine Auswirkung des medizinischen Fortschritts (ist), wenn dieser Möglichkeiten zur Vermeidung der Geburt eines Kindes eröffnet." Weiterhin geht der BGH von einem Konstrukt des „aufklärungsrichtigen Verhaltens" aus, welches nach „richtiger" Beratung zur Erreichung dieser Ziele führt (Bundesgerichtshof 1993).

Humangenetiker haben eine solche Auffassung des Beratungsauftrages strikt zurückgewiesen und begonnen, Aufklärungsbögen und Einverständniserklärungen zur genetischen Beratung in die Praxis einzuführen, die einerseits zu einer angemessenen Information der Patienten und Klienten beitragen sollen. Andererseits soll hiermit auch gegenüber der Rechtsprechung das professionelle Selbstverständnis von Auftrag und Umfang einer genetischen Beratung dokumentiert werden (Berufsverband Medizinische Genetik 1994).

4
Genetische Beratung

4.1
Ziele genetischer Beratung

Beratung meint nicht „Ratgebung", sondern Erarbeitung von Entscheidungen. Deshalb stehen Beratung über genetische Risiken und Entscheidungsverhalten nach genetischer Beratung nicht in einem einfachen kausalen Verhältnis, und die Ziele einer genetischen Beratung lassen sich nicht einfach definieren oder aus der Praxis ableiten. Betrachtet man die Ergebnisse der Untersuchung von Wertz und Fletcher (1989), so scheint es auf den ersten Blick für die meisten medizinischen Genetiker nur ein Ziel ihrer Beratungen zu geben: Hilfe auf dem Weg zu „informierten" Entscheidungen, Hilfe bei der Bewältigung genetisch bedingter Probleme, bei deren emotionaler Verarbeitung sowie bei der individuellen Familienplanung, also letztlich als Ziel der Beratung die Entscheidungsautonomie und das Wohlergehen der Klienten.

Dieser individuelle Ansatz wird kritisiert. Das Zurückziehen auf die individuelle Ebene bei der Beratung, so wird den medizinischen Genetikern vorgeworfen, entspringt einem Ideal der Verhaltenssteuerung durch die Mobilisierung eigener Interessen der Klienten mit dem Ziel eines informierten und rational gesteuerten Reproduktionsverhaltens (van den Daele 1989). Wertsetzungen blieben unklar, es würde die Gefahr mehr oder weniger latenter Direktivität der Beratungen gefördert. Weiterhin, so der Vorwurf, wird die gesellschaftliche Dimension verbesserter, d. h. immer genauerer genetischer Diagnostik vernachlässigt. Die Bereitschaft, sich medizinischer Kompetenz zur Leidensminderung zu bedienen, sei um so größer, je geringer der persönliche Aufwand bei der Inanspruchnahme ist, und je weniger die ethische Dimension berücksichtigt wird. Der Sog zum Präventionsverhalten, den das Angebot genetischer Beratung und Diagnostik ausübt, wird als eine Gefahr für individuelle Freiheiten und die Akzeptanz von unvermeidbaren Erkrankungen und Behinderungen angesehen. Diese Kritik ist einerseits ernstzunehmen, da sie im Prinzip zutrifft, geht jedoch dann ins Leere, wenn die individuelle genetische Beratung sich genau das zur Aufgabe macht, nämlich im Einzelfall diese Ebene zu reflektieren und der Beratung nutzbar zu machen, indem beispielsweise auch die Hindernisse auf dem Weg zu einer nicht konformen Entscheidung – etwa soziale oder ökonomische Faktoren – besprochen und ggf. beseitigt werden.

Der individuelle Ansatz ergibt sich als zwingende Notwendigkeit, wenn man sich die Konsequenz eines überindividuellen Ansatzes verdeutlicht. Wenn als Ziel nicht mehr das Wohlergehen des einzelnen Klienten, sondern das der Nachkommen, der Familie oder der Gesellschaft gilt, steuern wir zwangsläufig auf eine im weitesten Sinne eugenische Praxis zu, die mittelbaren oder unmittelbaren Zwang zur Durchsetzung und damit die Außerkraftsetzung individueller Freiheitsrechte nach sich ziehen würde. Insofern birgt der Präventionsgedanke auch im Rahmen der genetischen Beratung eine gewisse Schizophrenie. Unter der Voraussetzung, daß wir es mit nicht verhinderbaren und nicht behandelbaren Erkrankungen oder Fehlentwicklungen zu tun haben: Was soll Prävention in diesem Bereich anderes bedeuten, als Verhinderung von Menschen mit bestimmten Krankheiten oder Defekten? Wie soll solchen genetisch bedingten Erkrankungen anders vorgebeugt werden als durch Nicht-Zeugung von Kindern oder deren Abtreibung? Wenn dies aber das Ziel genetischer Beratung sein soll, muß gefragt werden, bei welchen Risiken, bei welchen Erkrankungen, in welchem familiären und sozialen Kontext welche Entscheidungen geboten sein sollen, und schließlich als wichtigste Frage, wer hierbei die Wertsetzungen vornimmt. Aus der medizinischen Genetik allein ergeben sich hierfür keine Handlungsrichtlinien. Müssen 5 %, 25 % oder 50 % Wahrscheinlichkeit für das Auftreten einer (wie und in welcher Hinsicht schwerwiegenden?) Erkrankung vorliegen, damit eine Person auf Nachkommen verzichten muß? Wer entscheidet, was schwerwiegend ist? Bei welchen genetischen Risiken für welche Erkrankungen soll ein genetischer Status gewußt werden müssen im Sinne eines „know your genes" (Milunski 1977)? Diese Fragen zeigen, daß der Präventionsgedanke und sein Verhältnis zur individuellen, nichtdirektiven Beratung undurchdacht und geeignet ist, die latenten oder manifesten Wertsetzungen unter dem Deckmantel medizinischer Begriffe zu verschleiern.

Nun ist aber gegenwärtig schon zumindest der Frauenarzt im Rahmen der Schwangerschaftsberatung verpflichtet, auf genetische Risiken hinzuweisen, sofern ein Anlaß besteht, erhöhte Risiken zu vermuten. Aus diesem Informationsanspruch ergibt sich aber auch, daß sich niemand der Zumutung eines solchen ggf. nicht erfragten, letztlich aufgedrängten Wissen und damit dem Hinweis auf die Möglichkeit der Inanspruchnahme von genetischer Beratung oder Diagnostik entziehen kann, wenn man sich in ärztliche Betreuung begibt. Allenfalls kann man sich dem nächsten Schritt, d.h. der direkten Inanspruchnahme verweigern. Als moralische Verpflichtung bleibt für den Arzt vor einer genetischen Beratung deshalb diejenige zur allgemeinen Information über diese Möglichkeit, wobei der interesselose Angebotscharakter aufrechterhalten bleiben muß, um der latenten Bedrohung des informationellen Selbstbestimmungsrechtes und der Entscheidungsfreiheit vorzubeugen.

4.2
Soziale Folgen und die Aufgaben des Arztes

4.2.1
Diskriminierung und Stigmatisierung Betroffener?

Immer wieder wurde insbesondere durch Behindertenverbände und einzelne Selbsthilfegruppen die Frage an die Humangenetik gerichtet, ob nicht durch genetische Beratung und Diagnostik das Lebensrecht und die Menschenwürde lebender oder zukünftiger Menschen mit Behinderungen oder Erkrankungen in Frage gestellt wird. Diese Diskussion ist insoweit zu einem gewissen Abschluß gekommen (Scholz 1992), als die individuellen Entscheidungen zur genetischen Beratung und Diagnostik und auch die zum Schwangerschaftsabbruch von den meisten von einer Krankheit oder Behinderung direkt Betroffenen weitgehend akzeptiert, jedoch als direkt oder indirekt erzwungenes Regelverhalten abgelehnt werden.

4.2.2
Sind genetische Beratung und genetische Diagnostik auf Bevölkerungsebene eine Bedrohung für Betroffene?

Als ein Beispiel kann das Heterozygotenscreening auf zystische Fibrose dienen. Bedroht hiervon fühlen sich z. B. Erwachsene, die an zystischer Fibrose erkrankt sind, die in dieser Untersuchung bei routinemäßigem Einsatz ein Verfahren zur systematischen pränatalen Elimination Betroffener sehen (Kruip 1993). Eine Ursache hierfür ist sicher darin zu sehen, daß genetische „Fehler" als im „Kern der Person" sitzend empfunden werden, und daß diese Selbstwahrnehmung schlecht verarbeitet werden kann. Bei der Bewertung solcher Einstellungen geht es nicht darum, diese gefühlsmäßige Betroffenheit abzuwehren, sondern sie zu verstehen und ernst zu nehmen. Es ist deshalb wichtig, die Betroffenen in die Verantwortung für den Anwendungskontext einzubinden. In diesem Sinne soll auch der in den letzten Jahren begonnene Dialog zwischen Selbsthilfegruppen und Humangenetikern in Deutschland weitergeführt und vorangetrieben werden, wie z. B. im Arbeitskreis Selbsthilfegruppen und Humangenetiker (Rüdel 1995).

4.2.3
Unreflektierte Inanspruchnahme und „Eugenik von unten"

Damit ist gemeint, daß sich Eugenik durch viele Einzelentscheidungen verwirklicht. Die unreflektierte Inanspruchnahme resultiert aus einer eindimensionalen Betrachtung von Lebenswert und Krankheitswert, ohne daß die jeweilige Bedeutung im Einzelfall erarbeitet wird. Auf der Grundlage eines naturalistischen Fehlschlusses wird das Sollen aus dem Sein, das Handeln aus dem Befund, die Entscheidung aus der Machbarkeit abgeleitet. Schließlich wird über die hierdurch geschaffenen sozialen Erwartungen auch soziale Kontrolle ausgeübt, wodurch der Rechtfertigungsdruck für Nichtinanspruchnehmer von genetischer Diagnostik größer wird. Letztlich wird eine solche Entwicklung nur durch eine Klärung und Offenlegung der Wertsetzungen im Einzelfall, aber auch bei der öffentlichen gesundheitspolitischen Diskussion zu verhindern sein. Eine weitere Möglichkeit, der Gefahr einer „Eugenik von unten" zu begegnen, könnte darin bestehen, vermehrt nichtmedizinische Professionen aus dem psychosozialen Bereich (wie schon im Memorandum zum genetischen Screening der Bundesärztekammer (1992) gefordert), aber auch Betroffene und Selbsthilfeverbände in die Beratungen im Zusammenhang mit pränataler und prädiktiver Diagnostik einzubeziehen.

4.2.4
Veränderung des Krankheitsbegriffes

Genetische Diagnostik birgt die Gefahr, daß Krankheit nicht mehr als individuelles Leiden, sondern als genetischer Befund aufgefaßt wird, wie z. B. die gelegentliche Verwendung des Begriffes „krankes Gen" illustriert. Krankheit ist jedoch nicht naturwissenschaftlich objektivierbar, sondern ein soziales Konstrukt aus objektiven Befunden, technischen Möglichkeiten und sozialen Wertungen. Dabei ist zu berücksichtigen, daß die technische Entwicklung immer auch zu einem Wandel der sozialen Wertungen führt. So ist z. B. der Wunsch nach einem gesunden Kind durchaus verständlich, bedeutet aber nicht, daß alles, was diagnostizierbar ist, krankhaft ist. Allerdings fördert die Situation nach einer pränatalen Diagnostik die naturalistische Deutung eines Befundes als Krankheit oder Behinderung. Eine lineare Beziehungen zwischen genetischer Ursache und Krankheit ist jedoch eher die Ausnahme. Ein Befund bedarf immer der Deutung. Eine solche Deutung wird in der Regel wieder auf Fragen wie die der individuellen Belastbarkeit und Zumutbarkeit zurückführen.

4.2.5
Individualisierung genetischer Risiken

Die Zunahme der Untersuchungsmöglichkeiten und Entscheidungsoptionen führt (bei gleichzeitiger Wahrung der individuellen Entscheidungsautonomie) zu einer wachsenden individuellen Verantwortung, so daß aus dem Recht auf individuelle Lebens- und Familienplanung eine Pflicht werden kann. Dies kann über die Individualisierung der Verantwortung für die Konsequenzen einer Entscheidung zur Entsolidarisierung führen. Die Folge wäre ein wachsender indirekter Druck, wenn irgend möglich genetische Diagnostik in Anspruch zu nehmen.

4.2.6
Der Arzt als genetischer Gesundheitspolizist?

Diese Gefahr besteht, wenn von einer klaren Zielvorgabe für genetische Beratung und Diagnostik ausgegangen würde, die die Verhinderung von Krankheit und Behinderung in dieser und den folgenden Generationen einschließt und verlangt, daß der Arzt von sich aus aktiv wird, u. U. ungefragt informiert (sog. aktive Beratung), wenn er genetische Risiken vermutet. Doch auch ein paternalistisches Verständnis von der Rolle des beratenden Arztes, wie sie im o. g. BGH-Urteil teilweise zum Ausdruck kommt, birgt diese Gefahr und verletzt die Autonomie beider Seiten. Mit gutem Grund lehnen deshalb die meisten Humangenetiker diese Rolle ab und verweisen auf die Entscheidungsautonomie ihrer Patienten und Klienten. Beratende Ärzte können nicht die Verantwortung für die vielen Einzelentscheidungen der Lebens- und Familienplanung ihrer Patienten und Klienten übernehmen. Daß sie sich hiermit nicht aus jeder Verantwortung heraushalten wollen, zeigt die intensive Auseinandersetzung mit dem Konzept der Nichtdirektivität in der genetischen Beratung (Wolff und Jung 1994).

5
Ausblick

Für die Zukunft wird u.a. entscheidend sein, wie wir mit der Entwicklung zu früh in der Schwangerschaft einsetzbaren, nicht-eingreifenden Untersuchungsmethoden und vorhersagender (prädiktiver) genetischer Diagnostik umgehen werden. Solche Untersuchungsmethoden werden einen großen Sog ausüben und zu einem unreflektierten Einsatz verführen. Wir werden ein waches Bewußtsein für die Notwendigkeit verantwortbarer Rahmenbedingungen benötigen, um diese Methoden in der Praxis nutzbringend anzuwenden, ohne gleichzeitig Schaden anzurichten. Unverantwortlich und schädlich wäre es, wenn ein Ausbau der genetischen Diagnostik verbunden wäre mit einem Rückbau der Unterstützungsleistungen für gegenwärtig lebende Erkrankte und Behinderte. Es wird also darauf ankommen, nicht einer Verführung durch das scheinbar Machbare zu erliegen, die Rahmenbedingungen in einem offen geführten Diskurs auszuhandeln und – als wichtigste Voraussetzung die Pluralität der Wertsetzungen zu akzeptieren, um so den Nutzen der Humangenetik zu erhalten und Schaden zu vermeiden.

In der Praxis wird sich dabei vermehrt die Frage stellen, wie die Belastungen durch Entscheidungen gemildert werden können, die den im Gefolge des Soges und der Eigendynamik präventiver Angebote aufkommenden sozialen Erwartungen zuwiderlaufen. Diese Erwartungen werden sich auf den sogenannten „präventiven Nutzen" der modernen Genetik beziehen. Prävention in diesem Bereich bedeutet aber wie gesagt letztlich Selektion nach genetischen Kriterien und läßt sich nur um den Preis der Einschränkung von Freiheitsinteressen und wachsender Repression maximieren (van den Daele 1989). Diese Gefahr besteht in einer freien Gesellschaft nicht erst dann, wenn indirekter Zwang zum Beispiel über ökonomische Ungleichbehandlung ausgeübt wird. Die Gefahr liegt vielmehr darin, daß „selbst die wohlwollendste Handhabung das Risiko in sich birgt, die persönliche Freiheit zu gefährden, wenn sie die Entscheidung eines anderen Menschen bedeutet, stellvertretend für den Menschen, dem sie dient ... Die ethische Herausforderung ... besteht darin, individuelle Freiheiten unter Bedingungen zu wahren oder zu mehren, die eine Einschränkung eben dieser Freiheit häufig gerechtfertigt erscheinen lassen im Hinblick nicht nur auf ein allgemeines Wohl, sondern auch speziell auf das Glück des einzelnen." (London 1969)

Literatur

Bankowski Z, Capron AM (1991) The Declaration of Inuyama and report of the working groups. Hum Gene Therapy 2:123–129

Berufsverband Medizinische Genetik e. V. (1989) Richtlinien zur Durchführung molekulargenetisch-diagnostischer Leistungen. Med Genet 1:4

Berufsverband Medizinische Genetik e. V. (1990a) Grundsätze genetischer Beratung. Med Genetik 2:5

Berufsverband Medizinische Genetik e. V. (1990b) Richtlinien zur Durchführung zytogenetischer Diagnostik. Med Genetik 2:6

Berufsverband Medizinische Genetik (1994) Kommissionsentwurf: Information zur genetischen Beratung und Einverständniserklärung. Med Genetik 6:305–306

Bloch M, Adam S, Wiggins S, Huggins M, Hayden MR (1992) Predictive testing for Huntington disease in Canada: The experience of those receiving an increased risk. Am J Med Genet 42:499–507

Bundesärztekammer (1987) Pränatale Diagnostik. Empfehlungen des Wissenschaftlichen Beirates. Dt Ärztebl 84:572–574

Bundesärztekammer (1992) Memorandum: Genetisches Screening. Dt Ärztebl 89:A1-2317–A1-2325

Bundesgerichtshof (1983) Urteil vom 18.1. 1983. NJW 1983:1371–1374 (1374/4))

Bundesgerichtshof (1993) Unterhaltsaufwand für Kind als Schaden. NJW 1994, Heft 12:788–793

Bundesminister für Forschung und Technologie (1991) Die Erforschung des menschlichen Genoms. Ethische und soziale Aspekte. Campus, Frankfurt, New York, S 183–189

Bundesverfassungsgericht (1993) Senatsentscheidung: Neuregelung des Schwangerschaftsabbruchs. NJW 1993, Heft 28:1751–1779

Bund-Länder-Kommission „Genomanalyse" (1990) Abschlußbericht. Bundesjustizministerium, 50–79

Catenhusen W.M., H. Neumeister (1987) Chancen und Risiken der Gentechnologie. Dokumentation des Berichts an den Deutschen Bundestag. Schweitzer, München, S 151

Daele W. van den (1989) Das zähe Leben des präventiven Zwanges. In: Schulle A, Heim N (Hrsg) Der codierte Leib. Artemis, Zürich, München, S 205–227

Evers-Kiebooms G, van den Berghe H (1979) Impact of genetic counseling: A review of published follow-up studies. Clin Genet 15:465–474

Fox S, Bloch M, Fahy M, Hayden MR (1989), Predictive testing for Huntington disease: I. Description of a pilot project in British Columbia. Am J Med Genet 32:211–216

Fraser FC (1974) Genetic counseling. Am J Hum Genet 26:636–659

Friedl W (1994) Familiäre adenomatöse Polyposis. Dt Ärztebl 91:A128–130

Gänshirt-Ahlert D, Börjesson-Stoll R, Burschyk M, Dohr A, Garritsen HSP, Helmer E, Miny P, Velasco M, Walde C, Patterson D, Teng N, Bhat NM, Bieber MM, Holzgreve W (1993) Detection of fetal trisomies 21 and 18 from maternal blood using triple gradient and magnetic cell sorting. Am J Reprod Immunol 30:2–9

Gusella JF, Wexler NS, Conneally PM, Naylor SL, Anderson MA, Tanzi RE, Watkins PC, Ottina K, Wallace MR, Sakaguchi AY, Young AB, Shoulson J, Bonilla E, Martin JB (1983) A polymorphic DNA marker genetically linked to Huntington's disease. Nature 306:234–238

Hayden MR, Bloch M, Fox S, Crauford D (1987) Ethical issues in preclinical testing in Huntington disease: Response to Margery Shaw's invited editorial comment. Am J Med Genet 28:761–763

Huggins M, Bloch M, Adam S, Wiggins S, Huggins M, Suchowersky O, Trew M, Klimek ML, Greenberg CR, Eleff M, Thompson LP, Knight J, MacLeod P, Girard K, Theilmann J, Hedrick A, Hayden MR (1992) Predictive testing for Huntington disease in Canada: Adverse effects and unexpected results in those receiving a decreased risk. Am J Med Genet 42:508–515

Huntington's Disease Collaboration Group (1993) A novel gene containing a trinucleotide repeat that is expanded and unstable on Huntington's disease chromosomes. Cell 72:971–983

Jonas H (1987) Technik, Medizin und Ethik. Suhrkamp, Frankfurt

Kessler S (1980) The psychological paradigm shift in genetic counseling. Soc Biol 27:167–185

Kessler S (1990) Current psychological issues in genetic counseling. J Psychosom Obstet Gynecol 11:5–18

Kommission für Öffentlichkeitsarbeit und ethische Fragen der Gesellschaft für Humangenetik e. V. (1992) Stellungnahme zur pränatalen Vaterschaftsdiagnostik. Med Genet 4(2):12

Kommission für Öffentlichkeitsarbeit und ethische Fragen der Gesellschaft für Humangenetik e. V. (1993) Gegenwärtiger Stand der Diskussion zur nichtinvasiven Pränataldiagnostik von Chromosomenstörungen an fetalen Zellen aus mütterlichem Blut. Med Genetik 5:347–348

Kommission für Öffentlichkeitsarbeit und ethische Fragen der Gesellschaft für Humangenetik e. V. (1995) Stellungnahme zur Neuregelung des § 218 mit Wegfall der embryopathischen Indikation. Med Genet 7 (im Druck)

Kruip s (1993) Geborenwerden als embryonales Hindernislaufen. In: Zerres K, Rüdel R (eds) Selbsthilfegruppen und Humangenetiker im Dialog. Enke, Stuttgart, S. 108–113

Meissen GJ, Myers RH, Mastromauro CA, Koroshetz WJ, Klinger KW, Farrer LA, Watkins PA, Gusella JF, Bird ED, Martin JB (1988) Predictive testing for Huntington's disease with use of a linked DNA marker. N Engl J Med 318:535–542

Milunski A (1977) Know your genes. Avon, New York

Nippert I, Horst J (1992) Die Anwendungsproblematik der pränatalen Diagnose aus der Sich von Beratenen und Beratern. Gutachten im Auftrag des Büros für Technikfolgenabschätzung beim Deutschen Bundestag, TAB-Hintergrundpapier Nr. 2, Bonn, Januar 1994

Reif M, Baitsch H (1986) Genetische Beratung. Hilfestellung für eine selbstverantwortliche Entscheidung? Springer, Berlin, Heidelberg, New York

Rüdel R (1995) Selbsthilfegruppen und Humangenetiker beschließen Gründung eines Dachverbandes. Med Genetik 7:48

Schmidtke J (1995) Die Indikationen zur Pränataldiagnostik müssen neu begründet werden. Med Genet 7:49–52

Scholz C (1992) Dialog zwischen Selbsthilfegruppen und Humangenetikern „Erwartungen und Befürchtungen" Bonn 29.11.–1.12. 1991. Med Genetik 4(1):1–4

Schwinger E, Pander HJ, Flatz G (1988) Eugenik - gab es jemals eine wissenschaftliche Begründung? Med Welt 39:1454–1459

Shaw MW (1987) Testing for the Huntington gene: A right to know, a right not to know, or a duty to know. Am J Med Genet 26:243–246

Wertz DC (1989) The 19-nation survey; genetics and ethics around the world. In: Wertz D. C., J. C. Fletcher (eds): Ethics and human genetics. Springer, Berlin, Heidelberg, New York, S 1–79

Wolff G (1991) Psychologische Aspekte der prädiktiven Diagnostik bei Huntington Krankheit. In: Brähler E, Meyer A (Hrsg) Psychologische Probleme in der Humangenetik. Jahrbuch der Medizinischen Psychologie 6, Springer Verlag, Berlin, Heidelberg, New York, S. 36–54

Wolff G, Jung C (1994) Nichtdirektivität und genetische Beratung. Med Genetik 6:195–204

Wolff G, Schmidtke J, Pap M (1995) Das Urteil des Bundesgerichtshofes zum „Tübinger Fall" und seine Bedeutung für die genetische Beratung. Med Sach 91:120–123

Wer heilt, hat Recht?

Elisabeth Beck-Gernsheim

Zur gesellschaftlichen Nutzung der Gendiagnostik und Gentherapie

Einleitung

An der Diskussion um die Chancen und Risiken der Gentechnologie haben sich die verschiedensten Gruppen beteiligt – neben Medizinern, Biologen, sonstigen Naturwissenschaftlern auch Juristen, Philosophen, Theologen und Sozialwissenschaftler, ebenso Sprecher von Behindertenverbänden und Vertreterinnen der Frauenbewegung. Zu denen, die sich in den wissenschaftlichen wie öffentlichen Debatten vielfach geäußert haben, gehört der Bioethiker Hans Martin Sass, der, zusammen mit anderen, in Bonn ein Institut für Wissenschaft und Ethik gegründet hat. In einem Interview[1] hat sich Sass nun vor kurzem darüber beklagt, daß die Diskussion in Deutschland zu gespannt und emotional geführt werde, die Berichterstattung der Medien auf Kritik angelegt sei, mehr die Kontroverse wolle als den Konsens. Für die Zukunft jedoch hofft Sass auf einen Meinungsumschwung: „Die Situation wird sich stark entspannen, wenn erste, wichtige Heilerfolge vorliegen". Ein technischer Durchbruch, so sein Argument, werde gesellschaftliche und ethische Akzeptanz bringen, und in diesem Zusammenhang wird von Sass dann ein medizinisches Sprichwort zitiert. Der Satz lautet, ebenso kurz wie prägnant: „Wer heilt, hat recht".

Und in der Tat, der Satz leuchtet unmittelbar ein. Schließlich wünscht niemand sich Krankheit und Leid, und Gesundheit gehört zu den vorrangigen Wünschen der Menschen unserer Gesellschaft, ja ist geradezu ein Leitwert der Moderne geworden[2]. Ist hier also die Grundlage des Konsenses zu finden? Bietet diese Formel den Ausweg aus den endlosen Fragen und Kontroversen der letzten Jahre, kann sie zu einer neuen gemeinsamen Grundlage verhelfen?

Offensichtlich ist dies die Entwicklung, die Sass sich erhofft. Aber nicht alles, was auf den ersten Blick plausibel erscheint, ist deshalb auch richtig. Im Gegenteil: Jener Satz, der so apodiktisch und selbstsicher daherkommt, wie die Zau-

---

[1] Hilflose Helfer. Ein Interview mit J Epplen und H M Sass, In: ZEIT-Punkte (Sonderheft zur Zeitschrift DIE ZEIT), Nr. 2/1995, S 62–64

[2] E Beck-Gernsheim: Gesundheit und Verantwortung im Zeitalter der Gentechnologie. In: U Beck/E Beck-Gernsheim (Hg.): Riskante Freiheiten. Individualisierung in modernen Gesellschaften. Suhrkamp: Frankfurt 1994, S 316–335

berformel der Akzeptanzgewinnung erscheint – jener Satz ist, schaut man genauer hin, eine Art Mogelpackung der Ethik. Er ist vereinfachend, einseitig, verführerisch schlicht. Er bietet scheinbare Klarheit – aber um den Preis, daß er komplexe Zusammenhänge verdrängt.

So mag man schon durchaus bezweifeln, ob jener Satz wirklich, wie Sass es behauptet, ein altes medizinisches Sprichwort darstellt[3]. Wie aus der Medizingeschichte bekannt, war Wiederherstellung der physischen Gesundheit, also Verlängerung des bloß irdischen Lebens, in früheren Epochen keineswegs das erste Gebot. Vielmehr war Medizin damals stets eingebettet in einen kulturellen Rahmen, in Traditionen und Normen, die Grenzen und Tabuschwellen des menschlichen Eingriffs absteckten. Erst die Moderne schiebt solche Tabuschranken beiseite, erst hier wird „Der Zweck heiligt die Mittel" zur vorrangigen Devise des Handelns.

Darüber hinaus ist es ein Kardinalfehler der ethischen Argumentation, wenn man gesellschaftliche und ethische Akzeptanz so nahtlos miteinander verbindet, wie Sass dies in seiner Äußerung tut. Stattdessen gilt, daß es sich um zwei je eigene Sachverhalte handelt, die auf ganz unterschiedlichen Grundlagen aufbauen, ganz unterschiedlichen Regeln und Prinzipien folgen. Selbst dann also, wenn „Wer-heilt-hat-recht" tatsächlich das Erfolgsprinzip ist, das die Moderne regiert, ist mit dieser, der gesellschaftlichen Akzeptanz also, noch längst nicht die ethische gegeben. Wohl nicht zufällig geht der Humangenetiker Jörg Epplen, als er (im selben Interview wie auch Sass) nach der ethischen Legitimation jener Formel gefragt wird, sogleich auf Distanz: „Ich finde diesen Satz höchst bedenklich"[4].

Vor allem aber liefert der Verweis auf die Heilungschancen zwar ein Konsens stiftendes Ziel – doch dies auch nur deshalb, weil er systematisch die entscheidenden Fragen und Probleme ausblendet, die nämlich, an denen sich die eigentlichen Kontroversen entzünden. Dies möchte ich im folgenden zeigen, und zwar zum einen unter Verweis auf sozialwissenschaftliche Argumente, zum andern, indem ich direkt an Erfahrungen aus der Humangenetik anknüpfe. Um vorweg die Grundgedanken zu nennen: (1) Es ist unsicher, wieviel Heilungschancen die Gentechnik tatsächlich bringt. (2) Was mit Heilung gemeint ist, ist unscharf und für die verschiedensten inhaltlichen Deutungen offen. Darüber hinaus geht es nicht nur um Heilung, vielmehr werden mit der Gentechnik noch ganz andere Handlungsziele verbunden. (3) Der Verweis auf die Heilungschancen spricht nur von den beabsichtigten Folgen, dagegen verdrängt und verdeckt er, was als Potential an sogenannten „Nebenfolgen" in der Gentechnik angelegt ist.

---

[3] Nach Ritschl ist dieses Argument gerade ein paar Jahrzehnte alt, nämlich entstanden aus dem Nürnberger Code, der formuliert wurde während und nach den Kriegsverbrecherprozessen. Siehe hierzu D Ritschl: Die Unschärfe ethischer Kriterien. Zur Suche nach Handlungsmaximen in genetischer Beratung und Reproduktionsmedizin. In: T M Schroeder-Kurth (Hg.): Medizinische Genetik in der Bundesrepublik Deutschland. Schweizer: Frankfurt 1989, 129–150 (dort 132)
[4] Hilflose Helfer (siehe Anmerkung 1), S 64

1. Wieviel Therapiechancen sind von der Gentechnik zu erwarten?

In der modernen Gesellschaft ist Gesundheit zu einem vorrangigen Leitwert, ja zu einer breit akzeptierten Erwartung geworden, von der z. B. die Chancen auf dem Arbeitsmarkt wesentlich abhängen. Insofern hat Sass durchaus recht, wenn er annimmt, daß ein Durchbruch bei den therapeutischen Chancen auch einen Durchbruch bei der gesellschaftlichen Akzeptanz bringen werde. Aus Umfrageergebnissen zeigt sich schon heute, daß „mit zunehmender Konkretisierung ... eines medizinischen Nutzens ethische Bedenken, die sich an Eugenik und Menschenzüchtung knüpfen und das Bild der Humangenetik in der Vergangenheit geprägt haben, fallen gelassen werden"[5]. Gesundheit ist das Zauberwort, um Zustimmung zu gewinnen – in Medien und Politik, beim Mann und der Frau auf der Straße. Gesundheit, genauer die Gesundheitsverheißung, öffnet Türen, schiebt Widerstände beiseite, bringt öffentliche Unterstützung und Gelder. Wenn Gesundheit hoch im Kurs steht und wenn eine enge Verknüpfung zwischen Gesundheit und Gentechnik stattfindet, dann steigt der öffentliche Kurswert der Gentechnik deutlich.

Nur: was an Therapiechancen bringt die Gentechnik wirklich? Dies kann, einigermaßen seriös und fundiert, zum gegenwärtigen Zeitpunkt niemand sagen. Während manche Wissenschaftler dramatische Fortschritte von der Nutzung der Gentechnik erwarten, äußern andere Zweifel, ja halten solche Erwartungen für weit überzogen. Sicher ist beim gegenwärtigen Forschungsstand nur, daß bislang eine enorme Kluft besteht zwischen den Möglichkeiten der Diagnose und denen der Therapie. Auch wird diese Kluft, soviel deutet inzwischen sich an, wohl noch lange bestehen, denn offensichtlich haben die Hoffnungen, die die Pioniere der Genforschung zunächst formulierten, sich nicht so schnell einlösen lassen wie zu Anfang gedacht. Ob diese Kluft jemals verschwindet, wann dies sein wird, ob die großen Durchbrüche bei der Therapie tatsächlich kommen – dies ist auch innerhalb der Naturwissenschaften umstritten. Auch Sass muß hier sagen, einen „technischen Durchbruch [können] wir noch nicht sehen"[6]. Noch härter formuliert es der Humangenetiker Schmidtke: „Die Schere zwischen diagnostischem Können und therapeutischem Versagen klafft weiter denn je, mit größter Deutlichkeit auf den Gebieten des größten Technologieschubes"[7].

Gesunde Kranke

Genau dies ist die Stelle, die ein zentrales Problem der Humangenetik heute markiert. Mehr denn je kann sie den Klienten Auskunft darüber erteilen, ob für sie

---

[5] L Hennen/T Stöckle Gentechnologie und Genomanalyse aus der Sicht der Bevölkerung. Ergebnisse einer Bevölkerungsumfrage des TAB (Büro für Technikfolgenabschätzung beim Deutschen Bundestag). TAB-Diskussionspapier Nr. 3, Dezember 1992, 16

[6] Hilflose Helfer (siehe Anmerkung 1), 64

[7] J Schmidtke: „Nur der Irrtum ist das Leben, und das Wissen ist der Tod". Das Dilemma der Prädikativen Genetik. In: E Beck-Gernsheim (Hg.): Welche Gesundheit wollen wir? Dilemmata des medizintechnischen Fortschritts. Suhrkamp: Frankfurt 1995, 25–32 (dort 26)

genetische Risiken bestehen. Wenn aber die Auskunft nicht das erhoffte Ergebnis bringt, also die Wahrscheinlichkeit von Risiken nicht ausschließt, sondern
bestätigt; kurz wenn mitgeteilt werden muß, mit dem Auftreten einer Erkrankung oder Behinderung sei zu rechnen und eine Therapie sei leider nicht möglich – genau dann werden die Klienten in eine Situation entlassen, die schwierig
ist, nicht selten auch tragisch. Kluft zwischen Diagnose und Therapie, das heißt
für die Betroffenen dann: Eine Falle schnappt zu. Sie haben ein Wissen erworben,
das ihnen niemand wieder abnehmen kann, ja das als Bedrohung ständig präsent
bleibt[8]. Sie sind nicht mehr gesund, auch noch nicht krank, werden vielmehr –
mit Hilfe einer Diagnostik, die weit in die Zukunft hineinreicht – zu „gesunden
Kranken" gestempelt. Sie können nichts tun, nur hoffen (es wird nicht so
schlimm) und warten (wann kommt die Krankheit?). Im Extremfall wird die
Chance zu einem normalen Leben empfindlich gestört, weil alles unter der Hy-
pothek des erwarteten Schicksalsschlags steht. Manche werden durch Religion,
durch Familie oder Freunde Unterstützung erfahren. Bei anderen, die ohne
Rückhalt bleiben, ist mit massiven psychosozialen Reaktionen zu rechnen (Depression, Apathie, Wut oder Verzweiflung)[9].

Unpersönlicher Fortschrittsbegriff

Die Humangenetik als ärztliche Profession, dem Wohl des Patienten verpflichtet,
sieht sich hier in einem grundsätzlichen Dilemma gefangen. Auf der einen Seite
ist Forschung im Bereich der Gentechnik nötig, will man nicht das darin enthaltene Potential an Heilungschancen von vornherein aufgeben. So wiederum
Schmidtke: „Gen- und Biotechnik sind die einzigen Methoden, die auch in der
Therapieforschung erfolgversprechend sind. Auf sie zu verzichten wäre, selbst
dann, wenn es sich nur um eine Hoffnung handeln würde, ethisch nicht zu rechtfertigen, und die ersten Erfolge von gentherapeutischen Verfahren sind schließlich unübersehbar"[10]. Auf der anderen Seite gehört es, wie die Medizinerin Wiese-
semann schreibt, zu den problematischen Kennzeichen der modernen Medizin,
daß sich unter der Hand ein Begriff von Fortschritt und Behandlungserfolg
durchsetzt, der immer unpersönlicher wird, immer mehr vom konkreten Patienten mit seinem konkreten Leiden sich ablöst. Unter dem Banner dieses un-
persönlichen Fortschrittbegriffs werden, so Wiesemann, heute viele Patienten
einer für sie erfolglosen Behandlung unterzogen. In der Konkurrenz zwischen
theoretischen und praktischen Zielen, unter der Vorherrschaft einer immer
mehr am Vorbild der Naturwissenschaften ausgerichteten Medizin wird so der
praktisch-persönliche Auftrag ärztlichen Handelns beiseite gedrängt, aber: „Jedes Versprechen für eine ungewisse, eine ‚theoretische' Zukunft muß daran den-

---

[8] Schmidtke 1995
[9] G M Herek u. a.: Psychological Aspects of Serious Illness: Chronic Conditions, Fatal Diseases
   and Clinical Care. Veröffentlicht von der American Psychological Association, Washington
   1990
[10] Schmidtke 1995, 27

ken lassen, daß wir hier und jetzt behindert, herzkrank, unfruchtbar sind"[11] –
und hier und jetzt Enttäuschungen, Ängste, Entscheidungskonflikte erleben,
wenn die Untersuchungen und Tests keine Aussicht auf Therapie mit sich bringen.

Das Dilemma verschärft sich, wenn zutrifft, was Wiesemann wie andere über
die moderne Medizin sagen: sie habe mehr den theoretischen Fortschritt als den
praktischen Nutzen für den Patienten im Sinn, ja sei gar von einem „therapeutischen Nihilismus" geprägt[12]. Dann nämlich ist die Schere zwischen Diagnose
und Therapie kein Zufall, sondern wiederum systematisch bedingt, wird deshalb
auch nicht wieder verschwinden. Dann sind auch die Folgekosten im psychosozialen Bereich nicht auf eine bloße Zwischenphase beschränkt, werden vielmehr
langfristig und chronisch, dann bleibt in vielen Fällen der Heilerfolg „Zukunfts-
musik"[13].

Forschung versus therapeutisches Handeln

Um das beschriebene Dilemma in seinem Kern zu verstehen, empfiehlt sich der
Blick auf eine sozialwissenschaftliche Studie, die Funktionen und Grenzen ärztlicher Ethikkommissionen untersucht[14]. Auch sie konstatiert eine durchgängige
Differenz zwischen Forschung und therapeutischem Handeln, auf den Grund-
nenner zusammengefaßt: Während die Forschung zuallererst auf Erkenntnisfortschritt abzielt, damit das Wertsystem der Wissenschaft zum Bezugsrah-
men hat – ist der Arzt mit dem konkreten Patienten, seiner Person, seinem Leib,
seiner Leidensgeschichte befaßt, soll hier, dem ärztlichen Auftrag gemäß, Heilung oder zumindest Linderung bringen.

Aufgrund dieser Zielkonkurrenz besteht die Gefahr, daß diejenigen, die die
Forschung vorantreiben, das therapeutische Interesse aus dem Blick verlieren,
ignorieren oder im Extremfall auch bewußt verletzen. Solche Verhaltensweisen,
so die Studie weiter, sind aber nicht bloß als bedauerlicher Einzelfall zu werten
oder als persönliches Versagen des jeweiligen Forschers. Stattdessen muß man
sehen, daß dieses „persönliche Versagen" – zumindest wenn es nicht allzu offensichtlich und öffentlich wird – eventuell gerade eine wichtige Ressource für professionellen Erfolg ist. Grundsätzlich gilt: „Je weniger Rücksicht der Forscher auf
seine Versuchsperson nehmen muß, um so größer sind im Prinzip seine Er-
kenntnischancen. In der Forschung zählt der Beitrag zum Wissen, nicht die Leistung für den Patienten. Forschung ist eine Profession ohne Klienten"[15]. Der
Nobelpreis der Medizin wird für spektakulär neue Erkenntnisse verliehen, nicht
für besonders behutsamen Umgang mit dem Patienten.

---

[11] C Wiesemann. Der therapeutische Nihilismus und die moderne Medizin. In: E Beck-Gernsheim (Hg.): Welche Gesundheit wollen wir? Dilemmata des medizintechnischen Fortschritts.
Suhrkamp: Frankfurt 1995, 159–165 (dort 164)
[12] Wiesemann 1995
[13] Ebd., 161
[14] W v d Daele/H Müller-Salomon: Die Kontrolle der Forschung am Menschen durch Ethikkommissionen. Enke: Stuttgart 1990
[15] Ebd., 15

Dabei mag der Konflikt zwischen Forschung und therapeutischem Handeln in der biotechnischen Forschung besonders ausgeprägt sein, weil hier nämlich eine eigentümliche, ja paradoxe Konstellation besteht: Dieselben Forscher, die, um ihre Forschung zu legitimieren, mit Vorliebe auf den therapeutischen Nutzen verweisen – sind selbst, was ihre professionelle Herkunft angeht, zunächst einmal gar nicht auf Therapie ausgerichtet. Sie sind oft nicht Humanmediziner, sondern kommen aus der Grundlagenforschung, aus Biologie und Physik, aus Molekulargenetik oder auch Veterinärmedizin. Dies ist, berufssoziologisch betrachtet, nicht belanglos. Es heißt in jedem Fall, ihre professionelle Sozialisation ist anders verlaufen: Was in der Medizin immer noch eine im Selbstverständnis verankerte Verpflichtung darstellt, auch wenn diese in der Praxis nur eingeschränkt eingelöst wird – die Orientierung auf den Menschen in seiner leib-seelischen Ganzheit –, gerät in den naturwissenschaftlichen Grundlagenfächern kaum je in den Blick. Entsprechend kann man vermuten, daß die Regulierungsmechanismen der verinnerlichten Standesethik, die schon bei Medizinern nur bedingt Wirkung entfalten[16], umso weniger Bindungskraft haben bei den Vertretern der naturwissenschaftlichen Grundlagenforschung, für die die ärztliche Standesethik nie Teil der beruflichen Sozialisation war. Was in Ethikkommissionen über andere Bereiche der medizinischen Forschung geäußert wird, mag deshalb nicht zuletzt auch für den Bereich der Gentechnik zutreffen, nämlich: das Forschungsinteresse droht zu „wuchern", die „Forschungswut des Forschungswütigen"[17] setzt sich durch.

2. Was ist überhaupt Heilung?

Wer den Heilerfolg zum Legitimationsprinzip macht, geht von der Voraussetzung aus, es gebe ein eindeutiges, fest umrissenes, inhaltlich klar bestimmbares Kriterium, was Heilung ist. Aber wie Erfahrungen aus der Humangenetik hinlänglich zeigen, ist diese Voraussetzung nicht erfüllt: Es gibt „kein allgemein verbindliches Ziel genetischer Beratung und Diagnostik"[18]. Stattdessen treffen im Alltag genetischer Beratung verschiedene Gruppen von Akteuren aufeinander (Arzt/Berater und Patienten/Klienten), die verschiedene Vorstellungen, Erwartungen, Handlungsziele einbringen. Was diese Konstellation alles an Deutungen enthält, beschreiben Wolff und Jung:

„In der medizinischen Genetik besteht im Gegensatz zur traditionellen Medizin keine Evidenz dafür, daß in jedem Einzelfall Arzt und Patient unausgesprochen ein allgemein akzeptiertes und identisches Ziel wie z. B. Heilung bzw. Gesundung haben. Sowohl der Krankheits- als auch der Präventionsbegriff sind

---

[16] Ebd., 16 f
[17] Ebd., 33
[18] G Wolff/C Jung: Direktivität – Nichtdirektivität – Erfahrungsorientiertheit: Zur Entwicklung eines integrativen Ansatzes zur Gesprächsführung in genetischer Beratung. In: E Ratz (Hg.): Zwischen Neutralität und Weisung. Zur Theorie und Praxis von Beratung in der Humangenetik. Evangelischer Presseverband für Bayern: München 1995, 8–29 (dort 18)

in der medizinischen Genetik wenn überhaupt nur sehr schlecht definiert, und in der genetischen Beratung bleibt oft unklar, wer im eigentlichen Sinne als ‚Patient' anzusehen und deshalb im weitesten Sinne zu ‚therapieren' ist. Zwar müssen sich genetische Berater immer wieder intensiv mit dem ‚Krankheitswert' einer Störung auseinandersetzen, machen dabei aber die Erfahrung, daß dies nur unter Bezug auf verschiedene Systeme wie Partnerschaft, Familie und/oder Gesellschaft und nicht nur individuumbezogen auf der Grundlage medizinischer Fakten möglich ist. Weder ist Krankheit eine allgemeine Begründung für ein Tätigwerden des Humangenetikers in der medizinischen Genetik, noch Heilung von Krankheit ein erklärtes Handlungsziel. Auch der Begriff der Krankheitsprävention taugt nicht als allgemeine Zieldefinition. Genetische Prävention als Verhinderung genetisch bedingter Krankheiten bedeutet im Kontext von Familienplanung und pränataler Diagnostik – und in diesem Kontext wird der Begriff nahezu ausschließlich gebraucht – pränatale Selektion nach genetischen Kriterien. Die unkritische Übernahme des Präventionsbegriffes verschleiert diesen Sachverhalt".[19]

Angesichts derart unklarer Voraussetzungen kommt es immer wieder zur Konkurrenz verschiedener Prinzipien und Ziele. Wolff und Jung zählen typische Konfliktlinien auf: „... zwischen sog. genetischer Prävention und individueller Entscheidungsautonomie, professioneller Verantwortung (Schadensverhinderung) und individueller Autonomie, voller Information und Schutz des Patienten/Klienten, individuellen und überindividuellen Handlungszielen, Anforderung an Rationalität einer Entscheidung und Notwendigkeit emotionaler Verarbeitung, genetischer Prävention durch aktive Beratung und Recht auf Nichtwissen, Tötungsverbot und Schwangerschaftsabbruch"[20].

Hilflosigkeit der Klienten

Weil es derart keine klare Zieldefinition gibt, sehen sich die Klienten genetischer Beratung oft in Situationen gestellt, die komplizierte Entscheidungs- und Abwägungsprozesse erfordern. Da gibt es in vielen Fällen nicht die eine und einzige, moralisch saubere Antwort, vielmehr erzeugt jede Entscheidung Folgeprobleme eigener Art, mit oft unwägbaren Risiken und eventuell unzumutbare Belastungen. Da muß Leid gegen Leid aufgerechnet werden, da steht Leben gegen Leben, da müssen abstrakte Statistiken und Wahrscheinlichkeitsangaben in existentielle Urteile umgesetzt werden (die Schwangerschaft fortsetzen, die Schwangerschaft abbrechen, was ist zumutbar und für wen?). Da gerät der/die einzelne in Dilemmata, die kaum auflösbar sind, da wird das Entscheiden-Können, Entscheiden-Müssen leicht zur „moralischen „Odyssee"[21]. Und dies ist kein Zufall, sondern wiederum systematisch bedingt: Je weiter die Technikentwicklung voranschreitet, desto mehr werden die Vorgaben und Schranken brüchig, die die

---

[19] Ebd., 12
[20] Ebd., 12 f
[21] B Blatt: Bekomme ich ein gesundes Kind? Chancen und Risiken der vorgeburtlichen Diagnostik. Rowohlt: Reinbek 1991, 9

Natur früher setzte. Im Gefolge der neuen Handlungsoptionen entstehen dann konfligierende Ziele. Wie der Sozialwissenschaftler Giddens schreibt: „The ‚end of nature' opens up many new issues for consideration ... [But] the capability of adopting freely chosen lifestyles, a fundamental benefit generated by a post-traditional order, stands in tension ... with a variety of moral dilemmas. No one should underestimate how difficult it will be to deal with these"[22].

Ratlosigkeit der Experten

Wie kompliziert die Materie der neuen Entscheidungssituationen ist, wie allgemeine Handlungsziele hier entweder fehlen oder nicht richtig greifen, dies erfahren nicht nur die Laien. Auch die Experten, die Mediziner finden sich oft in ähnlicher Lage. Man nehme als aktuelles Beispiel den Konflikt um die Präimplantations-Diagnostik. Bei diesem Verfahren geht es darum, nach der künstlichen Befruchtung im Reagenzglas Embryonen auf genetische Defekte zu untersuchen. Dazu wird dem künstlich befruchteten Embryo eine Zelle entnommen und daran geprüft, ob ein Gendefekt vorliegt. Anhand dieses Befunds wird entschieden, ob der Embryo implantiert, d. h. in die Gebärmutter der Frau eingebracht wird – oder ob er, da als mangelhaft befunden, aussortiert wird. Die Frage ist nun, ob ein solches Verfahren (das in anderen Ländern schon praktiziert wird) auch in Deutschland zulässig sein soll, oder ob es gegen Bestimmungen unserer Rechtsordnung verstößt. Wie strittig auch immer, eines zumindest steht fest: Das Kriterium des Heilerfolgs hilft nicht weiter. Denn was immer das Handlungsziel der Präimplantations-Diagnostik ist, die Heilung ist es in jedem Fall nicht. Der Embryo wird entweder implantiert (wenn gesund) oder aussortiert (wenn defekt), aber geheilt wird er nicht, er bleibt, wie er ist.

Wie also entscheiden nun die medizinischen Experten?[23] Die Ethikkommission der Universität Lübeck (dort ist der Mediziner, der mit der Präimplantations-Diagnostik beginnen wollte) ist überfordert und verweigert jede Stellungnahme. Auch die Ärztekammer Schleswig-Holstein ist ratlos, verweist die Frage weiter an die Bundesärztekammer, die gerade eine zentrale Ethikkommission eingerichtet habe. Und deren Vorsitzender, Heinz Pichelmaier, bezeichnet sich als „nicht zuständig", schließlich sei er Chirurg und kein Reproduktionsmediziner.

Das Sortiment weiterer Handlungsziele

Nun mag man bei Verfahren wie der Präimplantations-Diagnostik vielleicht versuchen, irgendwie noch eine Assoziation herzustellen zum Heilungsbegriff, im weitesten Sinne verstanden. Aber im internationalen Bereich werden Handlungsziele diskutiert, zum Teil auch massenweise praktiziert, die sich vom Hand-

---

[22] Anthony Giddens: Modernity and Self-Identity. Self and Society in the Late Modern Age. Cambridge 1991, 224 und 231
[23] Siehe U Schnabel: Ethischer Ringelreihen. In: DIE ZEIT, Nr. 32/4. August 1995, 23

lungsziel Heilung längst offen verabschiedet haben. So in China, wo gesetzliche Regelungen beschlossen wurden, die auf staatlich verordnete Eugenik abzielen – die Verfahren der Pränataldiagnostik sollen dort gezielt eingesetzt werden, um genetische Anomalien aufzuspüren und die Schwangerschaft gegebenenfalls zu beenden, dies alles zur Vermeidung erbkranken Nachwuchses und zur staatlichen Kostenersparnis. So in Ländern wie Indien und Korea, wo Pränataldiagnostik massenweise eingesetzt wird, um das Geschlecht des Embryos zu bestimmen und, so es das falsche, sprich weibliche ist, die Schwangerschaft zu beenden. Zur Handlungsmaxime wird hier also die kulturelle Präferenz für Söhne, und der Gentest zum Mittel der entsprechenden „Vorbeugungsmaßnahme". Interessant ist auch ein Blick auf die angelsächsischen Länder, wo zunehmend Stimmen laut werden, die mit der Gentechnik offensiv ein Konzept von Leistungssteigerung und Fähigkeitsmaximierung verbinden[24]. Da geht es nicht mehr nur darum, aus einem schlecht funktionierenden Körper einen gut funktionierenden zu machen, die Devise heißt vielmehr: aus dem gut funktionierenden soll ein noch besserer werden, noch schneller, noch stärker, noch schöner. Da wird eine Expansion des Gesundheitsbegriffs selbst eingeleitet, schleichend, gewissermaßen unter der Hand, aber im Ergebnis deswegen nicht weniger radikal. Biologie, als genetische Grundausstattung verstanden, ist jetzt nicht mehr Schicksal, sondern Ausgangsmaterial. Mit Hilfe der Technik wird das Design revidiert, neu entworfen: Aus dem alten Körper soll ein neuer entstehen, rundum optimiert.

Die Berufung auf Gesundheit und Heilung appelliert an gemeinsam geteilte Werte. Aber wir sehen, in der Praxis reicht diese gemeinsame Grundlage nicht weit. Der Konsens ist abhanden gekommen, und zwar nicht zuletzt im Gefolge der schnellen Entwicklung der Technik, die immer mehr Handlungsoptionen schafft. Angesichts der Dimension der damit aufgeworfenen Fragen ist die Unschärfe ethischer Kriterien unübersehbar, die Berufung auf Heilung geradezu anachronistisch, grundsätzlich gilt: Es trägt das „medizinethische Argument, ethisch gerechtfertigt sei, was therapeutisch nützlich ist …, nicht mehr die Last der heute entstandenen Problematik"[25]. Die Grenzen werden unsicher, die Grauzonen wachsen. Was ist angemessen, was ist bedenklich? Was ist erlaubt, was schon nicht mehr, was gerade noch? Was ist der Nutzen, woran bemessen, und wer entscheidet, was die Maßstäbe sind? Das ist der Stoff, aus dem die Kontroversen gemacht sind.

---

[24] Siehe hierzu z.B. den Titel-Essay der Zeitschrift Economist, genannt „Changing Your Genes", erschienen 25. April 1992, 1 I f (ohne Autor); ähnlich M Crichton: Greater Expectations. The future of medicine lies not in treating illness but in preventing it. In: Newsweek, 24. September 1990

[25] Ritschl 1989, 132

3. Eigendynamik und Nebenfolgen

Im Zusammenhang mit der Anwendung der Gendiagnostik sprechen Humangenetiker oft von sich verselbständigenden Entwicklungen und Automatismen. Gemeint ist: Die Nutzung der Technik verläuft keineswegs nur nach den Kriterien und Standards ärztlichen Handelns, sondern gerät unter den Druck juristischer Regelungen und ökonomischer Interessen, politischer Vorgaben und institutioneller Erwartungen. In der Folge läuft die Entwicklung oft anders als erwartet, erhofft. Sie läuft aus der Kontrolle. So müssen Humangenetiker heute feststellen, daß vieles, was sie vor einigen Jahren im Zusammenhang mit der Anwendung diskutiert hatten, sich als „absolut realitätsfern"[26] erwies, weil die Durchführung der Tests nicht auf den Bereich der Universitätsinstitute beschränkt blieb. Das, was schließlich in der Praxis sich durchgesetzt hat, ist das Ergebnis einer „verwirrenden Interaktion von Rechtsprechung, kommerziellem Interesse der pharmazeutischen und chemischen Industrie, kassenrechtlichen Bedingungen, finanziellen und rechtlichen Interessen von Medizinern, wissenschaftlichem Interesse von Genetikern etc."[27]

Wie die Rechtsprechung Zwänge erzeugt

Nach den erklärten Grundsätzen der humangenetischen Profession soll die Beratung nichtdirektiv sein, was insbesondere auch heißt, daß keinerlei Druck zur Inanspruchnahme der Tests ausgeübt werden soll. De facto aber sind in den letzten Jahren mehrere Gerichtsurteile ergangen, die – über eine weite Auslegung haftungsrechtlicher Bestimmungen – den Arzt bzw. Berater implizit dazu auffordern, den Klienten die Durchführung der Tests nahezulegen. Um Schadensersatzforderungen nach der Geburt eines behinderten Kindes abzuwehren, genügt es nach diesen Urteilen nicht, wenn der Gynäkologe auf die Möglichkeit einer pränatalen Diagnostik hingewiesen hat. Vielmehr muß er auch die eventuellen Behinderungen mit äußerster Deutlichkeit geschildert haben, selbst wenn die Wahrscheinlichkeit für ihr Auftreten nur einige Promille beträgt. Wo aber solche Szenarien von Schreckensbildern vorgestellt werden, wollen – um der derart erzeugten Angst zu entkommen – die meisten Frauen die Pränataldiagnostik durchführen lassen. Sollte aber eine Frau sich dennoch entschließen, das Kind ohne Pränataldiagnostik auszutragen, so läuft andererseits der Gynäkologe Gefahr, verklagt und verurteilt zu werden, wenn das Kind mit einer Chromosomenstörung geboren wird. Er habe, so kann die Anklage lauten, das Risiko und die Behinderung nicht deutlich genug dargestellt, und deshalb habe die Frau eine Untersuchung nicht vornehmen lassen.

An solchen Urteilen hat sich inzwischen massive Kritik vonseiten der Humangenetiker entzündet. Ihr Argument lautet, der Rechtsprechung liege ein falsches Verständnis des genetischen Risikobegriffs und der Vorstellungen zugrunde, die werdende Eltern in bezug auf die Schwangerschaft haben: „Die Richter, die Direktiven mit Erfolgsgarantie erwarten, haben die Biologie des Menschen nicht

---

[26] Aus einem Brief des Humangenetikers K Held an U Beck, 15. August 1995
[27] Ebd.

verstanden"[28]. Vor allem aber, so der Kern der Kritik, wird für Humangenetiker ein grundsätzliches Dilemma geschaffen. Sollte nämlich das von Juristen vertretene Konzept genetischer Beratung nicht revidiert werden, „dann sehen sich genetische Berater wegen unabsehbarer Haftungsrisiken in ein direktives Beratungskonzept gedrängt, das sie weder professionell noch persönlich vertreten können noch sollten"[29]. Oder anders gesagt, die Haftungsrechtsprechung der Gerichte fördert im Ergebnis „Automatismen und Direktivität bei der Beratung und der Entscheidungsfindung. Der genetisch beratende Arzt wird geradezu dazu gedrängt, im Zweifel gegen die Zeugung bzw. gegen die Geburt des Kindes zu beraten"[30].

Ökonomische Interessen: Risikominimierung, Kostenersparnis

In Politik und Öffentlichkeit wird insbesondere auch darüber diskutiert, ob bzw. in welchem Ausmaß die Anwendung der Gentechnik unter den Druck ökonomischer Interessen gerät. So könnten Arbeitgeber die Gentechnik bei der Arbeitnehmer-Auswahl benutzen, indem sie Gentests durchführen lassen und auf der Basis der Befunde dann diejenigen Bewerber auswählen, die möglichst frei von Anfälligkeiten sind und damit maximale Gesundheit und Leistung versprechen. Ebenso können sie versuchen, durch Auswahl bestimmter Arbeitnehmer den Arbeitsschutz auszuhöhlen: „Anstatt die objektiven Gefahren des Arbeitsplatzes mittels geeigneter Techniken zu verringern, würde der Arbeitnehmer selbst – als besonders anfällig eingestuft – vom Arbeitsplatz ferngehalten"[31]. Ähnlich könnten Versicherungen Gentests einführen, um genetisch „risikoreiche" Personen vom Versicherungsschutz auszuschließen. Damit wäre dann dem Prinzip der Kostenminimierung gedient, aber zugleich wäre eine Aushöhlung des Solidarprinzips die Folge.

Versuche dieser Art sind aus den USA schon bekannt. In Deutschland dagegen kann man wohl davon ausgehen, daß alle Versuche, Formen des direkten Zwangs zur Gen-Testung einzuführen, auf erhebliche Barrieren und Widerstände stoßen, nicht zuletzt aufgrund der Geschichte des Nationalsozialismus und der Erfahrungen mit staatlich verordneter Eugenik. Sehr viel eher dagegen ist zu rechnen mit der Etablierung indirekter Zwänge, die in Gestalt verschiedenster Vorgaben daherkommen. Hier sind es vor allem bestimmte gesundheitspolitische Trends und rechtspolitische Forderungen, die für die Zukunft ein Klima er-

---

[28] T M Schroeder-Kurth: Alles was recht ist? In: E Ratz (Hg.): Zwischen Neutralität und Weisung. Zur Theorie und Praxis von Beratung in der Humangenetik. Evangelischer Presseverband für Bayern: München 1995, 40–50 (dort S. 46); W Vogel: Molekulargenetik und Genetische Beratung: Zeit zu handeln. In: E Beck-Gernsheim (Hg.): Welche Gesundheit wollen wir? Dilemmata des medizintechnischen Fortschritts. Suhrkamp: Frankfurt 1995, 90–110 (dort 100 ff.)

[29] Schroeder-Kurth 1995, 46

[30] M Pap: Genetische Beratung und Nichtdirektivität im Licht der zivilrechtlichen Haftungsrechtsprechung. In: E Ratz (Hg.): Zwischen Neutralität und Weisung. Zur Theorie und Praxis von Beratung in der Humangenetik. Evangelischer Presseverband Bayern: München 1995. 51–56 (dort 54)

[31] Enquetekommission des Deutschen Bundestages/W-M Catenhusen/H Neumeister (Hg.): Chancen und Risiken der Gentechnologie. Dokumentation des Berichts an den Deutschen Bundestag. München 1987, 169

warten lassen, wo Forderungen nach risikobewußtem Verhalten und entsprechender Lebensführung des einzelnen laut werden.

Ein zentraler Bezugspunkt in solchen Argumentationen stellt der Begriff der
Verantwortung dar, der, ursprünglich aus der Philosophie der Aufklärung stam-
mend, heute gern im Hinblick auf die Kostenexplosion im Gesundheitswesen
verwandt wird und nun eine schleichende Ausweitung erfährt[32]. Wobei, dies ist
vielleicht nicht uninteressant, Vertreter der neuen Bioethik hier nicht selten eine
Vorreiter-Rolle übernehmen. So Martin Sass: „Wir bereiten uns argumentativ
darauf vor, daß grundsätzliche Änderungen in der Orientierung und Verantwortung bevorstehen ... Künftig ist nicht alleine der Arzt ..., sondern ganz wesentlich auch der medizinische Laie gefordert. Er muß verantwortlich mit den Risi-
kofaktoren seiner eigenen Konstitution und seines Lebenswandels umgehen"[33].
Das heißt im Klartext z. B., Sass hält risikoreiche Fortpflanzungsentscheidungen
für „unverantwortlich der Gesellschaft gegenüber, die einen so schwerst
Benachteiligten in die Solidargemeinschaft aufnimmt"[34].

Mit solchen Äußerungen wird argumentativ der Boden bereitet für eine Wen-
de im Gesundheitssystem, die Prävention zum Leitwert erhebt und daraus Ver-
haltenspflichten zur vorbeugenden Vermeidung von Gesundheitsschäden ablei-
tet. Die rechtspolitische Umsetzung beginnt zur Zeit vor allem auf dem Gebiet
der gesetzlichen Krankenversicherung[35]. Durch das „Gesundheitsreformgesetz"
fand bereits eine deutliche Gewichtsverlagerung von der Therapie zur Prävention statt, flankiert durch unmißverständliche Hinweise auf das Subsidiarität-
sprinzip, Eigenverantwortungsprinzip und den Primat gesundheitsbewußter
Lebensführung. Gerade mit Blick auf Kostensteigerungen im öffentlichen Gesundheitswesen erheben sich auch die ersten Stimmen – darunter immerhin die
der EG-Kommission –, die Gen-Analysen für zulässig halten oder gar fordern,
um individuelle Gesundheitsrisiken aufzudecken und anschließend persönliche
Verhaltensänderungen anzuordnen.

Auf die Dauer könnte so ein „Zwang zum genkonformen Verhalten"[36] eingeführt werden, nicht plötzlich, sondern allmählich, in der Aufeinanderfolge einzelner Schritte, über Versicherungsnachteile und gesetzlich auferlegte Gesund-
heitspflichten. Durchaus denkbar und möglich – ja nach dem bisher Gesagten
eher wahrscheinlich – ist demnach ein Szenario, wo die Gentechnik immer mehr
Aufgaben der Verhaltenssteuerung und Verhaltenskontrolle übernimmt. Auch
wenn der direkte Zwang chancenlos ist, kann sich auf vielen Ebenen ein indirek-

---

[32] Beck-Gernsheim 1994, 325 ff.
[33] Hilflose Helfer (siehe Anmerkung 1), 63
[34] Bundesministerium für Forschung und Technologie (Hg.): Ethische und rechtliche Probleme
      der Antwendung zellbiologischer und genetischer Methoden am Menschen. Dokumentation
      eines Fachgesprächs im Bundesministerium für Forschung und Technologie. München 1983,
      123
[35] W Schulz-Weidner: Der versicherungsrechtliche Rahmen für eine Verwertung von Genom-
      analysen. Nomos Verlagsgesellschaft: Baden-Baden 1993, 504 f.
[36] W H Eberbach: Genomanalyse und Prävention. In: H M Sass (Hg.): Genomanalyse und
      Gentherapie. Ethische Herausforderungen in der Humanmedizin. Springer: Berlin 1991, 81–96
      (dort 84)

ter Zwang etablieren, der von den ökonomischen Problemen des Gesundheitswesens, von der professionellen Autorität des Arztes und von den Erwartungen
der Gesellschaft ausgeht. Wenn dieses geschieht, kann die Genomanalyse „zu
einem einflußreichen Faktor der Normierung von Lebensstilen werden ...
Dem Gesundheitssystem könnte mehr und mehr die Rolle eines institutionalisierten
Überwachers von Lebensstilen zuwachsen, in dem der Arzt zu einem ‚Gesund-
heitspolizisten' wird"[37].

Jahrhundert der Nebenfolgen

Kommerzialisierung, Auflösung der Solidargemeinschaft, Normierung von Ver-
haltensstilen, ja selbst Etablierung einer schleichenden Form der Eugenik – das
alles sind mögliche Auswirkungen der Gentechnik, die heute auch unter Humangenetikern diskutiert werden. Zum Entstehen solcher Auswirkungen trägt,
dies wird inzwischen auch deutlich, nicht zuletzt das rapide Tempo der Entwicklung und Umsetzung neuer gendiagnostischer Erkenntnisse bei. Die Forschungsinstitute konkurrieren, die Erfolgsmeldungen überschlagen sich, die
Medien kämpfen darum, das „Gen der Woche" zu präsentieren. Umso weniger
Zeit bleibt – in Medizin und Öffentlichkeit, Politik und Recht –, die neuen
Eingriffsmöglichkeiten zu reflektieren, ihr Potential abzuschätzen, nach sozial-
verträglichen Formen der Umsetzung und Anwendung zu suchen, über Regeln
und gegebenenfalls notwendige Grenzen zu diskutieren. „Das Übermaß und die
Geschwindigkeit der Zunahme an Kenntnissen wirken nicht nur einem solchen
Bestreben [nach politischen und gesetzlichen Regelungen] entgegen, sondern
treffen auf eine unvorbereitete Gesellschaft"[38].

Was Humangenetiker hier bei der Anwendung der Genomanalyse erfahren,
haben Sozialwissenschaftler auch für andere Felder beschrieben. Die Anwendung von Technologien, ihre gesellschaftliche, soziale, politische Nutzung ist
stets ein eigener Bereich mit eigenen Akteuren, Interessen, Konflikten. Sie verläuft als aktiver Aushandlungsprozeß zwischen Wissenschaft und Gesellschaft,
zwischen Forschungsergebnissen und Nutzerinteressen, im Mit- und oft Gegeneinander verschiedener Gruppen, im Aufeinanderprall verschiedener und oft
gegensätzlicher Ziele. Was Norbert Elias in anderem Zusammenhang gesagt hat,
gilt auch hier: „Unter keinen Umständen darf man die Entwicklung ... so darstellen, als ob das alles aus dem Wollen und Planen der Menschen hervor-
geht. Aus den Absichten von vielen Menschen, die sich zum Teil durchkreuzen,
entsteht etwas, das von dem, was sie wollen, völlig verschieden sein kann"[39].

Dies mag wie die Formulierung zu einer soziologischen Chaos-Theorie klin-
gen, und es hat einen durchaus systematischen Kern. Die neuere sozialwissen-

---

[37] K Bayertz & J Schmidtke: Genomanalyse: Wer zieht den Gewinn? In: E P Fischer (Hg.): Mannheimer Forum 1993/1994. Ein Panorama der Naturwissenschaften. Piper: München 1994,
71–126 (dort 111)

[38] T M Schroeder-Kurth: „Genetische Beratung". In: Lexikon Medizin Ethik Recht, Freiburg
1989, 367–373

[39] Aus einem Interview mit Norbert Elias, zit. in Süddeutsche Zeitung, 3. August 1990

schaftliche Technikforschung hat nämlich in vielen Studien herausgearbeitet: Mit Prozessen der „Eigendynamik" ist stets zu rechnen, wo Technik zur gesellschaftlichen Anwendung kommt. Nicht nur die beabsichtigten Folgen werden sich einstellen, sondern ebenso ungeplante, ja unerwünschte, genau diejenigen also, die dann „Nebenfolgen" genannt werden – was aber keineswegs heißt, daß ihr Gewicht gering einzuschätzen ist, also zu vernachlässigen wäre. Nein, solche Nebenfolgen bei der Technikanwendung sind kein Zufall, keine Ausnahme, kein Produkt individuellen Versagens, sondern sie sind systematisch bedingt. Ja mehr noch, wenn neuere Gesellschaftsdiagnosen stimmen, gewinnen die Nebenfolgen in der Moderne immer mehr an Gewicht, vor allem auch an Risiko-Potential: Wir leben im „Jahrhundert der Nebenfolgen" [40], heißt es da.

Von solchen Diagnosen ist der Bezug zur Humangenetik gar nicht so fern. Schließlich ist es ein alter Grundsatz der Medizin, bei allen Maßnahmen nicht nur an den Nutzen, sondern auch an den möglichen Schaden zu denken ("nihil nocere" ist das Prinzip). Dies verlangt eine bewußte Abwägung zwischen Nutzen und Schaden, z. B. beim Einsatz von Medikamenten (nicht zufällig ist die Liste der Nebenwirkungen inzwischen auf allen Beipackzetteln verzeichnet). Wir müssen heute nur lernen, daß in den Bereich des möglichen Schadens nicht allein die rein physischen Nebenwirkungen gehören, sondern auch die Nebenfolgen weiterreichender Art, die verselbständigten Handlungsfolgen im gesellschaftlichen, politischen, juristischen, ökonomischen Bereich. Das genau ist das Thema, das die öffentliche Diskussion um die Gentechnik so virulent macht. Der Streit geht nicht darum, ob Heilung ein legitimes Handlungsziel ist. Die Frage heißt vielmehr: Wie sieht das Potential an „Nebenfolgen" aus, die in der Gentechnik angelegt sind? Werden diese eingrenzbar sein, und wenn ja wie – und wenn nein, was dann?

4. Schluß

„Wer heilt, hat recht": Aber was ist, wenn die Aussichten auf Heilerfolg ungewiß sind; wenn das, was Heilung ist, im Gefolge der Technikentwicklung unscharf und mehrdeutig wird; wenn die Nebenfolgen eine Eigendynamik entwickeln, das Handlungsziel Heilung unter den Druck verschiedenster Vorgaben und Interessen gerät? Wer hat dann recht?

Jedenfalls niemand, der schnelle Antworten und einfache Lösungen anbietet. Dafür ist das Thema Gentechnik zu schwierig, enthält zu viele Fragen, Dilemmata, Entscheidungskonflikte (wenn alles so einfach wäre, warum würden dann ständig neue Ethikkommissionen gebildet?). Was wir stattdessen brauchen, sind sorgfältige Abwägungen, und zwar in der Vielfalt der Gruppen, der Experten wie Laien, um Anwendungsregeln zu bestimmen, auch Grenzen festzulegen. Wir können die alten Eindeutigkeiten, die im Gang der Moderne (und nicht zuletzt auch im Gang der Technikentwicklung) abhanden gekommen, nicht dadurch er-

---

[40] Ulrich Beck: Das Jahrhundert der Nebenfolgen. In: Ders./A Giddens/S Lash: Reflexive Modernisierung. Erscheint Suhrkamp: Frankfurt 1996.

setzen, daß wir neue Eindeutigkeiten herbeizaubern. Wir müssen, ob es uns paßt oder nicht, stattdessen die Mühen des Dialogs auf uns nehmen und, so gut es geht, zu klären versuchen: Wie sieht die Gesamtbilanz aus, wenn man nicht nur isoliert einzelne Gene, sondern den Menschen in seiner leib-seelischen Ganzheit betrachtet, auch das Verhältnis zwischen Individuum und Gesellschaft? Welche Gesundheit ist verträglich und human, welche ist mit wieviel Kontrollen verknüpft? Welche Verantwortung hat wer zu tragen, was entsteht dabei an Konfliktsituationen, welche sind zumutbar und für wen? Prägnant zusammengefaßt: Mit welcher Gesundheit wollen wir leben?

Die Frage ist nicht, ob die Gentechnik „gut" oder „schlecht" ist – sondern ob genug Zeit bleibt für solche Abwägungsprozesse.

Bedenkenswertes zum Human Genome Project

B. Müller-Hill

Die Forschung innerhalb des US Human Genome Projects begann 1988. Das Projekt war von James Watson angeregt worden, dem Mann, der 1953 zusammen mit Francis Crick die DNA Doppelhelix entdeckte. Das für 15 Jahre geplante Projekt hatte von Anfang an ein klares Ziel, nämlich, das gesamte menschliche Genom von 3×10^9 Basenpaaren zu sequenzieren. Nichts anderes war das Ziel. Es war Watson von Anfang an klar, daß das Projekt viele Fragen im sittlich-moralischen Bereich aufwerfen würde. So forderte er, daß ein bestimmter Teil des Projekt-Geldes, etwa fünf Prozent, für Untersuchungen, die sich mit solchen Fragen befaßten, zur Verfügung stehen müßte. So hat es in den USA und auch anderswo eine lebhafte Diskussion hierüber gegeben (1–3).

Wenn Sie in das Jahr der Planung, 1987, zurückgehen, dann wird Ihnen klar, daß damals die technischen Möglichkeiten, 3×10^9 Basenpaare DNA zu sequenzieren, nicht gegeben waren. Die verfügbaren Techniken waren dazu nicht geeignet. Einzelne Gruppen haben sich mutig mit dem Sequenzieren auseinandergesetzt, aber diese Unternehmen sind nicht alle erfolgreich abgeschlossen worden. Ich werde Ihnen ein Beispiel nennen, um Ihnen zu zeigen, wie hart in den USA mit den Forschern umgegangen wird, und wie unmöglich das wahrscheinlich hier in Deutschland wäre. Ich denke hier an das Teilprojekt des Nobelpreisträgers Walter Gilbert, der vor etwa zwanzig Jahren die chemische DNA-Sequenz Analyse erfunden hat. Gilbert leitete ein Teilprojekt im Rahmen des US Human Genome Project's mit dem Ziel, die 10^6 Basen des Bakteriums Mycoplasma innerhalb von drei Jahren mit zwei Postdocs und 12 TA's zu sequenzieren. Das Projekt scheiterte. Nach drei Jahren waren etwa 300 000 Basenpaare sequenziert, die jetzt auch in einer Datenbank zugänglich sind – aber die Gesamtsequenz war nicht erreicht und schien innerhalb des Zeitrahmens unerreichbar. Er erhielt keine weiteren Mittel. Ich will hier nicht in die Details gehen, es genügt zu sagen, eine bestimmte Methode, die Multiplex-Methode von Church, ließ sich nicht ins Halbindustrielle übertragen. Die Mitarbeiter wurden entlassen, das Teilprojekt wurde abgebrochen. So soll es sein. Aber so etwas würde in Europa wahrscheinlich niemals einem Nobelpreisträger passieren – daß es erbarmungslos „Schluß" und „Aus" heißt. Es war also keinesfalls so, daß das Human Genome Project von Anfang an in jeder Beziehung durchführbar war.

Es gibt noch ein weiteres Teilprojekt, das ich in diesem Zusammenhang erwähnen möchte: Ein Teilprojekt, das zum Ziel hat, eine völlig neue, schnellere Technik für das DNA-Sequenzieren zu entwickeln. Durch systematisches Hybridisieren der zu sequenzierenden DNA mit einer riesigen Bank von kurzen synthetischen DNA-Stücken soll die DNA-Sequenz bestimmt werden. Diese Idee wird von verschiedenen Gruppen in den USA verfolgt. Meine Vermutung ist, daß dieses Vorhaben scheitern wird. Ich mag mich irren, aber es bleibt dabei, die Arbeit im Rahmen des Human Genome Project ist ein hartes Unternehmen.

Im Verlauf der Zeit wurde deutlich, daß der erste Schritt die Erstellung hoch auflösender, physikalischer Gen-Karten aller menschlichen Chromosomen sein muß. Die Arbeit an der Erstellung dieser Gen-Karten wurde jedoch in den USA nicht mit höchstem Nachdruck betrieben. Es stellte sich heraus, daß eine französische Gruppe um Jean Weissenbach im Généthon in Paris erfolgreicher als die Amerikaner war. So wurden physikalische Gen-Karten von einer Forschergruppe erstellt, mit der die amerikanischen Planer nicht gerechnet hatten.

Im weiteren Verlauf dieser Teil-Projekte stellte sich immer wieder die Frage, ob es vielleicht nicht doch unpraktikabel wäre, die ganze menschliche DNA zu sequenzieren. Dagegen ist es viel, viel einfacher, cDNA Banken – möglichst normalisierte cDNA Banken – zu sequenzieren. Da kann eine cDNA nach der anderen sequenziert werden, ohne daß es notwendig wäre, die eine Sequenz mit den anderen zu verknüpfen. Da erhält man direkt die Information über die DNA, die für Protein kodiert. Die ganze „junk"-DNA, von der man nicht weiß, ob sie eine Funktion ausübt oder nicht, fällt dann weg. Dieser Ansatz wird von verschiedenen industriellen *und* öffentlichen Gruppen intensiv betrieben. Es ist abzusehen, daß in etwa zwei Jahren mehr als 98 Prozent aller menschlichen möglichen cDNA's sequenziert sein werden. Nun, und wenn man die cDNA's sequenziert und eine Gen-Karte erstellt hat, dann kann man untersuchen, wo die cDNA's kartieren. Wenn man sie auf der Gen-Karte angesiedelt hat, liegt es nahe, auch noch jeweils etwa 5 000 Basenpaare stromaufwärts von jeder cDNA zu sequenzieren. Die meisten aller Regulationssignale sind in diesem Bereich lokalisiert. Dieses Projekt ist umstritten, aber erfolgversprechend. Es wird zwar nicht, wie vorgesehen, die gesamte menschliche DNA geschlossen aufgeklärt, aber zumindest der wesentliche, funktionell wichtige Teil der DNA.

Die Genome einiger wohluntersuchter Lebewesen sind erheblich kleiner als die des Menschen. So ist es naheliegend, das Genom von Drosophila in Betracht zu ziehen. Der Fugu-Fisch hat ein zehnmal kleineres Genom als der Mensch. Ihm fehlt vor allem die „junk"-DNA. Warum nicht sein Genom sequenzieren? Und dann gibt es natürlich auch Pflanzen mit kleinem Genom, deren Sequenz man gerne kennen würde. All diese Projekte liegen in der Luft. Es stellt sich die Frage nach den Human Genome Projekten, die in anderen Staaten durchgeführt werden. In Großbritannien arbeiten Forscher an der Sequenzierung der DNA von Caenorabditis elegans, einem kleinen Wurm, über dessen Entwicklung sehr viel bekannt ist. Dann gibt es ein europäisches Projekt, das sich mit dem Ziel beschäftigt, alle Hefe-Chromosomen zu sequenzieren; dieses Projekt hat sich sehr vielversprechend entwickelt und steht kurz vor dem Abschluß. Die japanischen Forschungen hingegen sind bislang von wenig Erfolg gezeichnet. Die Gelder sind gestoppt, und es liegen keine wesentlichen Resultate vor.

Schließlich ist es naheliegend, nach dem Stand der deutschen Forschung zu fragen. Die Auflistung der deutschen Human Genome Projekte und ihrer möglichen Träger ist eher enttäuschend: Als erste wäre die Gesellschaft für Biologische Forschung (GBF) zu nennen, ein Bundesinstitut, das pro Jahr über 60 Mio. DM verfügt – jedoch ohne diesbezügliche Ergebnisse vorgelegt zu haben. Als nächstes wäre die DFG zu erwähnen. Sie betreibt einen Schwerpunkt für Human-Genome Forschung, der aber lediglich über ein Budget von drei Mio. DM/Jahr verfügt. Das ist nicht vergleichbar mit den amerikanischen und französischen Projekten. Schließlich kann man nach den Projekten der Max-Planck-Gesellschaft (MPG) fragen, der Institution, an der nicht nur nach Selbsteinschätzung die Elite der deutschen Nation forscht. Bis vor einem Jahr wäre hier die Nachfrage negativ zu beantworten gewesen. 1995 hat sich die Situation geändert, denn die MPG hat die Humangenetiker Hans-Hilger Ropers und Hans Lehrach als Direktoren an das MPI für Molekulare Genetik in Berlin berufen.

Was geschieht jetzt also konkret in Deutschland in Sachen Human Genome Project? Vor zwei Wochen habe ich mich mit einer amerikanischen Kollegin unterhalten, die mir erzählt hat, daß in Deutschland ein Human Genome Project im Anlaufen sei. Ich hatte nichts davon gehört. Ich habe dann meine Kölner Kollegen Rajewsky und Stoffel gefragt – aber auch die konnten mir keine Auskunft geben. Es stellte sich heraus, daß das Ministerium für Bildung, Wissenschaft und Forschung ein solches Projekt plante. Allerdings betrieb das Ministerium dieses Projekt mit großer Verschwiegenheit – was zunächst unverständlich scheint, denn es handelt sich schließlich ja um nichts Gefährliches. Es wäre nur zu naheliegend gewesen, interessierte Wissenschaftler von diesem Projekt in Kenntnis zu setzen. Als ich die Konzeption des Vorhabens einsehen konnte, mußte ich zu meiner Überraschung feststellen, daß das deutsche Projekt eine allgemeine Funktionsanalyse anstrebt, sonst inhaltsleer ist und kein klar definiertes Ziel verfolgt. Wenn ich es richtig verstehe, soll dieses Projekt für acht Jahre mit 50 Mio. DM/Jahr durch den Staat und mit noch einmal 50 Mio. DM/Jahr durch die Industrie finanziert werden. Die Ironie ist, daß Minister Rüttgers morgen, d. h. am 18. Mai, dieses Projekt der Öffentlichkeit vorstellen wollte. Ich habe eben erfahren, daß die öffentliche Bekanntgabe verschoben wird. Ich kann nur sagen, diese Art der Planung eines großen Projekts – vorbei an einzelnen Wissenschaftlern, die möglicherweise daran interessiert sind – scheint mir fragwürdig.

Die Frage bleibt, warum die deutsche Forschung bisher so wenig Interesse hatte, ein Human Genome Project mit einer den amerikanischen und französischen Projekten vergleichbaren Energie und finanziellen Unterstützung voranzutreiben. Was sind die Gründe für dieses forschungsfeindliche oder zumindest desinteressierte Verhalten? Und weshalb agierte das Ministerium so geheimnisvoll?

Bevor ich auf die möglichen Gründe eingehe, werde ich Ihnen ein Buch nennen, dessen Lektüre ich für unverzichtbar halte, wenn Sie sich mit Humangenetik oder mit Ethik beschäftigen. Dieses Buch wurde von dem französischen Privat-Gelehrten Julien Benda geschrieben (4). Es ist 1927 erschienen, und heißt im Original „La trahison des clercs". Der Titel läßt sich nur ungenau ins Deutsche übersetzen: „la trahison" ist „der Verrat", aber der Begriff „clercs" bereitet einer Übersetzung Probleme. Er meint so etwas wie „Die Schreiber", oder die „Schreiberlinge"; die deutsche Ausgabe trägt den Titel „Der Verrat der Intellektuellen" – man könnte auch sagen, „Der Verrat der Gelehrten", „... der Professoren", „...

der Doctores". Dieses Buch hat eine interessante These: Die „clercs" (die Intellektuellen) haben schon 1927 Wahrheit, Vernunft und/oder Gerechtigkeit verraten, wobei es doch ihre ureigenste Aufgabe ist, die Wahrheit den Menschen zu verkünden und die Gerechtigkeit zu verteidigen. Sie haben Verrat geübt entweder für eine Klasse, meist die Arbeiterklasse, oder eine Rasse, meist die arische Rasse. Heute könnte man diesem Buch noch hinzufügen, daß einzelne Gelehrte diese Ideale vielleicht auch für „fun" verraten. Ich denke hier insbesondere an einzelne Wissenschaftssoziologen. Es führt zuweit, hier ins Detail zu gehen (5). Benda's Buch hat ein hundert Seiten umfassendes Vorwort aus dem Jahr 1946, in dem der Autor viel neues Material für seine These von 1927 anführt. Er zeigt, wie insbesondere französische, aber auch die deutschen Gelehrten die Wahrheit, die Vernunft und/oder die Gerechtigkeit in den 30er Jahren verraten haben. Das trifft ganz besonders für die deutschen Humangenetiker während des „Dritten Reiches" zu. Dieser Verrat war zentral. Denn er betraf das Zentrum der Ideologie der Nazis (6). Meiner Meinung nach haben diese Forscher nicht so sehr die Wahrheit als die Gerechtigkeit verraten.

Die deutschen Humangenetiker sind schon vor 1933 eine Koalition mit den Nazis eingegangen, um ihre Forschung voranzubringen und um ihre eugenischen Konzepte durchzusetzen, weil sonst keine Partei sie ebenso stark unterstützte (7). Sie haben dafür ihre Patienten und Klienten verraten und verlassen. Den Höhepunkt dieses Prozesses werde ich Ihnen hier dokumentieren. Es ist ein symbolischer Höhepunkt, der nicht übertroffen werden kann. Sie sehen hier einen Brief von Otmar von Verschuer, dem damaligen Direktor des Kaiser Wilhelm-Instituts für Anthropologie, menschliche Erblehre und Eugenik (das Nachfolge-Institut ist das MPI für Molekulare Genetik) an den Präsidenten des Reichsforschungsrats (8) (Reichsforschungsrat war die Bezeichnung der DFG während des Kriegs). Sie sehen hier rechts, ganz verwischt, den Eingangsstempel der DFG – da, wo die Zahlen sind, rechts oben. Von Verschuer schreibt, in der Anlage würden die Berichte „... über den Fortgang unserer Arbeiten" beigefügt werden, der Brief ist datiert vom 20. März 1944. Einer der Berichte beschreibt ein Projekt, das sich mit „spezifischen Eiweißkörpern" befaßt; wir gehen gleich zu dessen zweitem Abschnitt und lassen den ersten Abschnitt weg:

„Als Mitarbeiter in diesem Forschungszweig ist mein Assistent Dr. med. et Dr. phil. Mengele eingetreten. Er ist als Hauptsturmführer und Lagerarzt im Konzentrationslager Auschwitz eingesetzt. Mit Genehmigung des Reichsführers SS werden anthropologische Untersuchungen an den verschiedensten Rassegruppen dieses Konzentrationslagers durchgeführt, und die Blutproben zur Bearbeitung an mein Laboratorium geschickt."

Ein halbes Jahr später, schickte von Verschuer einen Nachfolgebericht an den Präsidenten des Reichsforschungsrats: er ist datiert vom 4. Oktober 1944. Eines der sieben Projekte ist wieder mit dem Kennwort „spezifischer Eiweißkörper" versehen:

„Die Forschung ist intensiv weitergefördert worden. Blutproben von über 200 Personen verschiedenster rassischer Zugehörigkeiten wurden verarbeitet, und Substrate des Blutplasmas hergestellt. Die weitere Forschung wird zusammen mit Dr. Hillmann, Mitarbeiter des Kaiser Wilhelm-Instituts für Biochemie durchgeführt werden. Dr. Hillmann ist biochemischer Spezialist für Eiweißforschung ..."

Was wahrscheinlich nur einige wenige von Ihnen wissen, ist, daß Dr. Hillmann später der erste Präsident der Deutschen Gesellschaft für Klinische Chemie geworden ist. Sein damaliger Chef war der Direktor des Kaiser Wilhelm-Instituts für Biochemie, Adolf Butenandt. Adolf Butenandt hatte 1939 den Nobelpreis erhalten und wurde 1960 Präsident der Max Planck-Gesellschaft. Ich habe diese Akten der DFG 1983 entdeckt und als erster eingesehen. Ich habe mich dann auch mit Herrn Butenandt unterhalten. Herr Butenandt hat mir gesagt, daß weder Herr von Verschuer noch Herr Hillmann ihn über diese Arbeiten irgendwann informiert hätten. Im Jahr 1944 war er ab September in Tübingen. Da habe er nur noch brieflich mit Herrn Hillmann verkehrt. Niemand hat irgendetwas gewußt. Und ich darf hinzufügen, daß nach dem Krieg Herr von Verschuer behauptet hat, er hätte nichts mit Herrn Mengele in Auschwitz zu tun gehabt. Das ist eine Wunde, die die deutsche Humangenetik einerseits und die Max-Planck-Gesellschaft (MPG) andererseits belastet. Diese historischen Fakten sind bisher in keinem breit zugänglichen Text von der MPG veröffentlicht worden. Lediglich die teure und umfangreiche Veröffentlichung zur 75-Jahrfeier der MPG/KWG erwähnt diesen Sachverhalt (9).

Diese Unfähigkeit, sich der Vergangenheit zu erinnern, ist wohl einer der Gründe, die die MPG bestimmt haben, in den Jahrzehnten vor 1995 keinen neuen Humangenetiker zu berufen. Die bisherigen und neuen Direktoren des Nachfolgeinstituts des KWI für Anthropologie haben nie die Geschichte ihres Instituts als die ihre empfunden. Nein, sie haben so getan, als sei das nicht ihre Sache und als sei überhaupt nichts gewesen. Das ist die eine Seite.

Die andere Seite ist die, daß wir in Deutschland bis vor kurzem eine Berichterstattung in den Medien, insbesondere im SPIEGEL, im STERN, im Fernsehen, aber auch in vielen Tageszeitungen hatten, die gegenüber der Gentechnik völlig ablehnend eingestellt war. Und zwar auch dort, wo die Ablehnung völlig irrational ist. Da wird solange über die Gefährlichkeit der Anpflanzung transgener Petunien und über die Gefährlichkeit des Klonierens von fremder DNA in E. coli geschrieben, bis das Publikum glaubt, das sei wirklich gefährlich. Diese ganze Debatte über Gefährlichkeit, über Verantwortung, über Chancen und Risiken, ich finde sie unerträglich! Und zwar deshalb, weil es bei diesen Experimenten überhaupt keine Gefährlichkeit gibt. Das Klonieren von fremder DNA in E. coli, das Anpflanzen transgener Petunien, sind nicht gefährlich. Diese immer wiederkehrenden Bekenntnisse „... wir sind verantwortungsvoll ...", „... wir sind risikobewußt ..." sind unerträglich. Sie sind unerträglich, weil sie falsch sind; es war und ist nichts da an Gefährlichkeit. Jeder, der nach Asilomar behauptet hat, er wäre verantwortlich und er nähme die Gefährlichkeit sehr ernst und er denke darüber dauernd nach, hat sich geirrt. Nachdem er des Besseren belehrt war, hat er meiner Meinung nach Vernunft und Wahrheit verraten. Es wäre richtig gewesen, zu sagen, daß man sich in Asilomar geirrt hat. Die meisten Konferenz-Teilnehmer merkten das sehr bald. Aber das Ergebnis der Debatte ist, daß die gesamte Öffentlichkeit zu wissen glaubt, wie gefährlich die Genetik angeblich ist, daß ein Akt des Klonierens fürchterliche Folgen haben kann. Und daß Genetik einen sehr, sehr schlechten Ruf in Deutschland hat. Man muß nur mit einem Geisteswissenschaftler reden und ihm davon erzählen, daß man in der Genforschung arbeitet, und schon sagt dieser: „Ach, mein Gott, Sie machen etwas so Gefährliches!" Es scheint allerdings, daß mit dem Aufkommen der Hoffnung für somatische Gentherapie die obengenannten Medien Genetik-freundlicher geworden sind.

Als Resultat dieser verzerrten Berichterstattung und des negativen öffentlichen Ansehens der Molekularen Genetik begann die deutsche Industrie ins Ausland abzuwandern. Ich denke, die hier Anwesenden wissen um die Schwierigkeit, in Deutschland einen Arbeitsplatz im Rahmen eines molekular-genetischen Projekts zu bekommen. Wobei die entsprechenden, mit deutschem Geld finanzierten Industrie-Institute sehr wohl in den USA existieren. Dieser Zwiespalt, auf der einen Seite der Verrat der Humangenetiker im „Dritten Reich" an der Gerechtigkeit, und auf der anderen Seite der Verrat deutscher Medien und Intelligenz an der Vernunft, das Beschwören von Verantwortung vor nicht-existenten Gefahren der letzten zwei Jahrzehnte, das hat dazu geführt, daß sich kein Human Genome Project in Deutschland bis zur jetzigen Stunde entwickelt hat.

Nun, nehmen wir als optimistische Realisten das Naheliegende an, ein solches Projekt würde erfolgreich anlaufen und sich erfolgreich entwickeln. Was sollte man dann beachten und was ist zu bedenken? Mir scheint, daß es im Grunde ein einziger Sachverhalt ist, der in verschiedenen Varianten immer wieder zu bedenken ist. Das ist folgendes: Alle Human-Genetik beruht darauf, daß es *andere* gibt. D.h. der eine hat hier diese Mutation, der andere hat dort jene Mutation, verschiedene Personen sind genetisch verschieden. Die Wahrscheinlichkeit, daß eine Person eine bestimmte Krankheit bekommt, hängt in bestimmten Ausmaß von ihrer diesbezüglichen genetischen Konstitution ab. So wird man herausfinden, daß bestimmte Personen aus genetischen Gründen anfällig sind für bestimmte Krankheiten. Und ich will gar nicht lange auflisten, was das alles sein kann. Das geht von sehr seltenen, nicht therapierbaren Krankheiten, wie Huntington's Chorea bis zu häufigeren, therapierbaren wie Brustkrebs. Auf jeden Fall wird es diese Voraussagen geben, und die Frage ist, wie geht die Gesellschaft mit diesen Voraussagen um. Es gibt drei extreme Modelle, wie mit diesem Wissen umgegangen werden kann. Die drei schließen sich nicht gegenseitig aus:

1. Der Staat entscheidet autoritär und willkürlich gegen das Wohl des einzelnen für das vorgebliche Wohl der Gesamtheit. Das war das Modell der Nazis. Ich gehe davon aus, daß dieses Modell heute keine Chance in Europa oder den USA hat. China scheint sich allerdings so zu verhalten.
2. Das amerikanische Modell. Der Markt entscheidet.
3. Das europäische Modell. Es gibt eine gewisse Solidarität zwischen den Schwachen und den Starken.

Im amerikanischen Modell entscheidet der Markt. Es gibt in den USA de facto nur private Krankenversicherungen. Es gibt keine große, wirksame staatliche Krankenversicherung. Das führt dazu, daß in den USA augenblicklich etwa 40 Millionen Einwohner ohne Krankenversicherung sind. Das ist viel. Unter diesen Umständen ist es ersichtlich, daß eine private Krankenversicherung davon ausgehen muß, daß das Risiko einer Person, die einen bestimmten Genotyp hat, eben anders einzukalkulieren ist als das Risiko einer Person, die diesen Genotyp nicht hat. Ergo werden die Personen nach ihren Genotypen verschieden einge- stuft werden, so daß sie verschieden hohe Beträge entrichten müssen. Das be- deutet wiederum, daß in der Zukunft manche, die einen bestimmten Genotyp haben, die Versicherung einfach nicht zahlen können. Wenn diese Betrach- tungsweise, diese Marktvorstellung sich durchsetzt, dann schafft die Genetik eine Art von „Unterrasse", die keine Chance in bezug auf Krankenversicherung hat. Heute ist es eine verschwindend kleine Zahl von Personen, die davon betrof- fen ist. Aber wenn es später auch nur ein halbes Prozent der Bevölkerung ist, ist dies meiner Meinung nach zuviel.

Eine solche Entwicklung ist in Deutschland nicht zu erwarten, weil wir eine ge- setzliche Krankenversicherung haben. Aber es ist darauf zu achten, daß unser deutsches System nicht unterlaufen wird und nicht plötzlich zusammenbricht und durch das amerikanische Modell ersetzt wird. Die Aufgabe des Wissen- schaftlers ist es, darauf aufmerksam zu machen und vor dieser Gefahr zu war- nen. Es ist dann die politische Aufgabe aller Bürger, nachdem sie durch die Wis- senschaftler belehrt worden sind, sich für oder gegen die amerikanische Art der Krankenversicherung in Deutschland zu entscheiden.

Es gibt ein zweites Problem, das ich als schwieriger einstufe. Und das beruht auf der Tatsache, daß auch psychische Eigenschaften zum Teil genetisch bedingt sind. Wenn man sich hier mit den Fakten auseinandersetzt, dann stellt man fest, daß hier einiger Unsinn publiziert worden ist. Beispielsweise ist behauptet worden, es sei ein Gen für Manische Depression auf Chromosom 11 identifiziert worden – eine Behauptung, die sich als falsch herausstellte (10). Und es wurde publiziert, es sei ein Gen für Schizophrenie auf Chromosom 5 identifiziert wor- den – und es war wieder nichts (11). Und Sie werden sich jetzt fragen, wie kommt es dazu, daß solche Flops passieren?

Nun, diese Flops hatten weniger etwas mit der DNA-Analyse zu tun als mit der phänotypischen Analyse, d. h. der Diagnose durch die Psychiater. Um eine Chro- mosomen-Zuordnung zu machen, benötigen Sie viele Mitglieder einer großen Familie, die phänotypisch als krank oder gesund diagnostiziert werden müssen. Ein, zwei Fehldiagnosen, Falscheinschätzungen, und die Chromosomen-Zuord- nung wird falsch. Es ist zu erwarten, daß die Krankheitssymptome „Schizophre- nie" oder „Manische Depression" nicht bei allen genetisch Betroffenen gleich stark ausgeprägt sind. Ist eine bestimmte Person schizophren, wenn sie ihren schizophrenen Zustand erfolgreich vor der Familie und dem Psychiater verbirgt? Ist eine Person schizophren, die ihre schizophrenen Familienmitglieder hie und da nachahmt? So ähnlich ist es in den beiden oben genannten Fällen gewesen, in denen die Chromosomen-Zuordnungen geplatzt sind. Aber die Tatsache, daß diese Analysen falsch gewesen sind, bedeutet nicht, daß auch in Zukunft auf die- sem Feld notwendigerweise immer falsche Ergebnisse zutage gefördert werden – im Gegenteil. Ich bin ziemlich sicher, daß über kurz oder lang doch solche Gene gefunden und definiert werden; zwar mit einem anderen phänotypischen, dia- gnostischen Bild, als die Psychiater sich das vorher gedacht hatten. Schizophre- nie wird als etwas anderes definiert werden. Die erfolgreiche Isolierung eines mutanten Gens bedeutet, daß Sie durch eine DNA Analyse aus einer Blut- oder Speichelprobe voraussagen können, wie hoch die Wahrscheinlichkeit ist, daß die betreffende Person eine entsprechende Veranlagung entwickelt.

Das wird noch relevanter, wenn Sie sich fragen, ob das auch für andere psychische Zustände oder Möglichkeiten gilt, die genetisch definiert sind. Das folgenreichste, was uns da bevorsteht, ist die genetische Analyse des IQ, also der verschiedenen kognitiven Fähigkeiten der Menschen. Niemand glaubt heute, daß der IQ, wie er definiert ist, auf *einem* Gen beruht. Es sind zuviele Eigenschaften, die unter dem Begriff IQ subsumiert werden. Aber ich würde mich nicht wundern, wenn eine Analyse zeigt, daß irgendein besonderer Teil der kognitiven Fähigkeiten, die in den IQ eingehen, im wesentlichen monogen bedingt ist. Das wäre der nächste Schritt; und dann fehlt nur noch ein weiterer Schritt, mit dem man dann noch nachweist, daß bestimmte Allele von solchen Genen, die für solche kognitiven Fähigkeiten codieren, in bestimmten Ethnien oder Rassen gehäuft vorkommen und in anderen weniger. Das ist keinesfalls bewiesen, es gibt keinen einzigen konkreten Fall, an dem dies bisher gezeigt worden ist. Aber die Analyse konnte bisher auch gar nicht gemacht werden. Ich denke, es ist notwendig, daß sich jeder Bürger in einem Gedankenexperiment mit den Konsequenzen solcher Forschungsergebnisse auseinandersetzt, bevor die entsprechenden Analysen vollzogen werden: Wie würde er dann entscheiden, wenn die Humangenetik eine solche ethnisch verschiedene Verteilung von Allelen nachgewiesen hätte? Was würde der Bürger tun, wenn die Wissenschaft nachweisen könnte, daß der IQ in irgendeiner Form vererbt würde und bestimmte Allele in verschiedenen Ethnien verschieden gehäuft anzutreffen wären? Was würde er dann tun? Das ist eine außerordentlich wichtige Frage. Wenn er dann sagt, naja, der Hitler hat ja wohl hier doch recht gehabt, dann kippt in der Tat alles um. Und das ist genau das, was jeder sich vorher überlegen sollte. Der heutige deutsche Intellektuelle geht davon aus, es kann nicht so sein, weil es nicht so sein darf: es darf einfach nicht sein, daß IQ in irgendeiner Form vererbt wird, und es darf nicht so sein, daß es hier ethnische Unterschiede gibt. Denn, wenn es so wäre, dann hätten Forscher wie von Verschuer nicht so unrecht gehabt in ihrer wissenschaftlichen Analyse und ihrem gesellschaftlichen Einsatz. Genau das ist aber meiner Meinung nach völlig falsch. Das Bemerkenswerte ist nicht, daß Genetiker wie von Verschuer sich auf möglicherweise schlecht dokumentierte oder gar manipulierte wissenschaftliche Ergebnisse stützten, sondern daß sie die Gerechtigkeit verraten haben. Sie benutzten ihre phänotypischen Erkenntnisse über Personen, die den vorherrschenden gesellschaftlichen Normen widersprachen, um diese Menschen als *minderwertig* einzustufen. Sie handelten weniger gegen die Wahrheit als gegen die Gerechtigkeit. Durch ihre Arbeiten ließ sich die Praxis der unfreiwilligen Massen-Sterilisierung ebenso begründen wie die Internierung in einem KZ. Die Humangenetik wurde zum Werkzeug der Nazis und eröffnete so die Möglichkeiten, mit diesen als minderwertig eingestuften Personen zu machen, was der NS-Ideologie entsprach.

Es war verhängnisvoll, daß die damaligen Humangenetiker ohne zu zaudern ihre Patienten und Klienten als *minderwertig* einstuften. Für die Psychiater war es eine Selbstverständlichkeit, die Schizophrenen und Manisch Depressiven *minderwertig* zu nennen. Die Anthropologen nannten selbstverständlich die Schwarzen *minderwertig*. Wer einen niederen Verstand hatte, wurde selbstverständlich *minderwertig* genannt. Die Juden wurden nach dem deutschen Einmarsch in die UdSSR und dem Beginn der „Endlösung" von den Gelehrten als *minderwertig* bezeichnet. Auf einer der untersten Stufen der Einschätzung standen die Kriminellen. Kriminalität galt als erblich. Die Zigeuner waren, nach der Meinung der Experten, zu über neunzig Prozent die Nachkommen des europäischen kriminellen Subproletariats. Bei all diesen Bewertungen war eine Grenze überschritten: Es ist nicht Sache der Wissenschaft, Werte aufzustellen. Gewalt-Kriminalität ist kein genetischer Phänotyp. Oder doch? Vor zwei Jahren erschien eine Arbeit, in der überzeugend nachgewiesen wurde, daß einzelne männliche Mitglieder einer holländischen Familie eine Nonsens Mutation im MAO A Gen tragen (12). Diese, aber nicht ihre Brüder, wurden als gewalttätig aggressiv beschrieben. Der Leser konnte zum Schluß kommen, daß der den einzelnen zugeschriebene Mordversuch, die versuchte Vergewaltigung, die Brandstiftung etc. direkte Folge des Gendefekts seien. Eine solche Betrachtungsweise entwürdigt die Betroffenen, indem es den Anschein gibt, die Freiheit der Entscheidung sei den Betroffenen durch die Mutation genommen. Ich habe seinerzeit gegen diese Interpretation geschrieben (13). Ich habe geschrieben, die Betroffenen reagierten spontaner, undurchdachter, im Guten wie im Bösen. Ich habe an die alten Verbrechen erinnert. Ich habe daran erinnert, daß einer der Autoren, Hans Hilger Ropers, Direktor eines Instituts geworden war, das eine fatale Vergangenheit hatte. Herr Ropers antwortete: „Mir bei der Beschäftigung mit dieser Materie unlautere Motive und Geistesverwandtschaft mit der nationalsozialistischen Genetik zu unterstellen ist zwar absurd, deshalb nicht weniger unerträglich, ehrenrührig und infam" (14). Ich befürchte, Herr Ropers hat nicht verstanden, worum es mir ging.

Jeder einzelne sollte sich überlegen, was es bedeutet, wenn es sich herausstellt, daß Schizophrenie und IQ einerseits vererbt und andererseits ethnisch verschieden verteilt sind. Bitte überlegen Sie sich, was das für Sie bedeutet. Und wenn man dann zum Schluß kommt, der andere ist ebenso ein Mitmensch, ob er nun ein solches Allel hat oder nicht, und daß er damit auch die gleichen Rechte hat, dann sind Grundlagen für eine gerechte Gesellschaft gelegt. Wenn das gesellschaftliche Bewußtsein diesen Stand erreicht hat, dann wird die Welt wieder heiter und man kann sagen, die Welt ist einigermaßen in Ordnung. Aber wenn die kommenden Intellektuellen dies nicht wahrhaben wollen und dann letztendlich sagen, Hitler habe doch recht gehabt, dann kippt in der Tat alles um. Ich kann Sie nur bitten, denken Sie darüber nach! Wie würden Sie sich entscheiden, wenn die Humangenetik wirklich zu diesen Ergebnissen kommt? Heißt das dann, daß man den Benachteiligten hilft, oder heißt das, daß man sie als Minderwertige zurückstößt und so vernichtet?

Ich komme noch einmal zurück auf das Buch von Julien Benda. Es scheint mir außerordentlich wichtig zu sein, noch einmal darauf hinzuweisen, was er gesagt hat: Viele Intellektuelle seiner Zeit – und ich sage, auch viele Intellektuelle unserer Zeit – haben immer wieder Wahrheit, Vernunft und/oder Gerechtigkeit verraten. Ich bitte Sie, darüber nachzudenken im einzelnen Detail, was das für Konsequenzen hat. Erst wenn wir uns dazu entschließen, daß Wahrheit Hand in Hand mit Gerechtigkeit zu gehen hat, und daß es weder nur das eine oder nur das andere sein darf, dann gehen wir in eine Zukunft, in der man freudig leben möchte.

Frage: Was ist Gerechtigkeit? Wer sagt uns, was gerecht ist?

Antwort: Altmodisch, wie ich bin, empfehle ich Ihnen, die fünf Bücher Mose, die Propheten und die Psalmen zu lesen. Da erfahren Sie, was zur Grundlage unserer europäischen Vorstellung von Gerechtigkeit gehört. Wenn das Ihnen zu beschränkt oder zu umständlich ist, so gibt es als letztes Instrument Ihr Gewissen. Tun Sie nichts, wozu Ihr Gewissen Nein sagt.

Literatur

1. The Code of Codes. Scientific and Social Issues in the Human Genome Project. Ed. by Kevles DJ & Hood L. Harvard University Press, Cambridge MA, USA, London England, 1992
2. Human Genetic Information: Science, Law and Ethics. Ciba Foundation Symposium 149. John Wiley & Sons, Chicester, 1990
3. Pollack R (1994) Signs of Life. The Language and Meanings of DNA. Houghton Mifflin Company. Boston, New York
4. Benda J (1978) Der Verrat der Intellektuellen. Carl Hanser Verlag, München. Die französische Originalausgabe „La trahison des clercs" erschien 1927, 1946 und 1975 bei den Editions Grasset, Paris
5. Gross RP & Levitt N (1994) Higher Superstition. The Academic Left and its Quarrels with Science. The John Hopkins University Press. Baltimore and London
6. Weinreich M (1946) Hitler's Professors. The Part of Scholarship in Germany's Crimes against the Jewish People. Yiddish Scientific Institute – YVO, New York, 1946. Dieses vorzügliche Buch ist bezeichnenderweise nicht ins Deutsche übersetzt worden. Das Original ist in sehr wenigen deutschen Bibliotheken vorhanden
7. Müller-Hill B (1984) Tödliche Wissenschaft. Die Aussonderung von Juden, Zigeunern und Geisteskranken 1933–1945. Rowohlt Taschenbuch Verlag, Reinbek
8. DFG-Akte von Verschuer. Bundesarchiv Koblenz R73-15342. Zitiert in 6
9. Forschung im Spannungsfeld von Politik und Gesellschaft. Geschichte und Struktur der Kaiser-Wilhelm/Max-Planck-Gesellschaft. Herausgegeben von Vierhaus R und vom Brocke B. Deutsche Verlagsanstalt, Stuttgart, 1990
10. Kelsoe et al (1989) Re-evaluation of the Linkage Relationship between Chromosome 11p Loci and the Gene for Bipolar Affective Disorder in the Old Order Amish. Nature 238
11. Sherrington R et al (1988) Localisation of a Susceptibility Locus for Schizophrenia on Chromosome 5. Nature 336, 164–167
12. Brunner HG, Nelen M, Breakefield XO, Ropers HH, von Ost BA (1993) Abnormal Behavior Associated with a Point Mutation in the Structural Gene for Monoamine Oxidase A. Science 262, 578–580
13. Müller-Hill B (1994) Humangenetik der Gewalttätigkeit, Frankfurter Allgemeine Zeitung, 30. März 1994; Die Macht der Wörter, Frankfurter Allgemeine Zeitung, 7. Juni 1994.
14. Ropers HH (1994) Mit genetischen Unterschieden verantwortungsvoll umgehen. Frankfurter Allgemeine Zeitung, 14. April

Gen und Ethik:
Zur Struktur des moralischen Diskurses über die Gentechnologie

K. Bayertz und Christa Runtenberg

1
Sinn und Grenzen moralischer Diskussion

Die ethische Debatte über die Gentechnologie ist so alt wie diese selbst und wesentlich älter als alle praktischen Anwendungen dieser Technologie. Man wird daher sagen können, daß noch keine andere neue Technologie *vor* ihrer praktischen Anwendung und begleitend zu den ersten Anwendungsversuchen so intensiv öffentlich diskutiert wurde. Dies gilt auch für die direkte Anwendung auf den Menschen, auf die wir uns in diesem Beitrag konzentrieren werden. So hatte bereits 1971 – also nahezu zwanzig Jahre vor dem ersten klinischen Heilversuch mit gentechnologischen Methoden – W. French Anderson, einer der Pioniere auf dem Gebiet der Gentherapie, für eine breite öffentliche Diskussion über die therapeutische Anwendung der Gentechnologie plädiert. Die Fehler, die bei der Einführung anderer Technologien – insbesondere der Nutzung der Kernenergie – gemacht wurden, als man die Öffentlichkeit zu spät und unzureichend mit den möglichen Folgen konfrontiert habe, sollten im medizinischen Bereich dadurch vermieden werden (Anderson 1972).

Gleichwohl muß nach zwei Jahrzehnten intensiver Diskussion über die Gentechnologie und die moralischen Probleme ihrer Anwendung konstatiert werden, daß ein umfassender gesellschaftlicher Konsens nicht erzielt werden konnte. Auch gegenwärtig wird eine sehr kontroverse Debatte über die Gentechnologie geführt: Die Frontstellung zwischen „Befürwortern" und „Gegnern" existiert nach wie vor;[1] ihre jeweiligen Positionen sind weitgehend unerschüttert, ihre Argumente weitgehend unverändert geblieben. Dieser Befund muß diejenigen enttäuschen, die moralische Diskussionen mit dem Ziel der Einigung führen; bei näherer Überlegung sollte er freilich niemanden überraschen. In modernen Gesellschaften sind ethische Fragen *typischerweise* umstritten, ein Konsens besteht nur ausnahmsweise. Man kann es bedauern, de facto aber gibt es bei der Beantwortung solcher Fragen bestenfalls Mehrheiten.

---

[1] Diese Frontstellung existiert – entgegen anderslautenden Meldungen – international und ist kein spezifisch deutsches Problem. Auch ist der Prozentsatz der Gegner der Gentechnologie in Deutschland nur geringfügig höher als in Ländern wie den USA oder Japan, die als besonders fortschritts- und technikfreundlich gelten.

Im Hinblick auf die moralische Beurteilung von Technologien wird man dafür (mindestens) zwei Gründe in Erwägung ziehen müssen. Erstens hängen moralische Urteile über neue Technologien stets von Annahmen über ihre faktischen Konsequenzen ab, z. B. von Annahmen über die mit ihrer Anwendung verbundenen Risiken. Solche Annahmen sind empirischer Natur und daher grundsätzlich wissenschaftlich prüfbar – aber eben nur „grundsätzlich", denn in der Praxis stößt diese Überprüfung auf zahlreiche Schwierigkeiten. Dies gilt vor allem für die frühen Stadien: Erfahrungen mit der betreffenden Technologie und mit ihrer Anwendung liegen naturgemäß noch nicht vor und alle Annahmen über die Gefährlichkeit oder Ungefährlichkeit der betreffenden Technologie beruhen auf (mehr oder weniger begründeten) Spekulationen. Mit dem Fortschreiten der Entwicklung lösen sich diese Schwierigkeiten im allgemeinen schrittweise auf; doch es verdient hervorgehoben zu werden, daß sie ihrer Natur nach niemals vollständig verschwinden können. Weder wäre eine Serie schwerer Unfälle ein konklusives Argument gegen die Technologie (man kann aus diesen Unfällen ja lernen und die Technologie verbessern), noch wäre die Tatsache, das bisher alles gut gegangen ist, ein Beweis, daß die Technologie ungefährlich ist (schon morgen kann eine Serie schwerer Unfälle einsetzen). Mit einem Wort: Obwohl die empirischen Grundlagen für die Bewertung einer Technologie prinzipiell wissenschaftlich erkannt werden können, werden auf diesem Gebiet de facto niemals letzte Gewißheiten zu gewinnen sein. Wir tappen bei der Bewertung von Technologien unausweichlich in einem empirischen Halbdunkel, das viel Raum für unterschiedliche Auffassungen läßt.

Der zweite Grund für die Fortdauer des Dissenses ist der moralische Pluralismus. Es gibt in der modernen Gesellschaft unterschiedliche Auffassungen über das, was moralisch richtig und was falsch ist. Wer z. B. der Überzeugung ist, daß menschliche Embryonen denselben moralischen Status wie Erwachsene besitzen, wird gentechnische Experimente mit solchen Embryonen für moralisch verwerflich halten; wer ihnen diesen Status nicht zubilligt, wird eher bereit sein, solche Experimente für zulässig zu halten. Es gibt keinen Grund für die Annahme, daß solche grundlegenden moralischen Differenzen jemals „überwunden" werden könnten; und es ist überdies auch fraglich, ob eine „Überwindung" des moralischen Pluralismus überhaupt wünschenswert ist. Wir haben uns daher nicht nur mit dem gegenwärtigen Faktum des Pluralismus abzufinden, sondern werden auch in Zukunft mit den moralischen Differenzen und Kontroversen leben müssen, die sich aus ihm zwangsläufig ergeben. (Wem dies als eine Kapitulation erscheint, der möge erwägen, worin die Alternative bestünde und mit welchen Mitteln sie realisiert werden müßte.)

Wenn sich moralischer Konsens vor diesem Hintergrund als unwahrscheinlich erweist: welchen Sinn kann die öffentliche Diskussion über die Probleme der Gentechnologie unter diesen Voraussetzungen noch haben? Sind alle moralischen Diskussionen nicht verlorene Liebesmüh? Eine solche Schlußfolgerung wäre aus zwei Gründen voreilig. Erstens macht die Unmöglichkeit eines umfassenden Konsenses partielle Konsense durchaus nicht unmöglich. Ein Beispiel dafür ist die Bewertung der Gentherapie, die sowohl in der Öffentlichkeit wie auch in der fachlichen Diskussion überwiegend als eine begrüßenswerte Erweiterung der medizinischen Optionen angesehen wird. Zweitens: selbst wo sich solche partiellen Konsense als nicht realisierbar herausstellen, behalten moralische Diskussionen ihren Sinn darin, daß sie zu einem besseren Verständnis des betreffenden Konfliktes führen können. Die Beteiligten wissen nach einer entsprechenden Diskussion oft besser und genauer, *worin* sie nicht übereinstimmen und *welcher Natur* dieser Dissens ist. Möglicherweise gewinnen sie damit auch ein besseres Verständnis sowohl ihrer eigenen Position als auch der Überzeugungen ihrer Diskussionspartner; auf diese Weise kann nicht nur die Toleranz, sondern auch die Rationalität des Dissenses gefördert werden. Die Unwahrscheinlichkeit von moralischen Konsensen ist daher kein Argument gegen moralische Diskussion.

Dabei darf nicht übersehen werden, daß eine solche Verständigung durch moralische Diskussion nicht schon garantiert ist. Diskussionen können auch das Verständnis erschweren; sie können Gräben vertiefen oder Meinungsverschiedenheiten unnötig zuspitzen; sie können falsche Fronten erzeugen und in die Irre führen. Diese Gefahr besteht vor allem dann, wenn solche Diskussionen „strategisch" (d.h. nicht mit dem Ziel der Verständigung, sondern mit der Absicht, den Gegner zu „besiegen") geführt werden, oder wenn die Beteiligten über die Voraussetzungen und Implikationen ihrer eigenen Überzeugungen im Ungewissen sind, wenn sie keine Klarheit über den Sinn und die Grenzen von Moral besitzen, wenn sie unscharfe Begriffe benutzen und sich auf unzulässige Argumentationsformen stützen. Um die bescheidenen Ziele moralischer Diskussion erreichen zu können, ist es daher wichtig, Klarheit über die Bedeutung von Begriffen, über die verschiedenen Ebenen einer Diskussion und über die in ihr benutzten Argumentationstypen zu gewinnen.

Überblickt man die vergangenen zwei Jahrzehnte der moralischen Diskussion über die Anwendung der Gentechnologie am Menschen, so lassen sich drei Typen der Argumentation unterscheiden (cf. Bayertz 1991). Meist werden diese drei Argumentationstypen im tatsächlichen Diskurs nicht unterschieden; in ein und demselben Text treten oft mehrere Typen miteinander vermischt auf. Es kann daher zur Klarheit des Diskurses beitragen, diese Argumentationstypen zu rekonstruieren und gegenüberzustellen.

2
Drei Typen ethischer Argumentation

2.1. Grundlegend für den ersten – den „kategorischen" – Argumentationstyp ist die Annahme, daß bestimmte menschliche Handlungen *in sich verwerflich* sind. Ihre Verwerflichkeit ergibt sich nicht aus den Folgen, die mit den betreffenden Handlungen verbunden sind, sondern ergibt sich aus ihrer inneren Natur. Für den hier vorliegenden Zusammenhang würde dies bedeuten, daß die Gentechnologie auch dann moralisch verworfen werden müßte, wenn ihre praktische Anwendung nicht mit besonderen „materiellen" Risiken ökonomischer, ökologischer oder gesundheitlicher Art verbunden ist. In der einschlägigen Literatur bezieht sich der kategorische Typ vor allem auf das Argument, mit dem Gentransfer überschreite der Mensch seine Grenzen: er „spielt Gott". Die Grenzüberschreitung wird nach zwei Seiten kritisiert:

(a) Auf der einen Seite beruht das Projekt der Gentechnologie auf der Übersteigerung und Verabsolutierung der menschlichen Subjektivität. Der Mensch sucht eine Verfügungsmacht über die Natur zu erlangen, die weit über das hinausgeht, was er zu verantworten in der Lage ist. Er will sich damit über die Grenzen hinwegsetzen, die ihm gesetzt sind, und maßt sich eine „neue Schöpferrolle" (Jonas 1987: 204) an, indem er die Evolution der Organismen für seine Zwecke auszurichten versucht und dann zur Manipulation seiner selbst fortschreitet. Andere Autoren betrachten die Entwicklung von Gendiagnostik und Gentherapie als den anmaßenden Versuch, eine gerechtere Schöpfungsordnung zu schaffen, die frei von Krankheit, Leid und Behinderung ist (Löw 1984: 147). Dabei schafft der Mensch die Illusion, daß Gesundheit technisch machbar und als Ware zu kaufen sei. Die Fähigkeit wird aufgegeben, sich auch in gegebene Grenzen des Daseins einfügen und Geschicke annehmen zu können; die Fähigkeit, das genetische Schicksal zu akzeptieren ist in der modernen Anspruchsgesellschaft verloren gegangen. Der in der Gendiagnostik und -therapie enthaltene Glaube an die Machbarkeit von Gesundheit und Ausrottung aller leidvoller Lebensphasen muß daher als eine Verirrung der Wohlstandsgesellschaft und als Gefährdung der sozialen Humanität betrachtet werden (Eid 1991: 195 f; Eibach 1986: 99).

(b) Auf der anderen Seite impliziert die Gentechnologie ein Verständnis von Natur als einem bloßen Gegenstand technischer Manipulation; der eigenständige Wert der Natur als solcher wird damit ignoriert. Nach Jonas muß aber spätestens dort, wo die Manipulation des Menschen auf der Tagesordnung steht, die „Kategorie des Heiligen" ins Spiel gebracht werden. Die Existenz und Würde des Menschen ist nur noch zu retten, wenn die menschliche Natur als „heilig" respektiert wird. Der Begriff der Heiligkeit ist in diesem Zusammenhang weniger mit einem religiösen Sinn verbunden; vielmehr geht es darum, den Respekt vor der menschlichen Natur aufrechtzuerhalten und ihre Integrität dem bloßen Kosten-Nutzen-Kalkül zu entziehen.

2.2. Während der kategorische Argumentationstyp vor allem auf die Identifikation der unüberschreitbaren Grenzen menschlichen Handelns zielt, ist der zweite Argumentationstyp, den wir hier vorstellen möchten, eher daran interessiert, die Bedingungen zu formulieren, unter denen die Anwendung der Gentechnologie *zulässig* ist. Dieser „pragmatische" Argumentationstyp stellt den individuellen Patienten und sein Leiden in den Mittelpunkt der ethischen Bewertung und geht davon aus, daß alle Handlungen legitim sind, die das Leiden von Menschen vermindern oder beseitigen. Die Gentechnologie erscheint aus dieser Perspektive in erster Linie nicht als eine Bedrohung, sondern als eine Verheißung. Die *Genomanalyse* trägt zur Verhinderung oder Linderung schweren Leidens durch die frühe Diagnose behandelbarer Krankheiten bei. Ihr prädiktiver Charakter eröffnet die Vorteile frühzeitiger Erkenntnis von Krankheiten oder Krankheitsdispositionen und schafft auf diese Weise neue und effektivere Handlungsoptionen: sei es durch medizinische Intervention oder sei es durch präventive Veränderungen der Lebensweise. Von der *Gentherapie* ist die Möglichkeit der

Heilung oder zumindest Linderung zahlreicher Krankheiten zu erwarten, darunter auch solcher Krankheiten (die meisten erblichen Defekte, aber auch Krebs oder AIDS), die gegenwärtig noch weitgehend unbehandelbar sind. Zusammenfassend gilt damit: für den pragmatischen Argumentationstypus ergibt sich die Legitimität der Gendiagnostik und Gentherapie in erster Linie aus dem mit ihnen verbundenen medizinischen Nutzen für den einzelnen Patienten.

Aus der Sicht dieses Argumentationstyps würde darüber hinaus auch gegen das Gebot der Gerechtigkeit verstoßen, würde man Individuen, die aus der medizinischen Anwendung der Gentechnologie Nutzen ziehen können, die entsprechende Möglichkeit vorenthalten. So darf das Recht auf Nichtwissen nicht zum Zwang des Nichtwissens werden; es besteht eine Verpflichtung von Seiten der Gesellschaft, Personen, die von Natur aus - durch einen entsprechenden genetischen Defekt - benachteiligt sind, nach Maßgabe der medizinischen Möglichkeiten zu helfen und ihnen eine selbstbestimmte Lebensplanung zu ermöglichen. Analog dazu wäre es eine unzulässige Ungleichbehandlung, Patienten mit gentechnologisch behandelbaren Krankheiten die Therapie zu verweigern, während anderen Patienten moderne Behandlungsmethoden zuteil werden. Patienten mit genetischen Erkrankungen haben – ebenso wie andere Kranke – ein moralisches Recht auf Hilfe (Münk 1991: 151; Lenk 1992: 219).

Dies alles impliziert nun keineswegs einen „Freibrief" für die Gentechnologie. Deren Legitimität wird vielmehr an Bedingungen geknüpft, unter denen die technische Sicherheit des Verfahrens an erster Stelle steht. Die biologisch-medizinischen Risiken jedes Eingriffs müssen kontrollierbar sein; der mit dem Eingriff verbundene Nutzen muß für den jeweiligen Patienten größer sein als der Schaden sowohl des Eingriffs selbst als auch der Nichtbehandlung.

Eine zweite Voraussetzung ist die Sicherung der Autonomie des betreffenden Patienten. Im Hinblick auf die Gendiagnostik muß jeder das Recht haben, über die Durchführung entsprechender Tests selbst zu entscheiden. Aus dem Recht der informationellen Selbstbestimmung läßt sich das Recht auf die Kenntnis der eigenen genetischen Ausstattung begründen; es läßt aber zugleich ein Recht auf Nichtwissen ableiten: niemand soll zu Diagnosen seiner genetischen Ausstattung – direkt oder indirekt – gezwungen werden dürfen. Im Hinblick auf die Gentherapie ist zu beachten, daß der experimentelle Charakter dieses Verfahrens gegenwärtig noch im Vordergrund steht. Hier sind daher die geltenden ethischen und rechtlichen Regeln für Humanexperimente zu beachten, die eine gründliche Aufklärung über das Verfahren und über die möglichen Risiken verlangen. Umstritten ist dabei die Frage, ob gentherapeutische Verfahren, die noch nicht als Standardbehandlung gelten können, an Kindern oder anderen Patienten, die nicht über die notwendige Kompetenz zum „informed consent" verfügen, durchgeführt werden dürfen. Weitgehend wird dies bejaht für Patienten mit infauster Prognose.

2.3. Im Unterschied zum „pragmatischen" Argumentationstypus, der sich auf die Interessen des individuellen Menschen konzentriert, stellt der dritte – der „gesellschaftspolitische" – Argumentationstyp die sozialen Folgen der Gentechnologie und ihrer Anwendung in den Vordergrund. Eine besondere Rolle spielen

dabei die nicht-intendierten sozialen Folgen. Es ist ja eine inzwischen wohlbe-
kannte Tatsache, daß die Anwendung von Technologien (z. B. des Automobils)
neben den beabsichtigten individuellen Folgen (bequeme Fortbewegung) auch
unbeabsichtigte kollektive Folgen (Umweltbelastung, Verkehrstote) hat. Es gibt
keinen Grund für die Annahme, daß dies bei der Gentechnologie grundsätzlich
anders sein sollte: „Unbestreitbaren Vorzügen im Einzelfall stehen ungeheure
Bedrohungen insgesamt gegenüber" (Klees 1989: 54). Dieses mögliche Auseinan-
derklaffen zwischen indiviuellem Nutzen und gesellschaftlichen Risiken wird am
Beispiel der Genomanalyse besonders deutlich. So nützlich dieses Instrumentarium auch im Hinblick auf die frühzeitige Erkennung von Defekten für das Individuum sein mag, so wenig darf beispielsweise die Tatsache übersehen werden,
daß die bei jeder Analyse anfallenden Daten auch für Versicherungen, Arbeitgeber und Behörden von großem Interesse sind und in ihren Händen zu einem
Werkzeug der Benachteiligung, der Diskriminierung und der Selektion werden
können (cf. Bayertz/Schmidtke 1994).

Es sind vor allem zwei Argumente, die von den Vertretern des gesellschaftspolitischen Argumentationsstils immer wieder vorgebracht werden. Das Argument
der falschen Prioritätensetzung deutet die medizinische Anwendung der Gentechnologie als Ausdruck einer grundlegenden Fehlorientierung der medizinischen Wissenschaft und des Gesundheitswesens insgesamt. Es kritisiert die
einseitige Bevorzugung der naturwissenschaftlich-technischen Denk- und
Handlungsweise der modernen Medizin und die daraus resultierende High-
Tech-Orientierung. Organismen, auch der menschliche, werden im Rahmen dieser Denkweise als eine nach Naturgesetzen funktionierende Maschine gedeutet
und wie ein physikalisches und chemisches Objekt mittels experimenteller Methode untersucht; Krankheiten werden dementsprechend als kausal zu erklären-
de Störungen des normalen Funktionsablaufs erklärt. Der Begriff des „biomedizinischen Modells" verweist auf den Zusammenhang von Molekularbiologie und
experimenteller Medizin: die molekularbiologische Forschung orientiert sich an
medizinischen Problemstellungen, indem sie die Erforschung humanpathologi-
scher Phänomene mit ihren physiologischen Auswirkungen zu ihrem Gegenstand macht. „Krankheit" und „Gesundheit" des Menschen werden auf dem
theoretischen und methodischen Niveau der Molekularbiologie des Menschen
erforscht, erklärt und kontrolliert (Hohlfeld 1992: 325). Der psychosoziale Zusammenhang von Krankheitsgeschehen, seine komplexen sozialen und ökologischen Ursachen werden systematisch vernachlässigt; das Gesamtindividuum
und seine Lebensbedingungen werden außer acht gelassen. Ein reduktionisti-
sches Menschenbild wird vertreten.

In Zusammenhang mit der biomedizinischen Ausrichtung der naturwissenschaftlichen Medizin muß ihre gesellschaftliche und ökonomische Verflechtung
gesehen werden, die, so die gesellschaftspolitische Argumentation, mit dem Begriff des „medizinisch-industriellen Komplexes" bezeichnet werden kann, der
über medizinische Interpretationsansätze und Therapieformen entscheidet. Diese Verflechtungen der Biomedizin mit ökonomischen, politischen und sozialen
Interessen und Strukturen wird zur Priorität der High-Tech-Orientierung führen
und alternative, ganzheitliche und sozialwissenschaftlich-politisch orientierte

Therapiemodelle unberücksichtigt lassen (Trojan/Stumm 1992: 350 ff). Als Beispiele werden vor allem die Therapie mit Humaninsulin oder die Krebsdiagnostik und -therapie genannt. Statt der Förderung der Prophylaxe durch gesundheitsfördernde Ernährungs- und Lebensbedingungen wird durch gentechnische Verfahren nachträglich aber gewinnträchtig repariert. Kritisiert wird auch die Verteilungsgerechtigkeit bei medizinischen Ressourcen. Im Fall der Gentherapie, des Genom-Projekts und der Gendiagnostik werden beträchtliche Mittel sowohl an Geld wie auch an Forschungskapazitäten in den Wohlstandsgesellschaften eingesetzt, obwohl vier Fünftel der Weltbevölkerung gar keinen Zugang zu moderner medizinischer Versorgung besitzen. Es ist zu fragen, ob dieser Aufwand akzeptabel ist.

Vielleicht noch wichtiger ist die Rolle des zweiten Arguments, das von den Vertretern des gesellschaftspolitischen Argumentationstypus benutzt wird: des „slippery-slope-Arguments". Mit der Anwendung der Gendiagnostik und -therapie geraten wir auf eine abschüssige Bahn und enden ungewollt und unbemerkt in einer inhumanen Praxis unverantwortlichen Umgangs mit unseren Nachkommen. Aus zunächst harmlosen oder gar wohltätigen Anwendungen kann sich demnach Schritt für Schritt eine Praxis des Mißbrauch der Gentechnologie zum Zweck der Selektion oder Menschenzüchtung ergeben.

Zu den Faktoren, die ein solches Abgleiten auf der schiefen Bahn („slippery slope") begünstigen könnten, gehört zunächst die Schwierigkeit einer klaren Unterscheidung zwischen therapeutischem Handeln und „Verbesserungen" des Menschen. Der Krankheitsbegriff, auf dessen Grundlage diese Unterscheidung meist durchgeführt wird, ist keineswegs klar und eindeutig. Ist etwa Kleinwüchsigkeit eine Krankheit? Wenn ja: von welcher Marke an? Hinzu kommen die Schwierigkeiten der Unterscheidung zwischen (zulässiger) Prävention und (unzulässiger) Steigerung. Es ist beispielsweise unstrittig, daß die Korrektur einer genetischen Veranlagung zum Herzinfarkt als „Prävention" zu gelten hat; unzweifelhaft ist aber auch, daß die Korrektur *aller* Krankheitsdispositionen bei einem Individuum als „Verbesserung" zu gelten hätte, denn natürlicherweise hat jeder Mensch mehrere solcher Dispositionen. Wo sollte die Grenze der Prävention festgelegt werden?

Als ein weiterer Faktor wird meist der (verständliche) Wunsch der meisten Eltern nach gesunden Kindern genannt, der in Kombination mit dem Ehrgeiz der Ärzte und dem Interesse der Institutionen des Gesundheitswesens an Kostenbegrenzungen zu einem Klima der Ablehnung und Feindschaft gegenüber Krankheit und Behinderung führen kann. Heute sieht die Mehrzahl der Bürger die pränatale Selektion genetisch geschädigter Föten als legitime ärztliche Aufgabe an; auch innerhalb der ethischen Debatte wird überlegt, ob nicht durch negative Eugenik begründete Abtreibungswünsche sogar moralisch geboten und verpflichtend sein sollen, wenn damit schwerstes Leid verhindert wird (Sass 1987: 53; Birnbacher 1987: 227). Dieses Urteil der eugenisch indizierten Abtreibung als legitime ärztliche Handlung gilt „ungeachtet der Tatsache, daß die Perspektive dieser Selektion eher die des auswählenden Züchters als die des behandelnden Arztes ist. Im Kern ist eugenisch begründete Abtreibung nicht Therapie oder Prävention, sondern vorgeburtliche Euthanasie" (v. d. Daele 1989: 220). Es ist daher keineswegs auszuschließen, daß die gesellschaftliche Akzeptanz der genetischen Selektion von Föten im Rahmen der Pränataldiagnostik einem eugenischen Denken Vorschub leistet.

Untermauert wird das slippery-slope-Argument nicht zuletzt auch durch die historischen Erfahrungen mit der im Namen der Eugenik betriebenen Praxis der Zwangssterilisation während des „Dritten Reiches" und den Verweis auf das berüchtigte Ciba-Symposium von 1962, auf dem renommierte Wissenschaftler als vehemente Verfechter eugenischer Maßnahmen mit haarsträubenden Vorschlägen – wie die Erzeugung von beinlosen Menschen mit Greifschwänzen (Haldane 1962: 384) – aufgetreten sind.

3
Zur Bewertung der drei Argumentationstypen

Nach der (möglichst neutralen) Darstellung der drei Argumentationstypen ist nun nach ihrer jeweiligen Tragweite zu fragen. Wo liegen die Stärken, wo die Schwächen der verschiedenen Typen?

Relativ kurz und einfach ist diese Frage im Hinblick auf den *pragmatischen* Argumentationstypus zu beantworten. Seine Stärke liegt in der Konzentration auf das Individuum und den Wert der Gesundheit. Das moralische Recht des einzelnen auf die Verminderung von Leiden findet hier seinen berechtigten Ausdruck. Dieser Argumentationstyp stellt zudem ein relativ präzises Instrumentarium der ethischen Analyse einzelner Fälle, der Entscheidungsfindung und -begründung zur Verfügung (Beauchamp/Childress). Zugleich aber liegt in der Konzentration auf das Individuum auch die Grenze dieses Argumentationstyps: Die Konzentration auf das unmittelbare medizinische Handeln führt zu einem einseitigen Bild, das leicht den gesellschaftlichen Kontext aus dem Blickfeld verdrängt. Die sozialen Voraussetzungen und Konsequenzen von Genomanalyse und Gentherapie werden nicht – oder nur ungenügend – berücksichtigt. Hinzu kommt außerdem, daß dieser Argumentationstypus die jeweils herrschenden Wertpräferenzen unbefragt voraussetzt.

Diese Einseitigkeit kann durch den *gesellschaftspolitischen* Argumentationstyp korrigiert werden. Überdies ist die grundsätzliche Berechtigung seiner beiden zentralen Argumente („falsche Prioritätensetzung" und „slippery slope") nicht von der Hand zu weisen. Die eindimensionale Orientierung der modernen Medizin auf die naturwissenschaftliche Denkweise und auf technische Problemlösungen sind eine nicht zu bestreitende Tatsache. Zu fragen ist allerdings, ob damit die medizinische Anwendung der Gentechnologie *spezifisch* getroffen wird oder ob es nicht auf die gesamte high-tech-Medizin zutrifft? Und mehr noch: ob es nicht die gesamte Lebensführung in entwickelten Gesellschaften trifft, die auf einer weltweit ungerechten Verteilung von Ressourcen beruht? Solange die ungerechte Verteilung insgesamt herrscht, kann eine Ablehnung speziell von Genomanalyse und Gentherapie aufgrund dieser grundsätzlichen Kritik nur schwer gegenüber den Menschen, die an erblichen Krankheiten leiden, vertreten werden.

Auch dem slippery-slope Argument ist seine prinzipielle Berechtigung nicht bestreitbar. Die Gefahr des Abgleitens in unverantwortliche Praktiken ist evident und muß immer wieder in Erinnerung gerufen werden. Dabei ist allerdings zu beachten, daß dieses Argument nur dann Sinn macht, wenn es nicht überzogen, d. h. wenn die *Gefahr* des Abgleitens nicht zu einer *Unausweichlichkeit* überstrapaziert wird. Durch entsprechende moralische Regelungen und politische Maßnahmen (wachsame Öffentlichkeit, Richtlinien, Gesetze etc.) kann grundsätzlich verhindert werden, daß ein Abgleiten auf der schiefen Bahn unaufhaltsam wird. Dies ist sicher nicht immer einfach; im Hinblick auf die Genomanalyse und die Gentherapie werden solche Maßnahmen schon seit langem diskutiert, einige sind auch bereits praktisch implementiert. Damit ist dem slippery-slope-Argument allerdings seine Schärfe weitgehend genommen: es hat den Status einer Warnung vor Gefahren, gegen die man sich durch Vorsicht und Klugheit schützen kann; es hat nicht mehr den Status eines Einwandes, der es rechtfertigen könnte, die Anwendung der Gentechnologie auf den Menschen prinzipiell zu verwerfen. Denn es wäre sicher nicht gerechtfertigt, aufgrund vermeidbarer Risiken eine Technologie zu verwerfen, die mit einem sicheren Nutzen für viele Menschen verbunden ist.

In diesem Sinne kann der gesellschaftspolitische Argumentationstyps als eine sinnvolle und notwendige Ergänzung des auf die unmittelbare Arzt-Patient-Beziehung konzentrierten pragmatischen Argumentationstyp aufgefaßt werden. Und zugleich kann – umgekehrt – der pragmatische Argumentationstyp als eine Ergänzung und als ein Korrektiv des gesellschaftspolitischen Argumentationstyps interpretiert werden. Denn die Vertreter dieses Argumentationstyps neigen unter Hinweis auf die *sozialen* Risiken der Gentechnologie vielfach zu einem voreiligen Verzicht auf ihren *individuellen* Nutzen. Es kann aber kranken und leidenden Individuen nicht zugemutet werden, wegen vermeidbarer sozialer Risiken auf die Therapie ihrer Krankheiten und die Verminderung ihres Leidens zu verzichten.

Damit sind wir bei einem wesentlichen Argument des *kategorischen* Argumentationstypus angelangt. Auch bei den Vertretern dieser Art der Argumentation besteht eine Tendenz, sich über die Leiden kranker Individuen hinwegzusetzen. Begründet wird dies hier in erster Linie mit dem Argument, daß auch Leiden seinen Sinn haben kann und daß das Bestreben, leidvolle Lebensphasen zu eliminieren, zum Verlust eines integralen Bestandteils menschlichen Lebens führen kann. Es wird befürchtet, daß dieses Bestreben zu einer Erwartung der technischen Machbarkeit von Gesundheit und Glück und damit zu einer abnehmenden Fähigkeit führt, Leiden zu ertragen. Das Ergebnis eines solchen Strebens sei nicht mehr, sondern *weniger* Humanität (Mieth 1991: 127; Eid 1991: 195 f.).

In diesem Argument drückt sich zum einen die Befürchtung aus, daß die Eliminierung leidvoller Lebensphasen zur Beseitigung solidarischer Krisenhilfe und zum Verlust sozialer Humanität führt. Die Verminderung von Leid soll nicht verhindert werden, aber die technischen Möglichkeiten sollten nicht zum Verlust sozialer Fähigkeiten zur Hilfeleistung in Leidenssituationen führen.

Es ist aber zu fragen, ob das Plädoyer für die Entsagung, die Fähigkeit des einzelnen, sein Schicksal auch annehmen zu können, sich in eine *allgemein ver-*

bindliche Norm transformieren läßt. Sich selbst an dem Lebensideal der Entsagung zu orientieren und seinem Leid einen Sinn zu geben versuchen ist eine persönliche Wertentscheidung, die Respekt verdient; diese Entsagung aber allgemein moralisch zu fordern und kranken Patienten eine im Prinzip verfügbare Therapieform aus weltanschaulichen Gründen vorzuenthalten, kann nicht als moralisch akzeptabel bewertet werden.

Auch die Begriffe der „Heiligkeit der menschlichen Natur" oder der unantastbaren „Würde des Menschen", die zur Abwehr gentechnischer Manipulationen am Menschen häufig benutzt werden, führen bei näherer Prüfung zu keiner klaren moralischen Norm. Denn offensichtlich kann nicht *jede* technische Manipulation am Menschen als eine moralisch unzulässige Veränderung seiner Natur oder als Angriff auf seine Würde angesehen werden. Therapeutische Eingriffe im Interesse des Patienten führen auch im Rahmen konventioneller Medizin zu schwerwiegenden chirurgischen Eingriffen. Warum sollen gerade gentechnische Eingriffe *grundsätzlich* unzulässig sein, wenn andere schwerwiegende Manipulationen am Menschen (Transplantationen, Chemotherapie, Amputationen, Hormonbehandlungen, Geschlechtsumwandlung etc.) als zulässig anerkannt werden? Die Anerkennung der Heiligkeit der menschlichen Natur oder der unantastbaren Würde des Menschen ist nicht gleichbedeutend mit der Ablehnung jeglicher Manipulation der menschlichen Physis. Im übrigen schießt der Einwand des „Gott spielens" selbst aus Sicht der christlichen Ethik über das Ziel hinaus. Der christliche Schöpfungsbegriff schließt das Recht auf die Gestaltung der Erde – einschließlich des Menschen selbst – keineswegs aus; ein masochistischer Verzicht auf die aktive Bewältigung des Lebens ist durch die jüdisch-christliche Tradition nicht gewollt (Höffe 1993: 133–136; Amelung 1994: 19 ff; Rahner 1985: 175 f).

Der kategorische Argumentationstypus erweist sich damit als Ausdruck entweder einer nicht verallgemeinerbaren weltanschaulichen Position oder als Ausdruck einer Rat- und Hilflosigkeit, die angesichts grundlegend neuer technischer Möglichkeiten verständlich ist, die aber nicht zu klaren und intersubjektiv nachvollziehbaren Handlungsregeln führt.

4
Das Beispiel der Keimbahntherapie

Ein besonderes Gewicht erhält der kategorische Argumentationstyp, wenn es um die Frage der Zulässigkeit von gentechnischen Eingriffen in die menschliche Keimbahn geht. Der Mensch, so argumentieren die Vertreter dieses Argumentationstyps, dürfe unter keinen Umständen zum Produkt der Technik werden. Die Menschlichkeit des Menschen beruhe auf natürlichem Werden, nicht auf technischem Herstellen. Nur diese natürliche Kontingenz ermögliche es dem Menschen, ein Bewußtsein seiner selbst als einem schicksalhaft entstandenen Wesen zu entwickeln, das als Mitglied einer Gesellschaft seine Rechte ergreifen kann, ohne sie anderen verdanken zu müssen. Wo der natürliche Zusammenhang zugunsten technischer, und sei es auch mit therapeutischer Zielsetzung, angetastet werde, sei der Kern der Humanität, Freiheit und Unabhängigkeit bedroht. Kann bei der somatischen Gentherapie der Patient zustimmen (oder ablehnen), stellt die Keimbahnmanipulation, die an der befruchteten Eizelle ansetzt, die Manipulation der Identität einer Person dar, denn das Erbgut einer befruchteten Eizelle „ist Ausdruck einer Person, die sich selbst gehört, die ihre eigene Identität, ihre eigene biologische Identität in diesem Erbgut repräsentiert sieht" (Löw 1987: 20).

Die Unterscheidung zwischen Gentherapie an Körperzellen und an Keimbahnzellen erscheint im Rahmen des kategorischen Argumentationstyps als eine ontologische Differenz, die zugleich eine ethische Differenz begründet. Der kategorische Standpunkt faßt die befruchtete Eizelle als einen teleologisch verfaßten Keim des Menschen auf, in dem dessen ganze genetische Individualität bereits gegeben ist. Es wird vorausgesetzt, daß die genetische Einmaligkeit mit der personalen Identität zusammenfällt. Die Manipulation der genetischen Basis der Individualität greift demnach in die Integrität der zukünftigen Person ein. Mit diesem Verfahren wird demnach kein Mensch geheilt, sondern die „personale Identität eines Menschen manipuliert, und zwar ganz unabhängig davon, ob die betreffende genetisch verankerte Eigenschaft oder Krankheit gewünscht wird oder nicht" (Löw 1985: 184; vgl. auch Enquete-Kommission 1987: 188). Keimbahnmanipulationen sind deshalb unabhängig von ihren Konsequenzen, „an sich" aufgrund der Art des Eingriffs moralisch verwerflich.

Es kann gefragt werden, ob eine solche Rückführung moralischer Unterschiede auf ontologische Differenzen von Körper- und Keimbahnzellen philosophisch akzeptabel ist (Bayertz 1987: 132–137; Ach 1993: 76). Wie kann dieser Zusammenhang von Ontologie und Moral begründet werden? Vertreter des kategorischen Argumentationstyps greifen zu diesem Zweck interessanterweise auf *konsequentialistische* Argumente zurück: Wenn man die befruchtete Eizelle nur als eine hochkomplexe organische Verbindung betrachte (wie etwa Josuah Lederberg), „dann kann man mit ihr machen, was man will. Denn ‚molekulare Sequenzen' haben soviel Rechte wie Schottersteine" (Löw 1985: 155). Unabhängig davon, ob diese Schlußfolgerung wirklich zwingend ist, muß es verwundern, daß hier „kategorische" Urteile mit konsequenzethischen Argumenten begründet werden – also mit genau der Art von Argumenten, die der kategorische Argumentationstyp überwinden wollte.

Ein anderes Argument „kategorischen Typs" beurteilt die Keimbahntherapie aus der Perspektive der ethischen Zulässigkeit der Mittel zu diesem Ziel. Die Legitimität des Mittels der „verbrauchenden Embryonenforschung" als Voraussetzung für die Keimbahntherapie wird bestritten (Wimmer 1990). Diese Argumentation ist stichhaltig unter der Voraussetzung, daß der Embryo als Wesen mit Persönlichkeitsrechten anerkannt wird; verbrauchende Forschung wird dann als eine Degradierung und Mißachtung seiner Integrität und Selbstzwecklichkeit gewertet.

Über den zugrundeliegenden Persönlichkeitsbegriff läßt sich sicher streiten, die Möglichkeit einer völligen Aufhebung kategorischer Reflexionen zugunsten pragmatischer Güterabwägungen wird hier jedoch widerlegt.

Damit stellt sich die Frage, wie Eingriffe in die Keimbahn aus der Sicht der anderen Argumentationstypen zu bewerten sind. Anders als die kategorische Argumentation kommt die *pragmatische* Argumentation nicht zu einem absoluten „Nein" der Keimbahntherapie. Grundsätzlich sieht sie in diesem Verfahren, sofern es auf die Verminderung krankheitsbedingten Leidens gerichtet ist, ein spezifisch therapeutisches Verfahren, das nach den gleichen Kriterien zu beurteilen ist wie andere Therapien. Dieser Argumentationstypus sieht keinen moralisch relevanten Unterschied zwischen Körper- und Keimbahnzellen und hält es für unmöglich, die Linie zwischen moralisch Zulässigem und Unzulässigem auf der Ebene des Organismus zu ziehen. Vielmehr muß die Linie zwischen den Zielen des Eingriffs gezogen werden. Eine genetische Korrektur zur Verhinderung schweren Leidens kann keine Integritätsverletzung darstellen. Die Modifikation des Erbguts im Sinne der Gesundheit kann nicht als freiheitsbeschränkende Präformation aufgefaßt werden (Birnbacher 1989: 219; Bayertz 1991: 313).

Trotzdem ergeben sich auch aus pragmatischer Sicht verschiedene Gegenargumente gegen die Keimbahntherapie. Diese sind allerdings nicht grundsätzlicher Art, sondern beziehen sich eher auf Fragen der Sicherheit des Verfahrens und der damit zusammenhängenden ungünstigen Nutzen-Risiko-Balance. Gegenwärtig ist die Keimbahntherapie beim Menschen nicht akzeptabel, da die Anforderungen an die Sicherheit des Verfahrens nicht erfüllt werden können und der wissenschaftlich-technische Standard unausgereift ist. Zwar zeigt die tierexperimentelle Praxis, daß übertragene Erbinformation im Empfängergenom nachweisbar ist, allerdings werden weder der genaue Integrationsvorgang noch die Umsetzungsaktivität des übertragenen Gens beherrscht; nur wenige Eizellen überleben den Eingriff, bei vielen überlebenden Tierembryonen kommt es zu schweren Entwicklungsstörungen. Aufgrund der gravierenden Lücken und Mängel auf der naturwissenschaftlich-medizinisch-technischen Ebene wird das Risiko der Keimbahntherapie als zu groß betrachtet. Das Risiko ist insofern ungleich größer als das der somatischen Therapie, da durch eine mißlungene Keimbahntherapie der produzierte Defekt an potentiell unendlich viele Nachkommen weiter gegeben würde. Mögliche Fehlschläge sind nicht beiseite zu legen, das Risiko der Inkaufnahme von Mißbildungen kann nicht eingegangen werden.

In Frage gestellt wird weiterhin, ob die Keimbahntherapie als therapeutisches Instrument überhaupt notwendig ist. Es gibt gegenwärtig keine wirklich zwingende Indikation für die Anwendung dieser Therapie. Eine Diagnose ist nur möglich an durch in vitro Fertilisation entstandenen Embryonen, von denen durch die Teilung der totipotenten Zellen eine Hälfte für diagnostische Maßnahmen genutzt wird, um einen möglichen Defekt zu diagnostizieren. Liegt kein Befund vor, erübrigt sich die Therapie, bei einem positiven Befund könnte die zweite Hälfte behandelt werden. Lehnt man die Abtreibung ab, ist es illegitim, die „verbrauchte" Hälfte der totipotenten Zelle zu vernichten, da hier bereits menschliches Leben vorliegt. Nimmt man die Möglichkeit der Abtreibung hin, besteht keine Notwendigkeit der Behandlung des anderen Teils der Zelle; in diesem Fall wird es allgemein als sinnvoller betrachtet, den Embryo abzutreiben und einen neuen Versuch einzugehen, einen gesunden Embryo zu zeugen (Bayertz 1991: 295; Vogel 1994: 39; Lunshof 1994: 284).

Auch aus gesellschaftspolitischer Sicht bestehen Argumente gegen die Keimbahntherapie. Besonders vor dem Hintergrund der Erfahrungen mit gesellschaftlichen Züchtungsprogrammen aus der Vergangenheit wird befürchtet, daß das Verfahren der Keimbahnmanipulation zur Menschenzüchtung mißbraucht werden kann. Eine Kontrolle ist bei diesem Verfahren nur schwer zu gewährleisten (Münk 1991: 156).

Ein weiteres Argument ist, daß diese Art der Therapie sich am biomedizinischen Modell der Medizin orientiert, zu einer falschen Prioritätensetzung und ungerechten Verteilung der medizinischen Ressourcen führt. Die für die Gesundheitsvorsorge verfügbaren Mittel sollten aus der Sicht dieses Arguments nicht für eine entbehrliche und risikoreiche Methode wie die Keimbahntherapie zur Verfügung gestellt werden (cf. Lunshof 1994: 285).

5
Zusammenfassung und Schlußfolgerung

In diesem Beitrag wurden drei Typen ethischer Argumentation zur Zulässigkeit der Gendiagnostik und Gentherapie am Menschen vorgestellt und diskutiert.

Der kategorische Argumentationstyp formuliert Ängste und Befürchtungen, die wohl jedem bekannt sind, der sich mit den oben genannten Fragen befaßt. Das Unbehagen, eine wichtige Wahrnehmungsinstanz bei moralischen Problemen, darf jedoch nicht auf der Ebene der Intuition verbleiben, sondern muß durch rational nachvollziehbare Gründe untermauert werden, wenn es zu verbindlichen moralischen Regelungen führen soll. Häufig wird das Unbehagen des kategorischen Argumentationstyps in wortgewaltigen Fragen wie der „Darf der Mensch Gott spielen?", formuliert oder geht von weltanschaulichen Fragen aus, die keinen Anspruch auf allgemeine Gültigkeit erheben können und sich daher nicht zur Begründung einer allgemeinen Moral eignen. Tatsächlich greifen auch die Vertreter dieses Typs häufig auf konsequenzialistische Begründungsweisen zurück, um zu differenzierten Entscheidungen und nachvollziehbaren Bewertungen einzelner Handlungsoptionen zu kommen. Die Argumente des kategorischen Typs stehen so meist am Anfang einer Diskussion und werden in deren Verlauf durch die anderen beiden Typen ergänzt bzw. ersetzt.

Der pragmatische Argumentationstyp gibt der moralischen Überzeugung Ausdruck, daß kranke Menschen einen Anspruch auf Hilfe haben. Er stellt zu diesem Zweck ein elaboriertes ethisches Instrumentarium bereit, das es erlaubt, differenzierte und einzelfallbezogene Entscheidungen zu treffen. Die moralischen Rechte des individuellen Patienten finden hier ebenso ihren Ausdruck wie sein legitimer Anspruch auf Selbstbestimmung über alle mit seiner Gesundheit in Zusammenhang stehenden Fragen. Zugleich bildet dieser Fokus auf das Individuum aber auch die Grenze dieses Argumentationstypus.

Hier setzt die Bedeutung des gesellschaftspolitischen Argumentationstyps an. Er verweist auf den Kontext und die gesellschaftlichen Folgen und zeigt, daß das Wohl des einzelnen nicht den einzigen Gesichtspunkt der Bewertung der Gentechnologie bilden kann. So wenig die Interessen der Individuen dem vorgeblichen „Gemeinwohl" geopfert werden dürfen, so wenig dürfen die Individualinteressen verabsolutiert werden. Es kommt vielmehr darauf an, einen auch im

Einzelfall begründbaren Ausgleich zwischen den verschiedenen Gesichtspunkten und Interessen zu finden.

Die Frage nach der „richtigen" Argumentation stellt sich somit nicht im Sinn ausschließender Alternativen. Die relevanten Aspekte aller drei Typen ermöglichen eine differenzierte Reflexion und auch partielle Konsense in einzelnen Regelungsfragen wie z. B. die Ablehnung der Keimbahntherapie, die Ablehnung direktiver genetischer Beratung oder verbessernder somatischer Eingriffe. Wichtig ist die Differenzierung und Reflexion der einzelnen Argumentationstypen in ihren Stärken und Schwächen. Ein sich verschärfender Konflikt zwischen ihnen ist nämlich in einigen Bereichen festzustellen vor allem vor dem Hintergrund wachsender ökonomischer Zwänge und der Kostenexplosion im Gesundheitswesen, die Einfluß ausüben kann auf die Lebensgestaltung und Risikobereitschaft, sprich die Selbstbestimmung des einzelnen.

Literatur

Ach JS, Gaidt A (Hg) (1993) Herausforderung der Bioethik. Stuttgart–Bad Cannstatt
Amelung E (1994) Die Verantwortung der Wissenschaft für das Leben. In: Klingmüller W (Hg): Gentechnik im Widerstreit. 3. Aufl. Stuttgart
Anderson FW (1992) Genetic Therapy. In: Hamilton MP (Hg): The New Genetics and the Future of Man. Grand Rapids, Mitchigan, S 109–124
Bayertz, K (1987) GenEthik. Probleme der Technisierung menschlicher Fortpflanzung. Reinbek bei Hamburg
ders (1991) Drei Typen ethischer Argumentation. In: Sass HM (Hg): Genomanalyse und Gentherapie. Berlin–Heidelberg–New York
Bayertz K, Schmidtke J (1994) Genomanalyse: Wer zieht den Gewinn? Ethische und soziale Probleme der molekulargenetischen Diagnostik erblich bedingter Erkrankungen. In: Mannheimer Forum 93/94; erschienen in der Studienreihe Boehringer Mannheim/ (Hg): Ernst Peter Fischer. München
Beauchamp TL, Childress JF (1989) Principles of biomedical ethics, 3. Aufl., New York
Birnbacher D (1989) Genomanalyse und Gentherapie. In: Sass HM (Hg): Medizin und Ethik. Stuttgart, S 212–231
Daele W van den (1989) „Das zähe Leben des präventiven Zwanges". In: Schuller A, Hein N (Hg): Der codierte Leib. Zürich, S 205–226
Eibach U (1986) Gentechnik. Der Griff nach dem Leben. Eine ethische und theologische Beurteilung. Wuppertal
Eid V (1991) Das Sterben bestehen – Konfliktsituationen am Lebensende. In: Pfammatter J, Christen E (Hg): Leben in der Hand des Menschen. Theologische Berichte; 20. Zürich
Enquete-Kommission des Dt. Bundestages. Catenhusen WM, Neumeister H (Hg) (1990) Chancen und Risiken der Gentechnologie. Dokumentation des Berichts an den Deutschen Bundestag. – 2. Aufl.– Frankfurt am Main; New York
Haldane JBS (1966) Biologische Möglichkeiten für die menschliche Rasse in den nächsten zehntausend Jahren. In: Wolstenholme G (Hg): Das umstrittene Experiment: der Mensch. Elemente einer biologischen Revolution. München, S 367–391
Höffe O (1993) Moral als Preis der Moderne. Ein Versuch über Wissenschaft, Technik und Umwelt. Frankfurt am Main
Hohlfeld R: Prädiktive Medizin. Die schöne neue Welt der Humangenetik. In: Trojan A, Stumm; aaO, S 321–334
Jonas H (1987) Technik, Medizin und Ethik. Praxis des Prinzips Verantwortung. Frankfurt am Main

Klees B (1989) Gentechnik – Fortschritt in die Barbarei. In: Keller C, Koechlin F (Hg): Basler Apell gegen Gentechnologie. Zürich, S 41–87

Lenk H (1992) Zwischen Wissenschaft und Ethik. Frankfurt am Main

Löw R (1984) Diskussionsbeitrag. In: Dokumentation: Ethische und rechtliche Probleme der Anwendung zellbiologischer und gentechnischer Methoden am Menschen. Dokumentation eines Fachgesprächs im BMFT. München, S 145–148

ders (1985) Leben aus dem Labor. Gentechnologie und Verantwortung – Biologie und Moral. München

ders (1987) Ethik und Gentechnik. Philosophische Überlegungen zu einem aktuellen Problem. Köln

Lunshof JE (1994) Keimbahnmodifikation – Was spricht dagegen? Gesellschaftliche Konsensfindung und kategorische Einwände. In: Fischer EP, Geißler E (Hg): Wieviel Genetik braucht der Mensch? Konstanz, S 281–287

Mieth D (1991) Genomanalyse – Pränataldiagnostik, ethische Grenzen? In: Humangenetik – Segen für die Menschheit oder unkalkulierbares Risiko? Beckmann D (Hg); Frankfurt am Main; Bern; New York; Paris

Münk H-J (1991) Die christliche Ethik vor der Herausforderung durch die Gentechnik. In: Pfammatter J, Christen E (Hg): Leben in der Hand des Menschen. Zürich, S 75–165

Rahner K (1985) Zum Problem der genetischen Manipulation. In: Flöhl R (Hg): Genforschung – Fluch oder Segen? München

Sass H-M (1987) Methoden ethischer Güterabwägung in der Biotechnologie. In: Gentechnologie. Chancen und Risiken 13. München, S 89–110

Trojan A, Stumm B (Hg) (1992) Gesundheit fördern statt kontrollieren. Eine Absage an den Mustermenschen. Frankfurt am Main

Vogel F (1994) Man and His Future – 30 Jahre danach. In: Fischer EP, Geißler E (Hg): Wieviel Genetik braucht der Mensch? Konstanz, S 33–42

Wimmer R (1990) Kategorische Argumente gegen die Keimbahntherapie. In: Wils JP, Mieth D (Hg): Ethik ohne Chance? Erkundungen im technologischen Zeitalter. Tübingen, S. 182–209

Risikokonzepte:
Strategien zum Umgang mit Unsicherheit in der Gentechnik

Regine Kollek

1
Einleitung

Die Diskussion über die möglichen Risiken der Gentechnik ist so alt wie die Technik selber. Bald nach dem ersten geglückten Einbau eines Tumor-Virus in ein Bakterium artikulierten eine Reihe von Wissenschaftlern und Wissenschaftlerinnen Besorgnis über die möglichen Gefahren, die von solchen gentechnisch veränderten, auch ‚transgen' genannten Organismen und ihrem neukombinierten Erbmaterial ausgehen könnten. (Krimsky 1982) Diese Besorgnis führte 1974 zur Konferenz in Asilomar und zu einem einjährigen Moratorium, in dessen Verlauf Experimente mit den veränderten Bakterien durchgeführt wurden. Die Ergebnisse dieser Experimente wurden so interpretiert, daß die Risiken der veränderten Organismen nicht größer waren als die der Ausgangsorganismen. Obwohl verschiedene Wissenschaftler Kritik am Design dieser und auch später durchgeführter Experimente und an der Interpretation ihrer Ergebnisse artikulierten (Rosenberg und Simon 1979; Krimsky 1982), flaute die Debatte Ende der 70er Jahre ab. Mitte der 80er Jahre flammte sie jedoch erneut wieder auf. Die Gründe dafür waren:

- die ersten kommerziellen Anwendungen transgener Organismen, die zu einer quantitativen Ausweitung des Umgangs mit ihnen führten;
- die ersten Freisetzungen transgener Bakterien und Pflanzen in die Umwelt, und
- die Tatsache, daß Gene isoliert und verändert werden konnten, die an der Umwandlung normaler Zellen in Tumorzellen beteiligt sind.

Besonders die ersten beiden Entwicklungen führten dazu, daß vor allem in den industrialisierten Staaten über eine rechtliche Regelung der neuen Technologie diskutiert wurde. In der Bundesrepublik Deutschland wurde 1984 eine parlamentarische Enquetekommission einberufen, die einen umfangreichen Bericht zu Stand und Perspektiven sowie zu den Risikopotentialen gentechnischer Entwicklungen vorlegte. Dieser Bericht bildete die Grundlage für den Entwurf des Gentechnikgesetzes (GenTG), das im Juli 1990 verabschiedet, und im Oktober 1993 revidiert wurde. Aufgrund der Richtlinien des Rates der Europäischen Gemeinschaft sind die gesetzlichen Rahmenbedingungen heute in den meisten europäischen Staaten vergleichbar. In den USA existiert kein eigenständiges Gentechnikgesetz. Dennoch sind Regelungsdichte und Niveau trotz strukturell unterschiedlicher Voraussetzungen nicht geringer als in Europa. Vergleichbares gilt auch für Japan.[1]

Bei vielen Anwendern der Gentechnik (z.B. Wissenschaft, Industrie) überwiegt heute die Auffassung, daß von gentechnisch veränderten Organismen – von bestimmten Ausnahmen abgesehen – allgemein keine größeren Risiken ausgehen als von den natürlicherweise vorfindbaren oder denjenigen, die durch konventionelle Züchtungsmethoden erzeugt wurden. Begründet wird diese Auffassung durch die Tatsache, daß in den mehr als 20 Jahren, in denen weltweit gentechnisch gearbeitet wird, in Laboratorien oder Produktionsanlagen keine Unfälle beobachtet wurden, die auf gentechnisch veränderte Mikroorganismen zurückzuführen sind.[2] Angesichts dieser Situation scheint es, daß die frühe Aufmerksamkeit und das Gentechnikgesetz (bzw. die entsprechenden Regelwerke in anderen Ländern) ihre Funktion erfüllt haben, und daß die Risiken der Gentechnik erfaßbar, beschreibbar und kontrollierbar sind. Dennoch gibt es gute Gründe, diese Interpretation nicht ungeprüft zu übernehmen, und sich weiterhin mit diesem Thema zu befassen.

- Der erste liegt in dem öffentlichen Interesse, das an der andauernden Diskussion um gentechnische Risiken und nicht zuletzt auch in dem Bestreben sichtbar wird, der Agenda 21, der sog. Rio-Konvention ein weltweit gültiges Sicherheitsprotokoll für den Umgang mit gentechnisch veränderten Organismen hinzuzufügen.
- Der zweite Grund liegt in den konzeptionellen und methodischen Problemen der Beschreibung und Erfassung gentechnischer Risiken;
- der dritte in neuen empirischen Befunden, deren Relevanz für den aktuellen Umgang mit gentechnisch verändertem Material bewertet und berücksichtigt werden muß, und
- der vierte in der bislang noch unbeantworteten Frage, wie die Gesellschaft mit den Unsicherheiten umgeht, die auf (noch) unbekannten Wechselwirkungen zwischen transgenen und anderen Organismen oder der Umwelt beruhen.

2
Grundlagen der Risikoeinschätzung und konzeptionelle Fragen

Um die Risiken bestimmen zu können, die von gentechnischen Arbeiten oder von gentechnisch veränderten Organismen ausgehen, muß der verwendete Risikobegriff möglichst eindeutig bestimmt werden. Einige Autoren versuchen das

---

[1] Dies traf bereits für die ursprüngliche Fassung des deutschen Gentechnikgesetzes von 1990 zu. Vgl. Hohmeyer u. a. 1993.

[2] 1989 traten nach Einnahme eines gentechnisch hergestellten Beruhigungsmittels (Tryptophan) 27 Todesfälle und bei über 1500 Personen z. T. schwere gesundheitliche Störungen auf. Bis heute ist nicht geklärt, ob das Nebenprodukt, das vermutlich zu den Schädigungen geführt hat, aufgrund der gentechnischen Veränderung entstanden ist, oder aufgrund von gleichzeitig stattgefundenen Veränderungen im Reinigungsverfahren. Da dieser Artikel sich schwerpunktmäßig mit den von transgenen Organismen ausgehenden Risiken befaßt, werden solche möglichen Produktrisiken hier nicht weiter diskutiert.

Gefahrenpotential, das von einem transgenen Organismus ausgehen kann, quantitativ zu beschreiben. Dabei greifen sie auf eine in anderen Technikbereichen weit verbreitete Formel zurück. Danach ist die Größe eines Risikos als das Produkt aus der Wahrscheinlichkeit (p), mit der ein Ereignis mit Schadensfolge eintritt, und der Größe des daraus resultierenden Schadens (c) zu beschreiben: $R = p \times c$. (Ahl et al. 1993) Das Problem dieser Formel ist, daß weder Eintrittswahrscheinlichkeiten noch Schadenshöhen in biologischen Systemen einfach zu bestimmen sind. Zwar gibt es auch vergleichsweise einfache Rechenbeispiele zur Ermittlung von Schadensgrößen. Wenn beispielsweise ein für einen veterinärmedizinischen Impfstoff verwendetes, gentechnisch „entschärftes", nicht vermehrungsfähiges Virus sich spontan mit einem Wildtyp-Virus verbindet, könnten vermehrungsfähige Varianten mit neuen Eigenschaften entstehen. Handelt es sich dabei um einen schnell wirkenden Krankheitserreger, könnte sein Auftreten aufgrund der ständigen Kontrolle der Tiere vergleichsweise schnell erkannt, Gegenmaßnahmen ergriffen, und der Schaden aufgrund der Anzahl erkrankter oder verendeter Tiere kalkuliert werden. (vgl. Gay 1994) Schwieriger wird die Bestimmung der Schadenshöhe jedoch, wenn durch die Freisetzung eines transgenen Organismus beispielsweise aufgrund von Verschiebungen in der Stoffwechselbilanz des Bodens langfristige ökologische Veränderungen hervorgerufen werden würden. Die Größe eines durch solche Prozesse eingetretenen Schadens ließe sich kaum ermitteln, geschweige denn berechnen.

Die Bestimmung der Eintrittswahrscheinlichkeiten wirft ähnliche Probleme auf. In biologischen Systemen können sie nur dann mit statistischer Genauigkeit kalkuliert werden, wenn ausreichend viele empirische Daten vorliegen, die eine Extrapolation ermöglichen. Dies ist jedoch weder bei den ersten Anwendungen oder Freisetzungen neuer, transgener Organismen der Fall, noch dann, wenn sie in neue Umgebungen oder an neue Standorte gelangen.[3] Die Eintrittswahrscheinlichkeit eines bestimmten Ereignisses läßt sich in biologischen Systemen auch deshalb so schwer bestimmen, weil i. d. R. weder die Art noch die Anzahl der genetischen Veränderungen, die beispielsweise zur Entwicklung einer pathogenen Virusvariante führen können, bekannt sind.

Im Bereich lebender, d. h. reaktions-, entwicklungs- und vermehrungsfähiger Organismen und ökologischer Systeme ist die Größe eines Risikos also nur schwer zu definieren und quantitativ zu bestimmen. Demzufolge ist man in den meisten Fällen auf eine qualitative Einschätzung angewiesen. In der Diskussion sind unterschiedliche Konzepte für eine solche qualitative Risikoeinschätzung vorfindbar. Ihnen liegen unterschiedliche Auffassungen darüber zugrunde, wie die Auswirkungen genetischer bzw. gentechnischer Veränderungen auf den Phänotyp des Organismus und seine Wechselwirkungen mit der Umwelt bestimmt werden können. An einem Ende des Spektrums[4] steht das sogenannte „**additive**

---

[3] Auf diesen Aspekt hat besonders die Ecological Society der Vereinigten Staaten in einer Stellungnahme zur Risikoermittlung transgener Organismen hingewiesen. (Tiedje et al. 1989)

[4] In der Diskussion werden selten „reine" Modelle vertreten, sondern eher Mischpositionen, die aus Elementen beider Modelle zusammengesetzt sind. Die unterschiedlichen Modelle werden hier deshalb pointiert dargestellt, um die damit verbundenen Konsequenzen deutlicher herausarbeiten zu können.

Modell". Danach setzt sich das Risikopotential eines gentechnisch veränderten Organismus aus dem Risikopotential des neuen Wirtes, also des Empfängerorganismus, sowie dem des übertragenen Gens zusammen. Demzufolge geht auch von dem rekombinanten Organismus kein höheres Risikopotential aus als von der Summe der Einzelkomponenten, und es läßt sich aufgrund der Eigenschaften dieser Komponenten im voraus bestimmen. Am anderen Ende des Spektrums steht das sogenannte „synergistische Modell". Danach ist das Risikopotential eines gentechnisch veränderten Organismus das Ergebnis additiver und synergistischer sowie antagonistischer Interaktionen zwischen Empfänger, übertragener Erbinfomation und Umwelt.[5] Es läßt sich zwar in Einzelfällen, nicht aber generell als Summe der beteiligten Komponenten beschreiben. Auch ist es nicht ex ante, sondern nur ex post nach empirischen Untersuchungen bestimmbar. Beide Modelle stellen so etwas wie Suchstrategien dar, auf deren Grundlage bestimmte Wechselwirkungen des Gens mit anderen Genen, bzw. des Organismus mit anderen Organismen entweder für relevant oder für nicht relevant erachtet und bei der Bestimmung des Risikopotentials entweder berücksichtigt oder nicht berücksichtigt werden. Indem sich beide Modelle auf empirisch prinzipiell Erkennbares beziehen, bewegen sie sich innerhalb der klassischen analytischen Methode (natur-)wissenschaftlichen Erkennens. (Kollek 1992: 20)

3
Unterschiedliche Standards in unterschiedlichen Anwendungsbereichen

In der Praxis kommen in unterschiedlichen Anwendungsbereichen gentechnischer Organismen unterschiedliche Modelle zum Tragen. Im deutschen GenTG wird wie in den europäischen Richtlinien zwischen der bewußten Freisetzung solcher Organismen z. B. im landwirtschaftlichen Bereich, und ihrer Anwendung in industriellen Produktionsanlagen unterschieden. Im Zusammenhang mit der Freisetzung transgener Organismen ist die Plausibilität des synergistischen Modells offensichtlich. Aufgrund der Offenheit und Dynamik ökologischer Systeme bedarf die Notwendigkeit einer Berücksichtigung möglicher Wechselwirkungen mit anderen Organismen und mit der Umwelt kaum weiterer Begründungen. Dies trifft besonders für den Bereich der Mikroorganismen zu, denn zum einen sind die Wissensdefizite hier besonders groß[6], und zum anderen sind sie noch weniger rückholbar als beispielsweise transgene Pflanzen. Um solche Wechselwirkungen möglichst im Vorfeld erkennen zu können müssen die Analyseverfahren so konzipiert sein, daß sie diese nicht nur in einfachen Modellsystemen, sondern auch in komplexeren Systemen möglichst gut erfassen. Vielen der der-

---

[5] Vgl. Kollek 1988a,b; Kollek 1992 und Gloede u. a. 1993. Der Unterschied zwischen den beiden Positionen läßt sich anhand des Beispiels von Klebsiella planticola (vgl. Abschnitt 3) gut verdeutlichen.

[6] Obwohl erst relativ wenige detaillierte Studien über die ökologischen Effekte freigesetzter, transgener Mikroorganismen existieren, haben sie dennoch gezeigt, daß sie das Potential besitzen, Struktur und Funktion von Ökosystemen weitreichend zu beeinflussen. (Doyle et al. 1995)

zeit existierenden Richtlinien zur Freisetzung wird zum Vorwurf gemacht, daß sie diesen Ansprüchen nicht genügen. Nach einer systematischen Überprüfung existierender oder vorgeschlagener Richtlinien und Protokolle zur Evaluierung von Freisetzungsrisiken kommen beispielsweise Ingham und Kollegen zu dem Schluß, daß sie zu vage sind, um die von transgenen Organismen ausgehenden Risiken adäquat zu erfassen.[7] Auch an der Praxis der Untersuchung und Einschätzung des Risikopotentials von Freisetzungen wird teilweise massive Kritik geübt. So veröffentlichte kürzlich eine Gruppe von Mitarbeitern der US-amerikanischen Umweltbehörde (Environmental Protection Agency, EPA) ein Statement, in dem sie darlegen, daß die EPA für eine kompetente Risikoanalyse von Freisetzungen derzeit nicht vorbereitet ist.[8]

Obwohl sich also bei vielen Ökologen eine grundsätzliche Übereinstimmung dahingehend herausgebildet hat, daß die Bestimmung des Risikopotentials von Freisetzungen transgener Organismen in fallspezifischen und differenzierten empirischen Untersuchungen erfolgen muß (Gloede u.a. 1993), bleiben spezifische Dissense bestehen. Sie beziehen sich u.a. auf die Aspekte und Fragen die untersucht werden sollen, auf die Ausführlichkeit dieser Untersuchungen, auf die Frage, ob bestimmte Gruppen von Organismen von einer fallspezifischen Risikoabschätzung ausgenommen werden können bzw. sollen, oder ob überhaupt nur diejenigen Organismen, für die ein Risikopotential von vornherein erkennbar ist, einer solchen Überprüfung unterzogen werden sollen.[9]

Im Produktionsbereich wird implizit davon ausgegangen, daß die transgenen Organismen entweder im geschlossenen System bleiben und vor ihrer Entsorgung inaktiviert werden (ab Sicherheitsstufe 2)[10], oder daß sie, – wenn sie ohne Inaktivierung entsorgt werden, – in der Umwelt keine Schäden hervorrufen, weil sie dort nicht oder nur begrenzte Zeit überlebensfähig sind. Deshalb erfolgt hier

---

[7] Überprüft wurden (1) Agenda 21 der UN Conference on Environment and Development: Chapter 16. Environmentally Sound Management of Biotechnology; (2) International Technical Guidelines for Safety in Biotechnology, Entwurf, 21. Mai 1994; (3) International Technical Guidelines for Safety in Biotechnology, Entwurf, 9. Januar 1995; (4) UNIDO Voluntary Code of Conduct; (5) Canadian Regulatory Directive: Assessment Criteria for Determining Environmental Safety of Plants with Novel Traits; (6) United Nations Environment Programme Panel IV; (7) OECD Workshop on Industrial Products of Modern Biotechnology Intended for Release to the Environment; (8) „The Regulation of Biotechnology" (Ingham et al. 1995)

[8] Vgl. Public Employees for Environmental Responsibility (PEER), 1995. PEER tritt als Herausgeber auf, weil die Autoren anonym bleiben wollen. Sie begründen dies damit, daß ihrer Meinung zufolge die EPA eine der gegenüber internen Dissensen am wenigsten toleranten Behörden sei, auch wenn es sich dabei um rein wissenschaftliche Dissense handele.

[9] Vgl. auch die Kontroverse zwischen Miller, Huttner und Beachy einerseits, und Crawley andererseits, die sich genau um diese Frage dreht, nämlich ob für Organismen, die nach Maßgabe „allgemeiner wissenschaftlicher Erwägungen" sicher sind, tatsächlich fallspezifische Risikoanalysen durchgeführt werden müssen. (Miller, Huttner und Beachy 1993, 1994; Crawley 1993, 1994)

[10] Das GenTG sieht beim Arbeiten mit gentechnisch veränderten Organismen vier Sicherheitsstufen vor. Stufe eins ist die niedrigste. Die Organismen, die hier verwendet werden, werden generell für sicher gehalten und deshalb ist eine Inaktivierung der Abfälle aus der Produktion vor der Entsorgung nicht vorgeschrieben. Es wird geschätzt, daß ca. 75 % aller Produktionen mit transgenen Organismen in diese Stufe eingeordnet werden.

die Einschätzung des Risikopotentials der verwendeten Organismen auf der Grundlage der Eigenschaften des (Gen-)Spender- und des Empfängerorganismus. Zusätzlich sollen die Eigenschaften des rekombinierten Organismus berücksichtigt werden. In der Praxis bedeutet dies jedoch, daß im wesentlichen von den Eigenschaften des Wirtes und von denen der übertragenen DNA ausgegangen wird. Werden Empfängerorganismen, Gene und Vektoren verwendet, die generell als sicher angesehen werden, werden die Arbeiten mit den entsprechenden transgenen Organismen in die niedrigste Sicherheitsstufe eingeordnet. Anders als bei den meisten Freisetzungen wird in solchen Fällen eine fallspezifische, detaillierte empirische Prüfung jeder einzelnen transgenen Variante nicht als erforderlich angesehen.

Ein nach Anwendungsbereichen differenziertes Verfahren der Risikoeinschätzung ermöglicht in der Praxis die Vereinfachung von Anmeldungs- bzw. Genehmigungsverfahren. Dieses mag in ökonomischer Hinsicht und natürlich auch im Bereich wissenschaftlicher Forschung wünschenswert sein. Aber gentechnisch veränderte Organismen werden nicht nur im Rahmen landwirtschaftlicher Anwendungen freigesetzt, sondern auch im Bereich der biotechnischen Produktion. In der Sicherheitsstufe 1 ist keine Inaktivierung der Abfälle und des Abwassers erforderlich, deshalb können hier z. B. größere Mengen transgener Bakterien in die Abwässer oder Abfälle geraten. Darüber hinaus sind Freisetzungen auch aus Anlagen höherer Sicherheitsstufen bei Störfällen nicht vollständig auszuschließen, auch wenn die Wahrscheinlichkeit dafür aufgrund der getroffenen Sicherheitsmaßnahmen gering ist. Freisetzungen können ebenfalls erfolgen, wenn Lebensmittel oder Impfstoffe, die rekombinante Organismen oder Nukleinsäuren enthalten, in den Verkehr gebracht werden.

Der Verzicht auf eine Sterilisation der Abwässer aus biotechnischen Produktionsanlagen der Stufe 1 wird u. a. damit begründet, daß die Überlebensfähigkeit der Produktionsorganismen in der Umwelt begrenzt ist. Verschiedene Untersuchungen bestätigen diese Annahme insoweit, als daß die Zellzahl gentechnisch veränderter Produktionsorganismen (von Stamm zu Stamm unterschiedlich) nach Einbringen in unsterilisierte Bodenproben abnahm, und auch die in sie eingebauten Gene nach kürzerer oder längerer Zeit nicht mehr nachweisbar waren.[11] Andere Studien, in denen das Überleben und die Vermehrung verschiedener transgener Organismen in der Umwelt, die Übertragung von rekombinanter DNA, sowie die Persistenz solcher DNA in verschiedenen Boden und Gewässertypen untersucht wurden, kamen jedoch zu abweichenden Ergebnissen.[12]

Angesichts dieser unterschiedlichen Ergebnisse muß zumindest vor dem Nachweis des Gegenteils im Einzelfall davon ausgegangen werden, daß sowohl transgene Produktionsorganismen, als auch zellfreie DNA außerhalb kontrollierter Produktionsbedingungen eine gewisse Zeit überleben bzw. überdauern

---

[11] Vgl. hierzu z. B. Tebbe et al. 1994a, 1994b. Getestet wurden in dieser Untersuchung Corynebacterium glutamicum. Zymomonas mobilis, Saccharomyces cerevisiae und Hansenulas polymorpha und das in ihnen klonierte Aprotinin-Gen.

[12] Eine Zusammenfassung der wichtigsten Untersuchungen und ihrer Ergebnisse findet sich bei Tappeser und Jäger 1994, und bei Doyle et al. 1995.

können. Dabei kann nicht ausgeschlossen werden, daß in dieser Zeit eine Aufnahme des rekombinanten Erbmaterials durch Organismen in der Umwelt erfolgt. Von daher bleibt auch im Fall des Absterbens der Zellen die Möglichkeit der Weitergabe des veränderten Erbmaterials und seine Nutzung durch andere Mikroorganismen prinzipiell erhalten.

Eine weitere Annahme, die der Einordnung gentechnischer Arbeiten in die Sicherheitsstufe 1 zugrundeliegt ist, daß von den entsprechenden transgenen Organismen keine nachteiligen Wirkungen für die Umwelt ausgehen. Diese für die Sicherheitsstufe 1 konstitutive Annahme wurde durch Untersuchungen von Holmes und Ingham kürzlich massiv infrage gestellt. (Holmes, Ingham 1994) Die Autoren untersuchten, welche Effekte durch eine gentechnisch modifizierte Variante des Bakteriums Klebsiella planticola in Modellökosystemen verursacht werden. K. planticola-Bakterien leben normalerweise im Wurzelbereich des Bodens, und können dort Stickstoff binden. Das Bakterium wurde gentechnisch so verändert, daß die neue Variante mit großer Effizienz Alkohol aus Pflanzenmaterial produzieren kann. Ein solcher Stamm könnte beispielsweise bei der biotechnischen Herstellung von Alkohol aus Pflanzenresten eingesetzt werden, und die übrigbleibende Biomasse könnte als Dünger auf die Felder gebracht werden. Nach Austrag der modifizierten Bakterien auf den Boden von Modellökosystemen, die eine normale Zusammensetzung des Bodens simulierten und mit jungen Weizenkeimlingen bewachsen waren, erreichten sie bald den Wurzelbereich, bildeten dort Alkohol und verdrängten andere Bodenorganismen. Die Mechanismen, die den negativen Effekt bewirken, scheinen sich je nach Bodenzusammensetzung zu unterscheiden, und über verschiedene Faktoren vermittelt zu werden. Wenn diese Befunde aus Modellökosystemen auf Realsituationen zu übertragen sind, dann könnten zumindest Getreidepflanzungen beim Austrag von Abfällen aus einer solchen Alkoholproduktion massiv gefährdet sein.

Eine durch derart modifizierte Bakterien hervorgerufene Gefährdung für Landwirtschaft und Umwelt ließe sich vermeiden, wenn die Abfälle vor dem Austrag sorgfältig sterilisiert werden würden. Da jedoch das unveränderte K. planticola-Bakterium keine negativen Auswirkungen auf den Pflanzenwuchs hat, und auch die Spendergene aus ungefährlichen Organismen stammen, würden die Arbeiten mit dem transgenen, alkoholproduzierenden Organismus in die niedrigste Sicherheitsstufe eingeordnet werden, derzufolge Produktionsabfälle nicht sterilisiert werden müssen, bevor sie kompostiert oder als Dünger verwendet werden. Nach den heutigen Richtlinien wäre also die Untersuchung, die von Holmes und Ingham vorgenommen wurde, nicht erforderlich gewesen. Sie belegt jedoch, daß auch bei transgenen Organismen, die im Bereich der biotechnischen Produktion eingesetzt werden, nicht auf eine methodisch angemessene und fallspezifische Untersuchung der Umwelt- und Gesundheitsrisiken verzichtet werden kann. Dabei ist es möglich, daß selbst bei sorgfältigster Untersuchung keine neuen, nachteiligen Eigenschaften festgestellt werden. Die Annahme der Abwesenheit solcher Eigenschaften kann jedoch nicht vor solchen Untersuchungen, sondern nur durch sie begründet werden. Die Postulierung von Gruppen scheinbar unproblematischer Organismen, die von einer sorgfältigen Risikountersuchung ausgenommen werden, ist spätestens nach diesen Befunden nicht mehr zu rechtfertigen.

4
Problematik zellfreier DNA

In den Anfängen der Risikodiskussion ging man davon aus, daß die Aufnahme rekombinanter DNA durch den Magen-Darm-Trakt ein Gefährdungspotential darstellt. Allerdings gab es lange keine gezielten experimentellen Untersuchungen, die die Annahme, DNA könne von Darmschleimhautzellen aufgenommen werden und über sie in das Blut oder andere Organe gelangen, hätten belegen oder widerlegen können. 1994 gingen Schubbert, Lettmann und Dorfler erstmals systematisch der Frage nach, ob die Schleimhäute des Verdauungstraktes eine wirksame Barriere gegen die Aufnahme von DNA darstellen, oder ob fremdes Erbmaterial auf diesem Wege in den Organismus eindringen kann. (Schubbert et al. 1994) Die Autoren vefütterten verschiedene Formen zellfreier DNA entweder direkt mit einer Pipette oder auf Futterpellets aufgeträufelt an Mäuse.[13] Zu verschiedenen Zeiten nach Fütterung wurden Kot und Blut untersucht. Die meisten DNA-Stücke, die im Kot gefunden wurden, waren zwischen 200 und 400 Basenpaare (bp, Bausteine der DNA) lang, aber es wurden auch Stücke entdeckt, die 23 % (1 692 bp) der Gesamtlänge der verfütterten DNA (7 250 bp) umfaßten. Im Blut wurden Stücke bis zu 976 bp entdeckt, in denen die Erbinformation eines Gens grundsätzlich Platz hätte. Bis auf wenige Ausnahmen war die Sequenz dieser Stücke mit der der verfütterten identisch. Insgesamt wurde 2–4 % der aufgenommenen DNA im Darmtrakt, und 0,01 bis 0,1 % im Blut wiedergefunden. In der Untersuchung wurde nicht geprüft, ob die DNA nur an die Blutzellen gebunden oder in sie eingedrungen war, und ob sie dort abgelesen wurde oder nicht.

Als Ergebnis dieser Versuche ist also festzuhalten, daß mit der Nahrung aufgenommene DNA im Magen-Darm-Trakt nicht sofort vollständig abgebaut wird, sondern die Schleimhautzellen passieren und möglicherweise sogar von Blutzellen aufgenommen werden kann. Interessant ist nun die Bewertung der Ergebnisse der Studie. Während ursprünglich in der Aufnahme von DNA durch die Zellen des Gastrointestinaltraktes ein Risikofaktor gesehen wurde, bewerten die Autoren der Studie die nunmehr empirisch belegbare Tatsache nicht mehr als risikorelevant. Vielmehr ziehen sie daraus den Schluß, daß die Anwesenheit größerer DNS Stücke im Darmtrakt ein generelles Phänomen und ein Beleg dafür ist, daß eventuelle Besorgnisse im Hinblick auf die Konsequenzen rekombinanter DNA hinfällig sind. In einem Aufsatz von Doerfler und Schubbert im Deutschen Ärzteblatt heißt es: „Da von Säugern offenbar laufend fremde DNA Fragmente, die aus der Nahrung stammen, ausgeschieden und auch in den Organismus aufgenommen werden, erscheinen die jedenfalls in manchen Kreisen tatsächlich vorhandenen oder vorgegebenen Besorgnisse über angebliche Gefährdungen durch rekombinante DNA Experimente unberechtigt." (Doerfler und Schubbert 1994)

Schubbert und Kollegen behaupten mit dieser Aussage, daß das von ihnen beobachtete Überdauern von DNA im Gastrointestinaltrakt und ihre Aufnahme

---

[13] Es handelte sich dabei um die DNA eines sog. Bakteriophagen, also um die eines Virus, das Bakterien infizieren kann.

durch Darmepithelzellen mit der Situation bei der Nahrungsaufnahme vergleichbar ist, und von daher auch von gentechnisch veränderter DNA kein höheres Risiko ausgeht als von der DNA , die aus angedauten Nahrungsmitteln freigesetzt wird. Diese Schlußfolgerung ist allerdings nur dann plausibel, wenn man die implizite Hypothese der Autoren teilt, daß rekombinante DNA keine anderen Eigenschaften aufweist als diejenige DNA, die in der normalen Nahrung vorkommt. Erstere unterscheidet sich jedoch in spezifischer Weise von der DNA, die beispielsweise bei der Verdauung eines (gentechnisch nicht veränderten) Steaks oder eines (dto) Gemüsegerichtes freigesetzt wird.[14] Gentechnisch bearbeitete DNA kann

- an sogenannte „Shuttle-Vektoren" gekoppelt sein, die sich sowohl in Bakterien als auch in den Zellen von Säugetieren vermehren können;
- an stärkere oder schwächere Regulationselemente gekoppelt sein als in den ursprünglichen Wirtszellen;
- an artfremde Regulationselemente gekoppelt sein, wodurch ihr Ablesen auch in anderen als in den angestammten Wirtszellen erfolgen kann;
- im Fall von Genen höherer Lebewesen ohne die sogenannten Intron's[15] kloniert sei, was die Feinregulation des Ablesens der genetischen Information beeinflussen kann.

Schubbert und Kollegen gehen implizit davon aus, daß diese Unterschiede im Hinblick auf das Risikopotential freier Nukleinsäuren irrelevant und von daher zu vernachlässigen sind. Diese Annahme ist empirisch jedoch nicht belegt. Denn um systematisch zu überprüfen, ob rekombinante DNAs beispielsweise die Funktionen von Darmepithel- oder Blutzellen verändern könnten, müßte aus normalen Zellen gewonnene, und gentechnisch veränderte DNA miteinander verglichen werden. Es würde sich anbieten, Gene mit bekannten zellphysiologischen Funktionen[16] an verschiedene Regulationselemente zu koppeln, die in Darmepithelzellen oder Blutzellen abgelesen werden können, und ihre kurz- und langfristigen Wirkungen mit denen „normaler" DNA, die z. B. aus Nahrungsmitteln stammt, zu vergleichen. Erst die Ergebnisse solcher Untersuchungen würden ein begründetes Urteil darüber erlauben, ob von rekombinanter DNA (im experimentellen System) ein im Vergleich zu der entsprechenden „natürlichen" DNA verändertes Gefährdungspotential ausgeht oder nicht.

Solange es um Gene oder Viren geht, die in Krankheitsprozesse involviert sind, wird man wahrscheinlich darum bemüht sein, einen Kontakt mit ihnen zu

---

[14] Der Unterschied zwischen der experimentell auf Futterpellets aufgetragenen DNA, und der DNA, die über Zellen und Nahrungsbestandteile in den Darm gerät, sei hier außer Acht gelassen, obwohl in weitergehenden Untersuchungen geklärt werden müßte, ob er relevant ist.

[15] Introns sind DNA-Bereiche, die bei höheren Organismen in die kodierende Sequenz von Genen eingebaut sind. Im Prozeß der Übersetzung der genetischen Information werden diese Bereiche ausgeschnitten.

[16] Anbieten würden sich für solche Risikountersuchungen beispielsweise Gene, die in Zellteilung und/oder Differenzierung, oder in die Krebsentstehung involviert sind.

vermeiden. Das setzt allerdings voraus, daß sich ihre Eigenschaften eindeutig und zweifelsfrei erkennen und bestimmen lassen. Dies ist jedoch nur bedingt der Fall. Folgende Befunde, Argumente und Überlegungen sollen verdeutlichen, daß sich der Einfluß eines Gens auf den Phänotyp einer Zelle oder eines Organismus nicht oder nur bedingt vorhersagen läßt.

5
Die Uneindeutigkeit genetischer Information

Ein Gen und seine Eigenschaften gelten gemeinhin als bekannt, wenn seine DNA-Sequenz entschlüsselt, und die Funktion des davon abgeleiteten Proteins im Ausgangsorganismus beschrieben ist. Bei einer Analyse des Gefährdungspotentials eines transgenen Organismus, die dem additiven Modell folgt, wird davon ausgegangen, daß ein mithilfe gentechnischer Methoden in einen anderen Organismus transplantiertes Gen dort entweder die gleiche Funktion erfüllt wie im Ausgangsorganismus oder gar nicht wirksam wird. Dieser Annahme liegt implizit zugrunde, daß die Sequenz eines Gens auch seine Funktion im Organismus determiniert. Aufgrund einer Fülle empirischer Befunde wird jedoch immer deutlicher, daß der Zusammenhang zwischen Struktur und Funktion von Genen sehr viel komplexer ist.

Beispielsweise können verschiedene Varianten (Allele) des gleichen Gens in einem Organismus unterschiedliche Wirkungen haben. Dieser für Genetiker und Molekularbiologen nicht neue Befund ist gut belegt. Die instruktivsten Ergebnisse kommen aus dem Bereich der Humangenetik; hier ist die Untersuchung der Wirkung unterschiedlicher Genvarianten schon recht weit fortgeschritten. Beispielsweise korreliert bei der Chorea Huntington die Länge einer bestimmten DNA-Sequenz mit dem Zeitpunkt des Auftretens dieser neurodegenerativen Erkrankung. In dem hier diskutierten Zusammenhang interessanter sind jedoch die Fälle, in denen der Zusammenhang zwischen genetischer Veränderung und phänotypischem Erscheinungsbild weniger eindeutig ist. Veränderungen im Gen für den sogenannten Tyrosin-Kinase Rezeptor RET können beim Menschen z. B. zu vier unterschiedlichen Krankheitsformen führen.(van Heyningen 1994) Dabei handelt es sich in drei Fällen um verschiedene Typen von Tumorbildungen z. B. der Schilddrüse, und im vierten Fall um die sogenannte Hirschsprung-Krankheit, bei der das Nervensystem des unteren Darmtraktes fehlerhaft ist oder gar nicht ausgebildet wird. Die Tumore treten allerdings nur in etwa 50 % der Träger dieses Allels auf, und es ist auch nicht jede Generation betroffen. Bei der Hirschsprung-Krankheit variiert die Schwere der Krankheit von Familie zu Familie, und in einigen Fällen sind die von der Genmutation betroffenen Individuen vollständig gesund. Offensichtlich hängt die Wirkung eines Allels also auch davon ab, in welchem Entwicklungsstadium ein bestimmtes Genprodukt oder einer seiner Bereiche aktiviert wird.

Auch die Pathogenität eines gentechnisch veränderten Virus kann vom Entwicklungsstadium seines Wirtsorganismus abhängen. Beispielsweise ruft das mit dem menschlichen Immundefizienz-Virus HIV verwandte Simian Immunodeficiency Virus (SIV), dem das sogenannte nef-Gen entfernt worden ist, in ausgewachsenen Makaken-Affen keine Infektion hervor, und schützt sie auch vor der Infektion mit unverändertem, pathogenem SIV. Von daher wurden Viren, denen das nef-Gen entfernt worden ist, auch als potentieller Impfstoff gegen AIDS vorgeschlagen. Baba und Kollegen wiesen jedoch nach, daß neugeborene Rhesus Affen durch ein solches unvollständiges Virus infiziert werden und erkranken können. (Baba et al. 1995) Solche Beispiele zeigen, daß die Wirkung eines Gens, Allels oder Virus auf einen Organismus nicht absolut zu bestimmen ist. Sie kann oftmals nur in Bezug auf ein bestimmtes Individuum und sein Entwicklungsstadium, also in einem bestimmten Kontext definiert werden. Diese Interpretation des Verhältnisses von Genotyp und Phänotyp wurde kürzlich eindrucksvoll bestätigt. Mäuse, die verschiedenen Labormaus-Stämmen angehörten, und bei denen jeweils ein Allel eines bestimmten Gens, des Rezeptors für den sogenannten epidermalen Wachstumsfaktor durch gentechnische Eingriffe zerstört worden war, wurden miteinander gepaart. In einem Mausstamm starben die befruchteten Eizellen als Folge der Abwesenheit des Rezeptors bereits zum Zeitpunkt der Einnistung in den Uterus ab. Im zweiten starben die Mausembryonen, die zwei geschädigte Allele enthielten, in der Mitte der Tragzeit, und in einem dritten Stamm überlebten sie bis zu drei Wochen, zeigten aber Abnormalitäten im Bereich der Haut, der Nieren, des Gehirns, der Leber und des Gastrointestinaltraktes. (Threadgill et al. 1995; Sibilia, Wagner 1995) Der nach der Ausschaltung eines Gens resultierende Phänotyp war also nicht nur von dem Ausfall des Gens, sondern auch von der genetischen Ausstattung der Versuchstiere abhängig. Offensichtlich konnten die Tiere mit dem aus dem Eingriff resultierenden Veränderungen unterschiedlich gut umgehen. Vor dem Hintergrund solcher Befunde sind Organismen auch als „Reactionismen" bezeichnet worden, denn sie übersetzen genetische Veränderungen nicht passiv, sondern sie reagieren darauf und können Fehler in vielen Fällen auch kompensieren. (Routtenberg 1995)

Wichtig für die Einschätzbarkeit möglicher phänotypischer Konsequenzen eines gentechnischen Eingriffs ist auch die Tatsache, daß ein Gen bzw. Allel in verschiedenen Organismen unterschiedliche Wirkungen haben kann. Da viele Lebewesen durch eine teilweise gemeinsame Entwicklungsgeschichte miteinander in Beziehung stehen, finden sich auch in nicht direkt verwandten Organismen ähnliche oder gleiche DNA-Sequenzen. Beispielsweise kommt das Gen für ein bestimmtes Protein, eine sog. Isomerase sowohl in Bakterien als auch in Hefen, Insekten und Säugetieren vor. Die Struktur dieses Proteins ist in den unterschiedlichen Spezies weitgehend identisch, ebenso seine biochemischen Eigenschaften, die u.a. darin bestehen, die Struktur anderer Proteine zu verändern. Trotz weitgehender struktureller und biochemischer Ähnlichkeit haben die Isomerasen in den verschiedenen Arten jedoch völlig unterschiedliche Funktionen. Während das Protein in der Fruchtfliege die Faltung eines am Sehvorgang beteiligten Pigments katalysiert, ist das in Säugetieren vorkommende Protein an der Regulation der Reifung der Immunzellen beteiligt. Das bedeutet, daß ein Enzym (bzw. das entsprechende Gen), je nachdem in welchen genetischen, zellulären oder entwicklungsgeschichtlichen Zusammenhang es eingebunden ist, unterschiedliche physiologische Prozesse und Systeme im Organismus beeinflussen kann.[17]

Sicher gibt es auch Gene bzw. Allele die in unterschiedlichen Zellen bzw. Organismen identische oder vergleichbare Funktionen haben. Dieser Befund relativiert allerdings nicht die Bedeutung von Beispielen die belegen, daß die Wirkung eines Gens bzw. seine Funktion von dem genetischen Hindergrund beeinflußt wird, in dem es sich befindet. Es muß also davon ausgegangen werden, daß hinsichtlich der Eigenschaften eines Gens, also seiner Wirkungen auf den Organismus, nicht nur seine Sequenz und der individuelle genetische Hintergrund des Wirts, sondern auch der evolutionär entstandene genetische Kontext eine Rolle spielen.

Die Wirkung eines Gens oder Allels kann weiterhin durch den Ort beeinflußt werden an dem es sich im Chromosom befindet. Solche Positionseffekte können beispielsweise das Zeitschema der Aktivierung und Expression eines Gens bestimmen. Bonnerot und Kollegen zeigten anhand transgener Mäuse, daß strukturell identische Gene auch dann, wenn sie identische Regulationselemente besitzen, in unterschiedlichen embryonalen Entwicklungsstadien aktiviert werden können, wenn sie auf verschiedenen Chromosomen liegen. Auch die Menge des gebildeten Genproduktes wurde davon beeinflußt. (Bonnerot et al. 1990) Weitere Hinweise darauf, daß Positionsveränderungen von Genen die quantitativen Aspekte der Genexpression beeinflussen, stammen auch aus der Untersuchung sogenannter Translokationen, also natürlicherweise vorkommender Gen-Umlagerungen. Dabei werden häufig ganze Bereiche eines Chromosoms an ein anderes gekoppelt. Exemplarisch für die Konsequenzen solcher Translokationen ist das sogenannte Burkitt-Lymphom. Dabei wird durch die Verlagerung eines Stückes von Chromosom 8 auf Chromosom 14 ein an den Prozessen der Zellteilung beteiligtes Gen (das sog. myc-Gen) an ein anderes Regulationselement gekoppelt. Durch diese Kopplung verändert sich die Expression des myc-Gens, und das Netzwerk seiner Wechselwirkungen mit anderen zellulären Faktoren gerät außer Kontrolle, wodurch der Prozeß der Transformation der Zelle in eine Tumorzelle in Gang gesetzt wird.[18]

Aus der Sequenz eines Gens und der Funktion, die es in einem bestimmten Organismus oder in einer bestimmten Zelle hat, ist also nur bedingt vorherzusagen, welche Wirkungen es auf eine andere Zelle oder einen anderen Organismus haben wird, wenn es in diese übertragen wird. Zusätzlich muß die Konzentration des Genproduktes, das raum-zeitliche Verteilungsmuster seiner Expression und die genetische Ausstattung des Wirtes berücksichtigt werden. Sie alle können beeinflussen, wie sich die übertragene genetische Information letztlich auf die Zelle, den Organismus, und auf dessen Wechselwirkungen mit seiner Umgebung auswirkt. Für die Genetikerin Barbara McClintock, die als erste die sog.

---

[17] Fischer et al. 1989; Shieh et al. 1989; Takahashi et al. 1989. Es ist nicht klar, welche Rolle die vorhandenen, geringfügigen Sequenzunterschiede für die Beteiligung des Enzyms an den unterschiedlichen physiologischen Vorgängen spielen.

[18] Eine Zusammenfassung des derzeitigen Erkenntnisstandes zur Rolle von Translokationen bei der Entstehung von Krebs findet sich bei Rabbits 1994.

Transposone, also die springenden Gene beim Mais entdeckte, war schon vor der damals noch nicht möglichen molekularen Analyse des Erbmaterials klar, daß die Kenntnis der Vererbungsmechanismen und der Struktur der Gene nicht ausreicht, um die Frage nach ihrer Funktion zu beantworten. Für McClintock mußte eine Antwort auf diese Frage in Betracht ziehen, wie die Gene im Verhältnis zum Rest der Zelle und zum Organismus funktionieren. Aus dieser Perspektive sind Gene keine unabhängigen Informationseinheiten, sondern DNA-Segmente, deren eigentliche Funktion durch ihre Position in der Organisation als Ganzer bestimmt ist, also durch das Zusammenspiel vieler Einzelfaktoren, die in einem spezifischen Verhältnis zueinander stehen müssen. Gene funktionieren – so Barbara McClintock – „nur unter Berücksichtigung der Umgebung, in der sie sich befinden."[19] Aus einer solchen systemorientierten oder synergistischen Sichtweise sind Gene nicht autonom. Es wird ihnen auch keine zentrale Kontrollfunktion zugeschrieben. Für den Entwicklungsbiologen H. F. Nijhout sind deshalb Gene zwar eine notwendige, aber keineswegs hinreichende Voraussetzung für die Kontrolle von Entwicklungsprozessen, denn „in einem System, in dem jede Komponente, und die vergangene Geschichte dieses Individuums zu der richti-gen Zeit und in den richtigen Proportionen zusammenkommen müssen, ist es schwierig, irgendeiner Variable eine Kontrollfunktion zuzuschreiben, auch wenn einige von ihnen überproportional große Effekte haben mögen." (Nijhout 1990: 442)

Eine solche Argumentation[20] ist dadurch gekennzeichnet, daß Gene zwar als unverzichtbare Elemente einer Zelle angesehen werden, ihnen jedoch keine zentrale Kontrollfunktion zugeschrieben wird. Die Prozesse der Entwicklung und der Aufrechterhaltung physiologischer Funktionen werden nicht als hierarchisch gesteuert, sondern als in vernetzter Weise durch den gesamten Organismus beeinflußt angesehen. Aus einer solchen Perspektive erscheint eine gezielte Veränderung komplexer Merkmale und Eigenschaften kaum durchführbar, und wissenschaftlich eher fragwürdig, da synergistische und antagonistische Effekte, die zwischen den Einzelkomponenten auftreten können, kaum prognostizierbar sind. Das schließt allerdings nicht aus, daß eine Kompensation von fehlerhaften Genfunktionen oder der Einbau neuer Funktionen in einen Organismus durch Versuch- und Irrtums-Experimente praktisch erreichbar ist.

6
Zum Umgang mit Unsicherheit in der Gentechnik

Diese Befunde haben eine zentrale Bedeutung für die Einschätzung der Eigenschaften, und somit auch des Risikopotentials transgener Organismen. Sie zeigen, daß die Prognose der Wirkungen neuer, gentechnisch eingeführter Erbinformationen auf ein Virus, eine Zelle, einen Organismus oder auf dessen Wech-

---

[19] Zitiert nach Evelyn Fox Keller 1986: 179.
[20] In ähnlicher Weise wird diese Position auch von Richard Strohman vertreten. (Strohman 1994)

selwirkungen mit der Umwelt mit systematischen Unsicherheiten konfrontiert ist. Ursache für diese Unsicherheit ist nicht nur mangelndes Wissen, sondern in erster Linie die Komplexität lebender Organismen und Systeme, die es nur bedingt erlaubt, die Konsequenzen der Veränderung einzelner Systemkomponenten zu prognostizieren. Vor diesem Hintergrund wird der Nutzen der Risikoforschung manchmal grundsätzlich infrage gestellt. Dem ist jedoch entgegenzuhalten, daß – sofern ein bestimmter transgener Organismus überhaupt eingesetzt werden soll – eine Erforschung seiner Wirkungen auch dann sinnvoll ist, wenn die Erkenntnismöglichkeiten begrenzt sind, denn so können zumindest diejenigen Gefährdungspotentiale erkannt werden, die sich mit der naturwissenschaftlichen Methode erfassen und beschreiben lassen. Um so effizient wie möglich zu sein bedarf eine solche Wirkungsforschung eines Konzeptes, das der Komplexität der verwendeten Systeme und der möglichen Folgen zumindest ansatzweise gerecht wird. Eine Präferenz für eine überwiegend additive Sichtweise ist dabei riskant, denn sie tendiert dazu, nicht-additive Wechselwirkungen auszublenden, selbst wenn diese grundsätzlich erkennbar sind. Die Stärken einer synergistischen Sichtweise liegen dagegen in der Aufmerksamkeit für solche Wechselwirkungen. Am überzeugendsten ist deshalb eine konsequente „Fall-zu-Fall" und „ Schritt für Schritt"-Analyse, in deren Zusammenhang diese Wechselwirkungen systematisch untersucht werden können. Die Kriterien, nach denen solche Analysen zu erfolgen haben, müssen dabei so definiert sein, daß die Auswirkungen bestimmter Organismen in den medizinisch und ökologisch relevanten Dimensionen auch tatsächlich erfaßt werden können. (Ingham et al. 1995; Doyle et al. 1995) Dabei ist nicht nur das vorhandene empirische Wissen in seiner vollen Breite zu berücksichtigen, sondern auch unterschiedliche Modellvorstellungen beispielsweise ökologischer Zusammenhänge, nach denen die Interaktionen zwischen den beteiligten Komponenten unterschiedlich konzeptualisiert werden.[21]

Aber auch Suchstrategien, die dies berücksichtigen, haben ihre Grenzen, denn Wechselwirkungen, über deren Existenz zum Zeitpunkt der Suche keine Anhaltspunkte vorliegen, werden auch bei der sorgfältigsten Untersuchung nur durch Zufall entdeckt. Effekte, die mit der naturwissenschaftlichen Methode (noch) nicht beschreibbar sind, bleiben außen vor. Dazu gehören u. a. Langzeiteffekte oder Dynamiken, die aufgrund von komplexen Systemveränderungen mit Zufallscharakter auftreten. Dazu gehören aber auch quantitative Effekte, die erst bei Anwendung großer Mengen transgener Organismen auftreten können. Ein mögliches Beispiel wäre in diesem Zusammenhang die weite Verbreitung des Gens für das sog. bt-Toxin, das aus Bakterien stammt und für Insekten giftig ist. Dieses Gen wird mithilfe gentechnischer Methoden in Nutzpflanzen eingebaut, um sie gegen Schädlingsfraß zu schützen. Die weite Verbreitung solcher resistenter Pflanzen könnte die ökologische Funktion des Bakteriengens untermi-

---

[21] Vgl. Bonß u.a. 1992 und Sattler 1986, S. 37. Sattler charakterisiert drei „Paradigmen" biologischer Forschung, die sich in ihrem Zugang zur wissenschaftlichen Erschließung der Natur grundsätzlich unterscheiden: das hierarchische, das individualistische, und das mutualistische.

nieren, und das Verhältnis zwischen Insekten und ihren Schädlingen nachteilig beeinflussen.

Selbst wenn man konzidiert, daß in der systematischen Risikoforschung der letzten Jahre bei der Untersuchung von Modellsystemen und realitätsnahen Einzelfällen Fortschritte zu verzeichnen sind, sind die zuletzt genannten Unsicherheiten kaum kontrollierbar. Grundsätzlich sind ähnliche Unsicherheiten zwar für viele menschliche Tätigkeiten charakteristisch. Ein solcher Einwand geht jedoch am Kern des hier angesprochenen Problems vorbei denn er berücksichtigt zum einen nicht, daß gerade der unbedachte Umgang der Gesellschaft mit dieser Art wissenschaftlich-technisch produzierter Unsicherheit viele der schwerwiegenden ökologischen und z. T. auch gesundheitlichen Probleme, mit denen wir heute konfrontiert sind, mitverschuldet hat. Zum anderen haben nicht alle menschlichen Tätigkeiten das Potential für weitreichende negative Konsequenzen, und darin lassen sich bespielsweise das Auto- und das Fahrradfahren gut voneinander unterscheiden.

Die Erfahrung mit den Problemen, die eine unreflektierte Anwendung wissenschaftlich-technischer Innovationen mit sich bringen kann, hat dazu geführt, daß vor allem in den letzten Jahren verstärkt darüber nachgedacht wurde, wie mit den dadurch produzierten Unsicherheiten umgegangen werden soll und kann. Ein erster Schritt war die Erkenntnis, daß die Unterschiede in den Urteilen der in den Diskurs involvierten Fachleute, die zu Dissensen in Risikofragen führen, nicht alleine einer mangelhaften Datenlage geschuldet sind, die beispielsweise zu subjektiv unterschiedlichen Schlußfolgerungen über die Eintrittswahrscheinlichkeiten von Risiken führen können. Vielmehr können es auch subtile Abweichungen in der Definition desjenigen Systems sein, das genau die Risiken generiert. (Wynne 1987: 3) Während auf der einen Seite betont wird, daß Organismen der Gruppe 1 definitionsgemäß sicher sind und deshalb keiner Risikoüberprüfung bedürfen, verweist die andere Seite darauf, daß genau diese Sicherheit erst nach einer Risikoüberprüfung und nicht vorher festgestellt werden kann. Solche und ähnliche Dissense liegen auch der unterschiedlichen Einschätzung des Problems von Ausnahmeregeln und den sich daran entzündenden Kontroversen zugrunde.[22]

Um solche Kontroversen bearbeiten und angemessene politische Handlungsoptionen entwickeln zu können, haben sich in den letzten Jahren Strategien zum Umgang mit Unsicherheit etabliert, die im Kern auf eine „kommunikative Verflüssigung" einer starren Grenzziehung zwischen sicherem und unsicherem Handeln hinauslaufen. (Bonß 1995: 246 f) Dabei handelt es sich meistens um Verfahren, in deren Zusammenhang Wissenschaftlerinnen unterschiedlicher Disziplinen und Vertreter aus der Bevölkerung versuchen, sich über die Art der Risiken eines neuen Verfahrens Klarheit zu verschaffen und sich über dessen Akzeptabilität oder Nicht-Akzeptabilität zu verständigen. Durch eine solche kommunikative „Verflüssigung" wird nicht nur der Einsicht Rechnung getragen,

---

[22] Vgl. auch die Kontroverse zwischen Miller, Huttner und Beachy 1993, 1994 und Crawley 1993, 1994.

daß sich Risiken kaum absolut bestimmen lassen, sondern sie bedeutet gleichzeitig die (Re-)politisierung eines enggeführten, sich nur auf naturwissenschaftliches Faktenwissen beziehendes Risiko- und Schadenskonzeptes. Entscheidungen über die Akzeptabilität oder nicht-Akzeptabilität von Risiken und Unsicherheiten werden in diesem Kontext bewußt als das wahrgenommen, was sie letztlich schon immer waren: nämlich als politische Entscheidungen. Die Risikokommunikation konzentriert sich dabei auf die Frage, wie die Grenzen zwischen akzeptablen und nicht akzeptablen Risiken oder Unsicherheiten diskursiv bestimmt und abgesichert werden können. Die Entwicklung solcher diskursiver Strategien ist die Konsequenz aus der Einsicht, daß wissenschaftliche Rationalität und Expertenurteile nicht ausreichen, um die Erfahrungen mit modernen Technologien zu verstehen und das Problem ihrer Kontrolle zu lösen.

Mit dieser Einsicht war auch die Erkenntnis verbunden, daß es nicht ausreicht, die gesellschaftliche Diskussion über neue Technologien nur unter dem Aspekt des Risikos zu führen. Deshalb ist die Frage nach dem Umgang mit den medizinischen und ökologischen Risiken der Gentechnologie nur eine unter vielen, die im Rahmen einer umfassenden Analyse möglicher Technikfolgen geprüft und bearbeitet werden muß. Zu einer solchen Folgenabschätzung gehören nicht nur die möglichen Risiken, sondern auch der potentielle Nutzen der Gentechnik, ihrer Verfahren und Produkte. Eine solche Nutzen-Risiko-Abwägung muß in unterschiedlichen Dimensionen vorgenommen werden: der ökologischen, der medizinischen, der sozialen, der ökonomischen, der rechtlichen, der ethischen wie der kulturellen Dimension. Am Ende des Analyseprozesses sind die Folgen in diesen Dimensionen zusammenfassend zu bewerten. Es ist also nicht schon am Anfang eines solchen Prozesses erkennbar, welche Konsequenzen in den unterschiedlichen Dimensionen zu erwarten sind, oder ob Nutzen oder Risiken letztlich überwiegen.

Technikfolgen sind darüber hinaus nicht absolut, also nicht ohne Bezug auf mögliche Handlungsalternativen bewertbar. Erst ein Vergleich mit möglichen technischen und/oder sozialen Alternativen und deren erwartbaren Konsequenzen ermöglicht es, Nutzen und Risiken unterschiedlicher Handlungsoptionen zu vergleichen und zu bewerten. Dies ist im Bereich der Gentechnik allerdings eine Forderung, die zwar häufig artikuliert, bislang aber noch nicht einmal in Ansätzen bearbeitet worden ist.

Literatur

Ahl AS, Acree JA, Gipson PS, McDowell RM, Miller L, McElvaine MD (1993) Standardization of nomenclature for animal health risk analysis. Rev Sci Tech Off Int Epiz. 12(4) 1045–1053

Baba TW, Jeong YS, Pennick D, Bronson R, Greene MF, Ruprecht RM (1995) Pathogenicity of Live, Attenuated SIV After Mucosal Infection of Neonatal Macaques. Science 267: 1820–1825

Bonnerot C, Grimber G, Briand P, Nicolas J (1990) Patterns of expression of position dependent integrated transgenes in mouse embryo. In: Proceedings of the National Academy of Sciences 87: 6331–6335

Bonß W (1995) Vom Risiko. Unsicherheit und Ungewißheit in der Moderne. Hamburger Edition, Hamburg

Bonß W, Hohlfeld R, Kollek R (1992) Risiko und Kontext. Zur Unsicherheit in der Gentechnologie. In: Bechmann, Rammert G (ed), Technik und Gesellschaft. Jahrbuch 6, Campus, Frankfurt, S 141–174

Crawley MJ (1993) Arm-Chair Risk Assessment. (Reply to Miller et al. 1993) In: Bio/Technology 11: 1496

Crawley MJ (1994) (Reply to Miller et al. 1994) In: Bio/Technology 12: 217

Doerfler W, Schubbert R (1994) Medizinisch-genetische Implikationen. Aufnahme fremder DNA über den Gastrointestinaltrakt, in: Deutsches Ärzteblatt 91, Heft 25/26, S C-1166–C1169, Zitat S C1168–69

Doyle J, Stotzky G, McClung G, Hendricks C (1995) Effects of genetically engineered microorganisms on microbial populations and processes in natural habitats. In: Advances in Applied Microbiology 40: 237–287

Fischer G, Wittmann-Liebold B, Lang K, Kiefhaber T, Schmid F (1989) Cyclophilin and peptidyl-prolyl cistrans isomerase are probably identical proteins. In: Nature 337, 476–478

Fox Keller E (1986) Liebe, Macht und Erkenntnis. Hanser: München

Gay CG (1994) A Risk Analysis Model for Experimental Veterinary Vaccines. In: Bio/Technology 12: 826–827

Gloede F, Bechmann G, Hennen L, Schmitt J (1993) Biologische Sicherheit bei der Nutzung der Gentechnik. Büro für Technikfolgenabschätzung beim Deutschen Bundestag Bonn. Arbeitsbericht Nr 20

van Heyningen V (1994) One gene four syndromes. In: Nature 367: 319–320.

Hohmeyer O, Hüsing B, Maßfeller S, Reiß T (1993) Gesetzliche Regelungen der Gentechnik im Ausland und praktische Erfahrungen mit ihrem Vollzug. Gutachten im Auftrag des Büros für Technikfolgenabschätzung des Deutschen Bundestages (TAB). Frauenhofer Institut für Systemtechnik und Innovationsforschung, Karlsruhe

Holmes MT, Ingham ER (1994) The Effects of Genetically Engineered Microorganisms on Soil Foodwebs. Paper presented at the 79th Annual ESA Meeting: Science and Public Policy. Knoxville, Tennessee, 7–11 August 1994. Abstract in: Supplement to Bulletin of the Ecological Society of America 75(2): 97

Ingham E, Holmes M, Johnston R, Tuininga A (1995) Biosafety Regulations: A Critique of Existing Documents. An Occasional Paper of The Edmonds Institute, Edmonds, Washington USA

Kollek R (1988a) „Verrückte Gene". Die inhärenten Risiken der Gentechnologie und die Defizite der Risikodebatte. In: Ästhetik und Kommunikation 69, Berlin, S 29–8

Kollek R (1988b) Gentechnologie und biologische Risiken Stand der Diskussion nach dem Bericht der Enquetekommission „Chancen und Risiken der Gentechnologie". WSI Mitteilungen 2: 105–116

Kollek R (1992) Kommentar zu den Gutachten „Biologische Sicherheit bei der Nutzung der Gentechnik." Im Auftrag des Büros für Technikfolgenabschätzung beim Deutschen Bundestag. Hamburg, Februar 1992

Krimsky S (1982) Genetic Alchemy. The MIT Press, Cambridge MA

Miller HI, Huttner SL, Beachy R (1993) Risk Assessment Experiments for Genetically Modified Plants. In: Bio/Technology 11: 1323–1324

Miller HI, Huttner SL, Beachy R (1994) Risk Assessment Redux. (Reply to Crowley 1993) In: Bio/Technology 12: 216–217

Nijhout HF (1990) Metaphors and the role of genes in development. In: BioEssays, 12(9): 441–446

Public Employees for Environmental Responsibility (1995) Genetic Genie. The Premature Commercial Release of Genetically Engineered Bacteria. PEER White Paper, Washington D.C.

Rabbits TH (1994) Chromosomal translocations in human cancer. In: Nature 372: 143–149

Rosenberg B, Simon L (1979) Recombinant DNA: have recent experiments assessed all the risks? In: Nature 282: 773–774

Routtenberg A (1995) Knockout mouse fault lines, in: Nature 374: 314–315 (Leserbrief)

Sattler R (1986) Biophilosophy. Analytic and Holistic Perspectives. Berlin: Springer Verlag

Schubbert R, Lettmann C, Doerfler W (1994) Ingested foreign (phage 13) DNA survives transiently in the gastrointestinal tract and enters the bloodstream of mice. In: Mol Gen Genet 242: 495–504

Shieh BH, Stamnes M, Seavello S, Harris G, Zuker C (1989) The ninA gene required for visual transduction in Drosophila encodes a homologue of cyclosporin Abinding protein. In: Nature 338: 67–70

Sibilia M, Wagner E (1995) Strain-Dependent Epithelial Defects in Mice Lacking the EGF Receptor. In: Science 269: 234–238

Strohman R (1994) Epigenesis: The Missing Beat in Biotechnology. In: Bio/Technology 12: 156–164

Takahashi N, Hayano T, Suzuki M (1989) Peptidylprolyl cistrans isomerase is the cyclosporin Abinding protein cyclophilin. In: Nature 337: 473–475

Tappeser B, Jäger M (1994) Der Perspektivenwechsel in der Risikodebatte oder: Bewiesene Risiken sind natürliche Risiken sind keine Risiken. Vortrag anläßlich der Tagung: Welche Entwicklung eröffnet die Biotechnologie? Umweltministerium Kiel, 10.–11. Oktober 1994. (Manuskript) Öko-Institut Freiburg.

Tebbe CC, Vahjen W, Munch JC et. al. (1994a) Verbundprojekt Sicherheitsforschung Gentechnik, Teil 1: Überleben der Untersuchungsstämme und Persistenz ihrer rekombinanten DNA. BioEngineering 6/94: 4–21

Tebbe CC, Vahjen W, Munch JC et al. (1994b) Verbundprojekt Sicherheitsforschung Gentechnik, Teil 2: Mesokosmenuntersuchungen und Einfluß der Habitatbedingungen auf die Expression, Überdauerung und Übertragung des Aprotinin-Gens. BioEngineering 6/94: 22–26

Threadgill DW, Dlugosz AA, Hansen LA, Tennenbaum T, Lichti U et al. (1995) Targeted Disruption of Mouse EGF Receptor: Effect of Genetic Background on Mutant Phenotype. Science 269: 230–234

Tiedje J, Colwell R, Grossman Y, Hodson R, Lenski R, Mack R, Regal P (1989) The planned introduction of genetically engineered organisms: ecological considerations and recommendations. Ecology 70: 298–315

Wynne B (1987) Risk Management and Hazardous Wastes: Implementation and the Dialectics of Credibility. Springer, Berlin

Teil II: Diskurse – Verfahren zum gesellschaftlichen Umgang mit Technik

Technik und Politik:
Überlegungen zu einer innovativen Technikgestaltung in partizipativen Verfahren

N. GOTTSCHALK und M. ELSTNER

Nicht nur über die Chancen und Risiken sowie die ethische Bewertung der Gentechnik, sondern auch über die nötigen politisch-rechtlichen Konsequenzen gehen die Meinungen weit auseinander. Dabei beschränkt sich die Kritik nicht auf die Inhalte der politischen Entscheidungen, sondern: „Die existierenden Institutionen und Verfahren, in denen solche Entscheidungsprozesse stattfinden, sind selber in den Sog der gesellschaftlichen Kontroversen um Industrialisierung, Technikentwicklung und Umweltschutz geraten. Sie werden von Teilen der Öffentlichkeit und von Fall zu Fall als illegitim, wissenschaftlich fragwürdig und interessenselektiv angesehen" (Bechmann et al. 1993: 106). Ein Phänomen, das auch für andere Technik- und Umweltkonflikte typisch zu sein scheint, wie z. B. denen um die Kernenergie oder die Höhe von Schadstoff-Grenzwerten.

In diesem Beitrag finden sich Überlegungen und Beispiele zu partizipativen Verfahren, in denen seit einigen Jahren ein besserer Umgang mit technischen Innovationen durch Beteiligung von betroffenen Bürgern oder gesellschaftlichen Gruppen erprobt wird. Diese Verfahren können als Antwort auf bestimmte technologiepolitische Defizite verstanden werden, wie wir zunächst ausführen. Danach geben wir einen Überblick über verschiedene Verfahrensmodelle (Mediation und Diskurse) und ihre Funktionen angesichts von Technikkontroversen. Abschließend werden Möglichkeiten und Grenzen partizipativer Verfahren vor dem dargestellten Hintergrund diskutiert.

1
Politische Techniksteuerung

Gentechnologie ist, wie z. B. auch die Informations- und Kommunikationstechnik, eine Querschnittstechnologie. Sie betrifft ganz verschiedene Bereiche der Gesellschaft, so daß besondere Gestaltungsanstrengungen nötig scheinen. Diese Aufgabe wird dabei häufig „der Politik" oder „dem Staat" anzutragen versucht. Wie weit trägt eine solche Perspektive?

In der Steuerungsdebatte der siebziger Jahre wurde die technische Entwicklung in der Tat als Problem einer zentralen Instanz verstanden, des Staates, der die Technisierung auf gesellschaftlich gesetzte Ziele hin steuern soll. Dies impliziert aber dreierlei: Erstens muß ein solches Steuerungszentrum tatsächlich existieren, zweitens müssen die Steuerungsziele klar sein und drittens muß sich die Technisierung auch wirklich kausal steuern lassen.

Erscheint der dritte Punkt schon aufgrund des Systemcharakters von Technologien (s. Hubig in diesem Band) problematisch, also von der Sache selbst her, sind doch besonders die ersten beiden Punkte fraglich: Wie von Beck-Gernsheim am Beispiel der genetischen Diagnostik ausgeführt, nehmen in der Regel viele unterschiedliche Institutionen und Gruppen Einfluß auf die technische Entwicklung. Jeder dieser gesellschaftlichen Akteure verfolgt dabei seine eigenen Ziele, auch der Staat unterliegt einem internen Interessenpluralismus sowie externen Restriktionen. Wir werden dies in Abschnitt 1.1 näher ausführen.

In den achtziger Jahren avancierte die Deregulierung zur primären politischen Perspektive. Bei weitgehendem Rückzug des Staates, einem Steuerungsverzicht also, solle den Akteuren (bzw. dem Markt) das Feld überlassen bleiben. Die ökonomischen Probleme eines solchen Vorgehens werden unter dem Stichwort des Marktversagens zusammengefaßt (dazu einführend z. B. Hampicke 1991: 69 ff.), die politischen Probleme einer dezentralen Steuerung in der Kritik der Theorie des ‚Pluralismus‘ klar formuliert (dazu: Abschnitt 1.2).

Die innovativen Steuerungsmodelle der neunziger Jahre beanspruchen die Vorteile des Pluralismus einzuholen und seine Nachteile zu vermeiden. Da die Technikentwicklung und -anwendung das Werk vieler Einzelpersonen und -gruppen ist, müssen diese in den Steuerungsprozeß einbezogen werden. Soll dies kooperativ erfolgen, sind neue, partizipative Verfahren erforderlich (Abschnitt 1.3).

In der Steuerungsdebatte geht es letztlich darum, ob und wie die Gesellschaft über den technischen Fortschritt verfügen kann. Dieser erste Abschnitt exponiert einige Probleme aus politikwissenschaftlicher Perspektive.

1.1
Staat und Akteure

Der Staat greift sowohl *direkt* als auch *indirekt* in die Entwicklung von Technik ein. Direkt etwa in Form von Fördermaßnahmen (z. B. Forschungsförderung), aber auch dadurch, daß zu seinem Aufgabenbereich die Aufsicht über und die Genehmigung von Technik gehört. In einigen Bereichen, z. B. der Militärtechnik und der öffentlichen Infrastruktur, ist der Staat der primäre Anbieter und/oder Nachfrager. Indirekt beeinflußt der Staat Technisierungsprozesse durch von ihm gestaltete Rahmenbedingungen, wie etwa Infrastrukturleistungen, steuerliche Maßnahmen (z. B. die viel diskutierte „Ökosteuer“) oder Umweltstandards (z. B. Grenzwerte).

Dennoch wird die Möglichkeit einer staatlichen Ausrichtung der technischen Entwicklung als „sehr begrenzt“ beurteilt (Simonis 1993: 51). Auf einige Gründe wird im folgenden näher eingegangen: (1) Die (regionale und funktionale) Untergliederung des Staates in „staatliche Akteure“, (2) die Vielzahl der beteiligten nicht-staatlichen Akteure und (3) die (verfassungs-) rechtlichen Rahmenbedingungen, denen konkretes staatliches Handeln unterliegt.

1.1.1
Untergliederung des Staates

Bereits bei oberflächlicher Betrachtung zerfällt „der" Staat in seine Gewalten (Legislative, Exekutive, Judikative), in verschiedene horizontal (Ressorts) und vertikal (Bund, Länder, …) gegliederte Einheiten. Der Nationalstaat gibt dabei immer mehr Handlungskompetenzen an die supranationale (EG, internationale Vereinbarungen) und die subnationale (Länder und Kommunen) Ebene ab. Viele Regelungen werden z. B. im EG-Rahmen getroffen (Kennzeichnung gentechnisch veränderter Lebensmittel, Patentierung, Bioethikkonvention, Förderung von Forschung und Technik bis hin zur Festlegung von Umwelt und Gesundheitsstandards)[1], aber auch die Länder, Regionen und Kommunen treffen technologiepolitische Entscheidungen (Technologieparks etc.). Innerhalb der oben angesprochenen politischen Ebenen, etwa der Bundesebene, kann der Staat nicht als einheitlicher Akteur angesehen werden. Dies gilt auch für die Exekutive: Neben dem Bundesministerium für Bildung, Wissenschaft, Forschung und Technologie (BMBF) beeinflussen etwa die Ressorts, deren Zuständigkeiten die Bereiche Verkehr, Landwirtschaft, Gesundheit, Verteidigung, Umwelt etc. betreffen, ebenfalls die technologische Entwicklung.

In bezug auf die Gestaltungsfähigkeit wäre diese Untergliederung allein wohl noch nicht problematisch. „Die verfolgten Ziele sind jedoch in der Regel nicht eindeutig definiert; die Präferenzen sind uneinheitlich, zeitlich instabil und opportunistisch gefärbt" (Simonis 1993: 46). Teilweise verfolgen „staatliche Akteure mit dem gleichen Programm unterschiedliche Ziele" (ebd.). Die einzelnen Ressorts können aber auch unterschiedliche Programme verfolgen, die sich im Extremfall in ihren konkreten Wirkungen widersprechen (Mai 1993: 61). Die Probleme dieses ‚Ressortpartikularismus' wiederholen sich aber auch noch innerhalb der einzelnen Ressorts; „Wichtige Programme, die eine Zusammenarbeit der Referate erfordern, werden ohne nennenswerte Kooperation und Koordination von den einzelnen Fachreferaten ziemlich isoliert bearbeitet" (ebd.: 63), so das Ergebnis einer empirischen Untersuchung des Forschungsinstitutes für öffentliche Verwaltung.

1.1.2
Vielzahl der Akteure

Die technische Entwicklung wird, neben den staatlichen, von vielen weiteren Akteuren und deren Interessenvertretungen (Verbänden) getragen. Die Entstehung neuer Techniken wird zunehmend von der *Wissenschaft* bestimmt (Rammert 1992). Universitäten verwalten sich weitgehend selbst, auch die Forschungsförderung liegt z. T. in Händen der Wissenschaft (DFG). Für den Bereich der Medizin sei auf die Standeskodizes und Ethikkommissionen der Ärzteschaft verwiesen.

---

[1] Dabei „werden gerade im sogenannten High-Tech-Bereich technologische Entwicklungspfade europaweit vorgezeichnet", die nationalen Interessen haben zugunsten „industriesektorenspezifischer Interessenartikulation" an Bedeutung verloren (Süß et al. 1992: 172).

Hier werden fachintern Regelungen für den Umgang mit (medizinischer) Technik formuliert (z. B. Poser 1995, kritisch: Spatz 1996). Ein Großteil der finanziellen Aufwendungen für Forschung und Entwicklung werden von *Industrieunternehmen* aufgebracht. Die dort entwickelten Techniken werden erst kurz vor ihrer Anwendung der Prüfung und Normung unterzogen. Bei der Normung von Technik hat der Staat seine Einflußmöglichkeiten beschnitten, in dem er die Normierung Organisationen und Gremien wie etwa dem VDI oder DIN übergeben hat. Für die Gentechnik ist die Zentrale Kommission für Biologische Sicherheit (ZKBS) einschlägig. Hier greift der Staat in Regelungs- und Genehmigungsfragen explizit auf die Kompetenz aus Wissenschaft und Industrie zurück. Nicht zuletzt sind die *Verbraucher und Nutzer* zu nennen, die durch ihre Nachfrage Technik über den Markt selektieren. Hinzu kommen die *Kirchen, Gewerkschaften, Bürgerinitiativen, Umweltverbände* etc. ein, die einen eher indirekten Einfluß auf Ausgestaltung und Normierung von Technik haben – das Spektrum reicht von formeller Mitbestimmung über politischen Lobbyismus und Konsumenten-Mobilisierung bis zu gerichtlichen und außergerichtlichen Blockadeversuchen.

Insgesamt gilt: Alle Akteure, staatliche wie nichtstaatliche, verfolgen verschiedene Handlungsziele. Die Zielsetzung erfolgt nicht „von oben", sondern die Akteure bilden Interaktions- und Kommunikationszusammenhänge (Netzwerke), die u.a. themenspezifisch variieren und in denen über gemeinsame Ziele und Strategien verhandelt wird (Mayntz 1993). Ein Konsens über Ziele der Technisierung ist i. a. nicht vorhanden, und auch hinter einem scheinbar gemeinsamen Ziel können sich eine Vielzahl individueller Einzelinteressen verbergen; teilweise sind die Ziele der Technikanwendung zu unscharf formuliert, selbst diskussionsbedürftig oder gar nicht zur Entscheidung zwischen den möglichen Handlungsoptionen geeignet, wie Beck-Gernsheim (in diesem Band) am Beispiel des Zieles „Gesundheit" vorführt.

Daneben unterliegt staatliches Handeln ökonomischen und rechtlichen Rahmenbedingungen (für eine umfassende Systematik z. B. Böhret et al. 1988: 290). Letztere verdienen besondere Erwähnung, denn das Recht ist das bevorzugte Steuerungsmedium der Parlamente.

1.1.3
Rechtliche Rahmenbedingungen staatlicher Steuerung

Verfassungsmäßige Grundrechte beschränken politische Regelungen durch die Legislative, dazu gehören die „Gewerbe- und Berufsfreiheit, Forschungsfreiheit, allgemeine Handlungsfreiheit und Selbstbestimmung" (Daele 1989: 201). Eine Einschränkung dieser Freiheitsrechte muß als Grundrechtseinschränkung gerechtfertigt werden und ist nur möglich, wenn individuelle und öffentliche Rechtsgüter von entsprechendem Rang, wie etwa Gesundheit, Leben und ökologische Lebensgrundlagen, bedroht sind (ebd.: 217).[2]

---

[2] Angesichts der Folgelasten technologischer Entwicklungen *für das Recht* fordern einige Autoren bereits eine „Rechtswissenschaftliche Technikfolgen-Abschätzung" (GfT 1993). Dort werden auch speziellere Aspekte wie Verwaltungsrecht, Produkthaftung usw. diskutiert.

Für das Beispiel gentechnisch veränderter Lebensmittel – in dem von Garbe in diesem Buch vorgestellten Bürgerforum votierte eine Mehrheit (57,6 %) für ein Verbot – heißt das: Sie können nur verboten werden, wenn von ihnen *„nicht vertretbare" Gefahren* für Mensch und Umwelt ausgehen. Sind solche Gefahren nicht erkennbar, haben die Betreiber ein Recht auf Herstellung und Vertrieb.[3] Nun können nicht nur konkret nachweisbare Gefahren zur Einschränkung innovatorischen Handelns in Anschlag gebracht werden, es kann auch eingeschränkt werden, wenn ein Verdacht besteht, daß bestimmte Gefahren vorhanden sind (Gefahrenvorsorge). Das Spektrum möglicher Eingriffe reicht vom Verbot über ein Moratorium bis hin zur Beweislastumkehr, bei der der Betreiber die Ungefährlichkeit seiner Unternehmung nachweisen muß. Auch eine Nutzenprüfung als Zulassungskriterium riskanter Technologien wird verstärkt gefordert[4]; diese ist an einigen Stellen geltender Gesetze bereits punktuell vorgesehen, die auch für die Gentechnik relevant sind (z. B. der Nachweis eines landeskulturellen Werts bei neuem Saatgut; Rehbinder 1994: 8 ff.).

Die Benennung von Gefahrenpotentialen einer Technik ist zwar besonders durchschlagend, da eine Einschränkung der entsprechenden Technik unmittelbar legitimierend. Doch kann der Gefahrenbegriff nicht beliebig ausgeweitet werden. Dies betrifft das „Unbehagen" an einer neuen Technik ebenso wie die Gefahr, daß durch die genetische Diagnostik möglicherweise moralische Standards verschoben werden. So verweist van den Daele darauf, daß viele Folgen von Techniken „woanders" (1989: 202) verarbeitet werden müssen, sie können nicht mit der rechtlichen Regulierung allein verhindert oder behoben werden. „Woanders" verarbeiten heißt am Beispiel der genetischen Diagnostik, die Unterstützungsleistungen für Behinderte zu garantieren und auszubauen, wie Wolff in seinem Beitrag bemerkt. Damit sind viele Politikberche mit eigenen Handlungszielen und Präferenzen angesprochen, von nötigen Infrastrukturleistungen in den Kommunen bis hin zur Sozialpolitik. Dies wird häufig übersehen, denn Risikoaspekte treten leicht in den Vordergrund politischer Kontroversen und verdrängen andere Differenzen. Risiken sichern gleichzeitig die Aufmerksamkeit der Medien wie der Justiz, wie Gill (in diesem Band) ausführt. Mit Verweis auf die bestehenden ordnungspolitischen Rahmenbedingungen werden in Stu-

---

[3] In der konkreten Handhabung der Gentechnik muß zwischen Anmeldung (oder schärfer: Genehmigung) und bloßer Anzeige unterschieden werden. Erstere bedeutet ein Verbot mit Erlaubnisvorbehalt, letztere ein umgekehrtes Verhältnis. Auch im novellierten Gentechnikgesetz von 1993 wird am „Basisverdacht" gegen die Gentechnologie festgehalten, wie Vitzthum (1993: 241) beklagt: Neue Anwendungen bleiben auch auf der untersten Sicherheitsstufe grundsätzlich an*melde*pflichtig und von einer Wartefrist betroffen.

[4] Zwei Rechtsgutachten zu dieser Frage führten zu konträren Positionen. Der Jurist Winter hält eine solche Regulierungsweise prinzipiell für legitim, sein Kollege Vitzthum dagegen hält sie für illegitim (siehe Gloede et al. 1993: 61 ff.). Umstritten ist, ob angesichts von sog. hypothetischen Risiken neuer Technologien – d. h. theoretisch nicht ausschließbaren Schädigungen, deren Zustandekommen aber auch nicht kausal oder statistisch nachgewiesen (geschweige denn quantifiziert) werden kann – eine Nutzenprüfung zu fordern wäre. Daß durch die (im Gentechnikgesetz *auch* vorgesehene) staatliche Förderung der Gentechnologie eine „über den grundrechtlichen Schutz hinausgehende, zusätzliche Mitverantwortung des Staates für drittbelastende Folgen dieser Technik" besteht (Vitzthum 1993: 246f.), scheint hingegen Konsens.

dien oder Kommissionen, wie etwa in der Enquete-Kommission zu „Chancen und Risiken der Gentechnologie" (so zumindest Ueberhorst 1990), nicht alle einschlägigen Werte oder Ziele der Technisierung thematisiert, alternative Gestaltungsoptionen bleiben ausgeblendet, in der Thematisierung der problematischen Aspekte findet eine Beschränkung auf Risikoaspekte und gefährdete Schutzgüter statt.

1.1.4
Pragmatische Probleme rechtlicher Regulierung

Die die technische Entwicklung betreffenden Regulierungsversuche haben zudem mit einer Reihe von typischen pragmatischen Problemen zu kämpfen:

In den Gesetzen und Verordnungen wird durch *Generalklauseln* wie etwa „nach dem Stand der Technik" versucht, der raschen Veränderung technischen Wissens Rechnung zu tragen. So ist die Rechtsprechung auf die Normungsverbände (VDI, DIN o. ä.) angewiesen. Dadurch reguliert sich die Technik faktisch selbst (Roßnagel 1993: 5). „Und wer die Praxis solcher Normungsausschüsse kennt, weiß, daß da häufig nicht der „Stand der Technik", sondern der Kompromiß zwischen widerstreitenden Interessen festgeschrieben wird; vor allem darum auch spiegeln die technischen Regeln selten den fortgeschrittensten Stand der Technik wider, sondern nur den kleinsten gemeinsamen Nenner, den die Mehrzahl der Produzenten glaubt mit erträglichem Aufwand realisieren zu können" (Ropohl 1996: 336).

Weiterhin führen Regulierungen teilweise zu ungewollten Umgehungsstategien, z. B. durch Ausweichen auf nicht weniger schädliche (aber noch nicht verbotene) Ersatzstoffe oder der Verlagerung der Produktion ins Ausland.[5]

---

[5] Insbesondere das Gentechnik-Gesetz ist häufig das Ziel wohlfeiler Polemik: Die restriktiven Gesetze in Deutschland behinderten eine heimische Gentechnik-Forschung und -Industrie, gefahrdeten den „Standort Deutschland". Demgegenüber bleibt festzuhalten: *Daß* dieser Bereich rechtlich geregelt ist, liegt erkennbar im Interesse auch der Industrie. Unternehmen brauchen Rechtssicherheit. *Wie* dieser Bereich geregelt ist, darum geht der Streit. Im internationalen Vergleich konnten „Unterschiede in der Regulierungssituation nicht als das entscheidende Kriterium fur Unternehmensansiedlungen" ausgewiesen werden (Hohmeyer et. al 1994: 81). Wichtiger für Standortentscheidungen sei die Planungssicherheit und die Nähe zu international führenden Forschungszentren. „Es ist zu beobachten, daß sich Unternehmen auch erheblich strengeren kommunalen Auflagen und Verfahren unterwerfen, um an solchen Standorten zu forschen und zu produzieren" (ebd.: 187). Weitere Gründe für das Auslandsengagement deutscher Konzerne liegen in Managementstrategien („globales Innovationsmanagement") begründet (Dolata 1994: 79). Den späten Einstieg in die industrielle Verwertung der Gentechnik in Deutschland hat Dolata im internationalen Vergleich genauer erforscht (ebd.: 66 ff.). Er macht hier drei „entwicklungshemmende Faktoren" aus: Zum einen das späte Einsetzen der staatlichen Förderung der Verbindung von Grundlagenforschung mit industriellen Forschungs- und Verwertungsinteressen (Gründung der Genzentren, etc.). Zum anderen die mangelnde unternehmerische Initiative der hiesigen Wissenschaftler in Verbindung mit der Höhe der für eine Unternehmensgründung in diesem Bereich notwendigen Sicherheiten (bzw. dem kaum vorhandenen Risikokapital), was die Gründung kleiner Technologiefirmen als Innovationsträger stark behinderte. Zum dritten das bis in die 8oer Jahre anhaltende ‚Desinteresse' großer Teile der deutsche Chemie- und Pharmaindustrie an der Gentechnologie.

Und schließlich werden die Übertretungskosten von Gesetzen ins Kalkül der Unternehmen miteinbezogen. Strafen oder Entschädigungszahlungen verteuern aus ökonomischer Sicht bloß das Produkt, sie werden aufgerechnet gegen die Kosten für entsprechende Veränderungen der Produktion.

Diese Beschränkungen bedeuten nicht die Wirkungslosigkeit staatlicher Regulierung. Eingriffe führen nur nicht immer zu den gewünschten Wirkungen, denn für eine positive Steuerung auf bestimmte Ziele hin kann und soll das Recht nicht dienen.

1.2
Pluralismus

Dem Appell an „die" Politik scheint ersichtlich die Adressatin zu fehlen. Aber vielleicht war damit ja auch kein Steuerungszentrum angesprochen, sondern nur eine Sphäre, in der die Gesellschaft ihre Interessenkonflikte politisch regelt. Diese Vorstellung kommt in der politischen Theorie des ‚Pluralismus' voll zum Ausdruck (Nuscheler/Stefani 1972).[6] In einer pluralistischen Theorie geht mit der Einsicht, daß der Staat keine Zentralsteuerung leistet, auch die Bewertung einher, daß diese Rolle nicht wünschenswert wäre: Denn was das Gemeinwohl ist, ergibt sich erst aus dem Zusammenspiel der Akteure und den Aushandlungsprozessen im staatlichen Raum. Der Staat wird somit eher als ein Ort des pluralistischen Interessenausgleichs angesehen.[7]

---

[6] Auch Soziologen wie Luhmann, Habermas oder Beck konstatieren in ihren Gesellschaftsmodellen die Abwesenheit eines Zentrums. *Luhmann* betont die Eigenlogik der gesellschaftlichen Funktionsbereiche (worauf z. B. die oben beschriebene Übersetzung rechtlicher Sanktionen in wirtschaftliche Größen hindeutet: in der Ökonomie zählt nur das Geld), hier gibt es gar keine Steuerung mehr (Luhmann 1986: 167 ff.). Er überbetont allerdings die Ausdifferenzierung der Bereiche, so daß ihre Integration, um die es in diesem Artikel geht, unsichtbar werden muß. (Weniger einseitige Systemtheorien kennen durchaus eine Vermittlung gesellschaftlicher Subsysteme – vgl. Zweck 1993: 210 ff.) *Habermas* (1992: 434) konstatiert ebenfalls funktionale Teilbereiche, diese sind aber auch funktional verschränkt und öffnen sich beizeiten schleusenartig gegenüber der Peripherie (Lebenswelt). Er konzentriert sich auf die kommunikative Integration über allgemeine Öffentlichkeiten (Medien etc.), Fokus des vorliegenden Artikels ist eher ein mögliches Netz von organisierten Verfahren (Schleusen?) unterhalb dieser Ebene, aber mit stärkerem Politikbezug. *Beck* (1986, 313 ff.) betont die bloß reaktive Haltung des sichtbaren politischen Zentrums (Legislative, Exekutive), das sich gleichzeitig aber aus wahlstrategischen Gründen als Steuerungszentrum inszenieren muß, während die eigentliche Politik auf der Ebene darunter (Wissenschaft, Verbände etc.), als „Subpolitik" abläuft. Er fordert die plurale Intensivierung dieser Subpolitik (ebd., 371 ff.), was in die Richtung dezentraler Steuerungsansätze geht, die in Abschnitt 1.3 besprochen werden.

[7] Drei Bemerkungen dazu:
1) Natürlich obliegt diesem (Minimal-)Staat weiterhin die Wahrung von Grundrechten und demokratischen Verfahrensregeln.
2) Im Bewußtsein, daß die Interessenvertretung organisiert verläuft (über Korporationen, d.h. Gewerkschaften, Industrie-, Umwelt- und Verbraucherverbände, Vereine usw.), wird häufig auch von ‚Korporatismus'gesprochen. Dies fügt den im folgenden angesprochenen Problemen noch das der Legitimation der Korporationen hinzu.
3) Die für westliche Industrienationen typische Einbindung der Korporationen in das politische System (Vertretung im nationalen Parlament, Anhörung bei Gesetzgebungsverfahren u.ä.) führt zur Bezeichnung ‚Neokorporatismus' (Heinze 1981). Dennoch bleiben die folgenden Kritikpunkte zutreffend, solange der Staat wesentlich als Marktplatz der Interessen verstanden wird.

Die Kritik an diesem Politik-Schema betrifft aber gerade Umwelt- und Technologiepolitik. Zum ersten ist der politische Handlungsspielraum durch die Berücksichtigung der verschiedenen Interessen extrem eingeschränkt – beide Politikbereiche gelten als Querschnittsfelder, in denen viele Interessen gleichzeitig betroffen sind. Um überhaupt durchführbar zu sein, benötigen politische Entscheidungen die Unterstützung der relevanten Akteure, was Kompromißbildung und taktische Aushandlungsprozesse nötig macht.[8] Kompromisse gehen häufig zu Lasten der Effektivität und der Problemlösungskapazitäten der Maßnahmen, die nötig wären, um die durch die Technik entstandenen Probleme zu lösen (Paschen et al. 1991: 159). Politisches Handeln beschränkt sich dadurch auf kurzfristiges Lavieren (Inkrementalismus), ohne daß beispielsweise die strukturellen Ursachen der Probleme angegangen würden (Böhret et al. 1988: 186); die aktive Gestaltung von Zukunft, die Diskussion von Zielen der Technisierung tritt in den Hintergrund, angemessene Problemlösungen werden eher verhindert als gefördert.

Unterstützt wird dies zweitens durch die Eigenwilligkeiten der Politik. Das an Wahlperioden und kurzfristigen Zielsetzungen orientierte politische System läßt „die wirkungsvollste Lösung eines Sachproblems" zugunsten anderer Handlungsorientierungen wie etwa der „Schnelligkeit der Entscheidung, der Schonung knapper Ressourcen wie z. B. Geld oder Prestige, der Vermeidung unnötiger Konflikte und nicht zuletzt der Möglichkeit politischer Selbstdarstellung" (Bechmann 1991: 54) zurücktreten. Ob beispielsweise eine Maßnahme bezahlbar ist oder nicht, weist zurück auf die entsprechenden Interessenkonstellationen: „Finanzierbarkeit gründet letztlich im politischen Einfluß der jeweiligen Interessenten und deren Fähigkeit, die durchzuführenden Maßnahmen als besonders dringlich darzustellen" (Bechmann/Gloede 1991: 140).

Darüber hinaus finden drittens nicht alle Themen und gesellschaftlichen Interessen gleichberechtigt Eingang in die politischen Entscheidungen. So haben schwache Interessen (von Kindern und Familien), langfristige Interessen (an der Umwelt), neue und übergreifende Interessen geringe Durchsetzungschancen (Böhret et al. 1988: 175), Interessen die i. a. schlecht organisierbar sind und wenig Konfliktfähigkeit (Droh- und Sanktionspotential) besitzen.[9] Demgegenüber haben es gut abgrenzbare und Spezialinteressen leichter (ebd.), gerade „Produzenteninteressen" und Interessen der Verursacher von Problemen sind über Klientelbeziehungen im politischen System repräsentiert (Bechmann/Gloede 1991: 143). Technik- und umweltpolitische Entscheidungen betreffen zwar viele Interessen, jedoch sind Chancen und Risiken häufig individuell oder gruppenspezi-

---

[8] Die Rede von der ‚Konsens'-Suche in konkreten Fragen bedeutet im Pluralismus eine strategische Übereinkunft, eine negative Kooperation in dem Sinne, daß die Politik niemandem wehtut, der einflußreich genug wäre, sie zu verhindern.

[9] Genau die Wahrung dieser Interessen, z.B. durch Gestaltung der Rahmenbedingungen des Marktes, der Korrektur seiner sozialen wie ökologischen blinden Flecken (vgl. das „Marktversagen"), ist aber eine genuin staatliche Aufgabe.

fisch unterschiedlich verteilt. Konsequenz ist eine „Lösung" des Verteilungsproblems zu Lasten der genannten, weniger durchsetzungsfähigen Interessen.

Viertens schließlich führt das politische Arrangement zu einem selektiven Umgang mit naturwissenschaftlich-technischem Wissen. Dies verdient eine ausführlichere Darstellung. Zunächst ist ein Informationsdefizit zu verzeichnen: Abgeordnete der Parlamente erfahren oft zu spät von technischen Entwicklungen, so daß „ihnen keine Möglichkeit bleibt, gestaltend einzugreifen" (Grüber 1993: 39). Mangels Zeit und eigenem „Apparat" zur Erarbeitung von inhaltlich begründeten technologiepolitischen Positionen gerät das Parlament in „wachsende Abhängigkeit vom Sachverstand der Exekutive und der großen Verbände bei der Politikformulierung" (Petermann 1991: 215).

Weiterhin wird Wissen im politischen Prozeß zur strategisch genutzten Ressource. Dies betrifft auch die Akteure, die eigentlich an einem Strang ziehen sollten: Der „Ressortpartikularismus" führt beispielsweise zum einen dazu, daß relevante Informationen über technische Innovationen auf den Aufgabenbereich des Ressorts oder Referats hin selektiert werden, Informationen, die nicht in den Zuständigkeitsbereich fallen, werden vernachlässigt. Zum anderen ergibt sich „das von der wissenschaftlichen Politikberatung her bekannte Problem, daß über Nutzung und Nicht-Nutzung externen Sachverstands in erster Linie die Frage entscheidet, inwieweit die eigene Position (die ‚Hausmeinung' eines Regierungsressorts) gestützt oder in Frage gestellt wird" (Mai 1993: 63). Bei der Nutzung wissenschaftlicher Expertise werden die Daten, Methoden etc. als weniger glaubwürdig eingestuft, wird den Schlußfolgerungen weniger Vertrauen entgegengebracht, die als für die Ressortinteressen schädlich erachtet werden, so nach Paschen u. a. (1991: 168) das Ergebnis einer Studie zur Nutzung von TA-Analysen (TA: Technikfolgenabschätzung).

Zu dem Problem der selektiven Verwendung von Gutachten durch die Auftraggeber bzw. Nutzer kommt das sog. Gutachterdilemma hinzu, die Situation, daß verschiedene Experten zu einem Problem divergierende Stellungnahmen abgeben. Das Gutachterdilemma wird nicht nur bei politischen Entscheidungen akut. Es betrifft alle Institutionen der Gesellschaft, deren Entscheidungen auf wissenschaftliche Expertise angewiesen sind, also Gerichte, Grenzwertkommissionen, Normungsverbände, Genehmigungsverfahren, Sachverständigengremien usw. Die Differenzen in den Gutachten können so weit gehen, daß gesellschaftliche Gruppen oder Politiker damit rechnen können, zu bestimmten Fragestellungen das Gutachten zu bekommen, das ihre Position oder Interessen wissenschaftlich untermauert (Mohr 1996, Wandschneider 1991 usw.). Gründe für unterschiedliche Gutachten liegen in der (immer notwendigen) Auswahl von Annahmen, Methoden usw.[10], aber auch in bewußter Ausblendung oder Fälschung. Dazu etwa der Parlamentarier Catenhusen (1995): „Wir haben eine wachsende Zahl von Gutachten, die erkennbar von ihren Auftraggebern beeinflußt worden

---

[10] In einer drastischen Formulierung von Ropohl (1996: 220 ff.) ist deshalb neben der eigentlichen Bewertung von Wirkungen, Folgen o. ä. auch die wissenschaftliche Analyse und Prognose bereits „wertegetränkt".

sind". Gelegentlich konnte dies detailliert belegt werden, z. B. zum Thema ökologischer Auswirkungen der Raumfahrt (Krück/Wengeler 1994: 138ff.). Es verwun-
dert damit nicht, daß beispielsweise in der Industrie Listen kursieren, auf denen
vermerkt ist, welcher Gutachter im Sinne der eigenen Position/Interessen Stellung nehmen würde und welcher nicht (Wassermann 1994: 236).

Einer Politik nach dem Modell des Pluralismus scheint insgesamt die Fähigkeit zur frühzeitigen *positiven Kooperation* und der *Konfliktregelung durch
Konsensbildung* abhanden zu kommen (Böhret et al. 1988: 291). Die Suche nach
gemeinsamen Zielen unter adäquater Berücksichtigung wissenschaftlicher Erkenntnisse – dies wird zum Problem. Der dem Pluralismus immanente Zwang zu
Konfrontation und Parteilichkeit verhindert die Konstitution eines bewußten
Gemeininteresses. Die „Lösung" einer zentralen Fixierung dieses Interesses ist
aber noch weniger wünschenswert. Mit diesen Erkenntnissen geht die Steuerungsdebatte in die dritte Runde.

1.3
Kontextsteuerung

Wo steht die Steuerungsdiskussion heute? Es wird nicht mehr, wie noch in der
Planungseuphorie der 70er Jahre oder der Planungsverzichtseuphorie der 80er
Jahre, der Vormarsch bzw. Rückzug des Staates für die Lösung aller Probleme
gehalten. Gesucht wird nach einem dritten Weg (Kubicek/Seeger 1993: 14, Martinsen 1992). Auf dem Feld der Technologiepolitik besteht, angesichts der ge-
schilderten Probleme, auch unter den Akteuren „weitgehend Konsens über die
Notwendigkeit für innovative Steuerungsansätze" (Simonis 1992: 29). Welche Ansätze kommen in Frage? Simonis (1992: 30) unterscheidet selbstreferentielle von
instrumentellen und differentiellen Strategien: *Selbstreferentielle* Strategien bestehen in der (altbekannten) Einrichtung von technischen Modellprojekten im
staatlichen Raum, *instrumentelle* Strategien bedeuten den Einbezug zusätzlichen
Wissens in staatliche Entscheidungen, *differentielle* Strategien eine zumindest
teilweise Abgabe der Entscheidung an gesellschaftliche Gruppen. Instrumentelle
Steuerung wird weiter unterschieden: *monologisch-instrumentelle* Strategien bezeichnen die (ebenfalls altbekannte) wissenschaftliche Beratung der Politik,
dialogisch-instrumentelle Strategien haben „z. B. mittels repräsentativ zusam-
mengesetzter Foren, Kommissionen o. ä." den Konsens über Sachfragen im Auge,
integrativ-instrumentelle den Konsens über Ziele (ohne daß der Staat formell an
diesen Konsens gebunden wäre). Bei den *differentiellen* Strategien verzichtet der
Staat ein Stück weit auf seine Steuerungskompetenz, wacht aber über die Fairneß
des Verfahrens; er „verzichtet auf eigene Ziele oder formuliert sie offen", sodann
„fördert er das gesellschaftliche Wissen über die (möglichen) Folgen von Techni-
sierungsprozessen und unterstützt bzw. sichert die Interessenberücksichtigung
von Betroffenen" durch Subventionen bzw. rechtliche Regelungen (ebd.: 53).

Der Weg der Innovation soll „von der direkten Fremd- zur indirekten Selbststeuerung" führen (Martinsen 1995: 26), hin zur „weichen Steuerung" (Kubicek/
Seeger 1993: 27), zu „Technikkoordination" (ebd.: 13) und „Kontextsteuerung"

(Simonis 1992: 20) durch den „interaktiven Staat" (Simonis 1994), oder expliziter: „dezentrale Kontextsteuerung" (Willke 1992: 346), durch den „lernenden Staat" (Martinsen 1995: 26). Hinter allen diesen Bezeichnungen verbirgt sich Ähnliches: Über die bisher dominanten Förder- und Regulierungsaufgaben hinaus[11] soll der Staat demnach „wesentlich die Rolle eines Initiators und Koordinators im technologiepolitischen Geschehen übernehmen, das unter Einbezug von gesellschaftlichen Gruppen und Technikbetroffenen zu arrangieren wäre" (ebd.: 25). Die bereits schleichend in den vorstaatlichen Raum ausgelagerten technologiepolitischen Entscheidungsprozesse (Normung, Zulassung, usw.) wären „nach demokratischen Prinzipien zu reorganisieren" (Kubicek/Seeger 1993: 29), bestehende Institutionen wären zu erweitern und neue zu schaffen. Neben solchen Aushandlungsprozessen „werden große Erwartungen in Leitbilddiskurse gesetzt" (ebd.: 27), die in der Genesephase einer Technik initiiert werden und dann die Entwicklungs- und Anwendungsphase hindurch die Handlungen der Akteure koordinieren und so kumulative ungewollte Effekte vermeiden helfen sollen (zur Biotechnologie vgl. Barben et al. 1993).

Im Zusammenhang mit politischer Techniksteuerung ist auch über die Funktion von Technikfolgenabschätzung diskutiert worden. Ausgangspunkt war die (technokratische bzw. monologisch-instrumentelle) Idee, daß man schon durch einen verbesserten wissenschaftlichen Informationsfluß ins politische System zu einer „besseren" Technologiepolitik kommen könnte. Diese Möglichkeit wird inzwischen eher skeptisch beurteilt; es bleibt zwar richtig, daß man die Auswirkungen seiner Entscheidungen kennen muß, um zielgerichtet agieren zu können, aber die Sachdimension ist häufig nicht die entscheidende Variable für politisches Handeln (Petermann 1991). Daher sollten die staatlichen Stellen reformiert werden: Die Rede ist von einer „Öffnung parlamentarischer Ausschüsse und Fraktionskreise für öffentliche Diskussionen", der „Stärkung des plebiszitären Elements" mit dem Ziel des Parlaments als „Ort des gesamtgesellschaftlichen Diskurses" und der Überwindung des Ressortpartikularismus (Mai 1994: 62 f.). G. Ropohl befürwortet eine Ausweitung dieses Diskurses über das Parlament hinaus: Eine innovative Technikbewertung „beschränkt sich nicht länger auf eine punktuelle Analyse nach vollzogener Innovation, sondern wird als kontinuierlicher Bewertungs-, Steuerungs- und Korrekturprozeß angelegt, der die gesamte technische Entwicklung begleitet und gestaltet" (1994, 19). Die Organisation eines solchen „normativen technopolitischen Diskurses" erfordert die Erweiterung bestehender bzw. die Schaffung neuer Institutionen, d.h. „neue Forschungseinrichtungen, Expertenforen, Institutionen der Bürgerpartizipation, neue Abteilungen in techniknahen Verbänden und Vereinen sowie Technikbewertungsstäbe in der Industrie bis hin zur technischen Jurisdiktion. Mit einem Wort: Es ist ein ganzes Netzwerk neuer Institutionen zu schaffen" (ebd.).[12]

---

[11] Gerade im Bereich der Schlüsseltechnologien wird eine staatliche Förderung der Grundlagenforschung, die Sicherstellung des Wissenstransfers und die Gewährleistung der Umsetzung des Wissens bei erfolgsriskanten Projekten verstärkt angemahnt (s. Martinsen 1995: 16).

[12] Auf die Einbeziehung von Betroffenen in den TA-Prozeß wird dem Anspruch nach seit jeher Wert gelegt (Bora/Döbert 1994: 72). Drei Gründe werden angegeben: Durchsetzungschancen, demokratische Kontrolle und situationsspezifisches Wissen.

Die Diskussion um eine direktere Beteiligung Betroffener an Entscheidungen besitzt sowohl eine *funktionale* wie eine *normative* Komponente, was durch die Steuerungsterminologie leicht verdeckt wird. Einerseits sollen Funktionsmängel der Steuerung behoben werden. Der Einbezug von gesellschaftlichen Gruppen und Technikbetroffenen (Partizipation) dient dann als Mittel zur Erreichung des Steuerungsziels. Andererseits ist die Mitbestimmung betroffener Gruppen oder Individuen aber auch ein demokratischer Zweck an sich. Gesellschaftliche Steuerung ist immer auch eine Selbststeuerung. Form und Umfang, in der diese Mitbestimmung stattfinden sollte, ist natürlich in der politischen Theorie umstritten. Gerade in jüngerer Zeit wurden aber verstärkt demokratietheoretische Überlegungen zu einer kontrollierten Ausweitung direkt-demokratischer Elemente angestellt, um „das Projekt einer zwischen dem Souveränitätsverlust des Staates, einer weitgehend korporatistisch aufgenommenen gesellschaftlichen Diffusion von Staatlichkeit, wachsenden Teilhabeansprüchen einer breiteren Öffentlichkeit und den sich verschärfenden Ansprüchen an die moralische Qualität und sachliche Angemessenheit von Politik eingeklemmten partizipatorischen Demokratie wieder mit plausiblen Perspektiven zu versorgen" (Schmalz-Bruns 1995: 213 ff.). Diese Überlegungen, z. B. zu reflexiver Demokratie oder deliberativer Politik können hier nicht weiter ausgebreitet werden (s. dazu ebd.: 125 ff. bzw. Habermas 1992: 349 ff.). Im nächsten Abschnitt werden vielmehr die bisher recht allgemeinen Ausführungen konkreter auf die Gentechnologie und die bereits erprobten, innovativen Koordinations- und Kommunikationsverfahren bezogen. Der Schwerpunkt unseres Interesses liegt dabei auf klar eingrenzbaren neuen Verfahren, die als modellhaft angesehen werden können.

2
Beteiligung in Verfahren: Einführung und Übersicht

Die Diskussion um eine direkte Beteiligung (*Partizipation*) von Betroffenen an staatlicher Planung im Umwelt- und Technikbereich hat eine jahrzehntelange, länderspezifische Tradition (Guild 1979). In Abgrenzung zu dem Einspruchsrecht von Anwohnern nach getroffener Entscheidung (z. B. in der Stadt- und Regionalplanung) wurde eine Beteiligung schon im Entscheidungsvorfeld gesucht und an einigen Stellen auch praktiziert. Die Art und Weise der Partizipation variierte dabei erheblich, auch wurden mit der Zeit Themen in Angriff genommen, die über reine Standortprobleme weit hinausgehen. Zahlreiche Aspekte dieser Bemühungen lassen sich in der aktuellen Diskussion um eine verbesserte Technikfolgenabschätzung und -bewertung der Gentechnik wiederfinden (vgl. Bora 1994).

Dieser Abschnitt soll einen Eindruck von diesen Versuchen vermitteln. Zunächst wollen wir die verschiedenen Dimensionen des Partizipationsbegriffs entfalten und die vielfältigen Möglichkeiten von Beteiligung an technologiepolitischen Entscheidungen systematisch diskutieren. Danach werden einige in Europa bereits realisierte, innovative Verfahren vorgestellt: Mediation, Expertendiskurs, Konsensus-Konferenz, Planungszelle und Drei-Stufen-Diskurs. In einem dritten Schritt werden dann diese Verfahren auf ihre genaueren Funktionen angesichts der im ersten Abschnitt bereits beschriebenen technologiepolitischen Herausforderungen hin untersucht.

2.1
Formen der Partizipation

Beteiligung (Partizipation) ist ein komplexer Begriff. Gewöhnlich wird unterschieden in *Teilhabe* und *Teilnahme* an einer Entscheidung, je nachdem, ob ein passiver oder ein aktiver Bezug zur Entscheidung besteht. Am Beispiel eines Verteilungsproblems: *Teilhabe* bedeutet, mehr oder weniger des zu verteilenden Gutes zu bekommen, *Teilnahme* bedeutet, mitzuentscheiden, wer wieviel davon bekommen soll.

Der Entscheidungsprozeß selbst kann zudem in die *Informationsdimension* einerseits, sowie die *eigentliche Entscheidung* (in Kenntnis der Informationslage) andererseits, zerlegt werden. Damit bieten sich bereits vier verschiedene Möglichkeiten der Partizipation.

2.1.1
Möglichkeiten der Beteiligung

Teil*haben* kann man (a) an dem *materialen Ergebnis* der Entscheidung (Berücksichtigung in der eigentlichen Entscheidung) und (b) an der *Informationsgrundlage* (inhaltlicher Input, z. B. Datengrundlage, sowie Output, z. B. Handlungsempfehlungen) bzw. an *Informationen über den Entscheidungsprozeß* (Modus der Informationsverarbeitung sowie der eigentlichen Entscheidung). Unter Teilhabe-Aspekten kann eine Entscheidung doppelt unbefriedigend sein; am Beispiel des Verteilungsproblems: weil man nicht genug bekommt oder nicht weiß, was die inhaltlichen Gründe dafür waren bzw. welcher Weg zur Entscheidung geführt hat. Im ersten Fall beklagt man eine Ungerechtigkeit im Ergebnis, im letzten Fall die mangelnde Transparenz der Entscheidung. Daß eine Entscheidung transparent, besonders aber auch: gerecht sein soll, sind eher konventionelle Forderungen (deshalb aber nicht weniger wichtige). Die eigentliche Innovation der angesprochenen Partizipationswünsche liegt hingegen in den Teilnahme-Aspekten.

Teil*nehmen* kann man wiederum (a) an der eigentlichen Entscheidung und (b) an der vorbereitenden Informationsgewinnung.[13]

a) Die eigentliche Entscheidung wird, als politisch-staatliche, in einer repräsentativen Demokratie i. d. R. den gewählten Vertretern überlassen, als juristische den Gerichten, etc. Teilnahme an diesen Prozessen kann aber auch direkt geschehen, z. B. in einem Volksentscheid oder über Schöffen. Eine Aus-

---

[13] Teilnahme bloß auf der informationellen Ebene wäre nach der im letzten Kapitel eingeführten Terminologie eine instrumentelle, Teilnahme an der eigentlichen Entscheidung hingegen eine differentielle Strategie.

weitung der Teilnahme von *betroffenen Bürgern* an der eigentlichen Entscheidung würde tendenziell eine direktere Demokratie bedeuten. Beteiligungsmöglichkeiten für *Repräsentanten gesellschaftlicher Gruppen* (sog. organisierte Interessen) oder wissenschasftlichen Experten existieren hingegen an vielen Stellen des politischen Prozesses, an verschiedenen politischen Institutionen.

Ein die Gentechnik betreffendes Beispiel ist die „Zentrale Kommission für biologische Sicherheit" (ZKBS). In dieser staatlichen Einrichtung sind zwar einige gesellschaftliche Gruppen (keine Umweltverbände), aber nicht das gesamte Spektrum der wissenschaftlichen Meinungen vertreten (vgl. Elstner in diesem Band). Die ZKBS tagt, wie die oben erwähnten medizinischen Ethikkommissionen, nichtöffentlich. Zusammen mit den erwähnten Normungsverbänden (DIN, etc.) sind dies Beispiele für die Auslagerung staatlicher Entscheidungen.

b) Im Vorfeld politisch-staatlicher Entscheidungen wird normalerweise bestenfalls eine Teilnahme am Informations-Input erreicht; die betroffenen Gruppen werden dann zwar befragt und können sich zu den Aussagen anderer Gruppen äußern, die eigentliche Integration der Information obliegt aber vorrangig staatlichen Stellen bzw. „der" Politik.

In Deutschland gibt es z. B. parlamentarische Instrumente der wissenschaftlichen Politikberatung, seit 1971 z. B. die Enquête-Kommissionen (1984: Chancen und Risiken der Gentechnologie) oder das Büro für Technikfolgenabschätzung des Deutschen Bundestages (1994: Stand und Perspektiven der Gentherapie; Biologische Sicherheit bei der Nutzung der Gentechnik). Diese beschränken sich auf eine Beteiligung von wissenschaftlichen Experten sowie u. U. auch von organisierten Interessen. Ein Beispiel im Bereich der europäischen Exekutive ist die GAEIB, die ethische Beratergruppe der Europäischen Kommission (Mieth in diesem Band, vgl. kritisch Breyer 1996).

Bei komplizierteren Problemen wird die Informationsdimension zunehmend wichtiger, in den im nächsten Abschnitt vorgestellten Verfahren wird Externen die Informationsverarbeitung (Integration der Information) gezielt überlassen; sie können damit einen stärkeren Einfluß auf die Entscheidungsfindung ausüben.

Betrachten wir beispielsweise die britischen *Public Inquiries*. Hier führt eine vom entsprechenden Ministerium oder der Krone bestellte Kommission (für ihre Integrität bekannte Personen des öffentlichen Lebens, oder Experten, oder repräsentative Interessenvertreter) eine öffentliche Gerichtsverhandlung (Böhret/Franz 1982: 164). Die Arbeit umfaßt regelmäßig mehr als 20 Sitzungen, wobei Gutachten vergeben werden und ca. 100–200 Personen befragt werden. Am Ende steht die Formulierung des Wissensstandes sowie häufig auch von Handlungsempfehlungen, meist für die Exekutive. „Dieses Verfahren stammt aus dem 19. Jhd. und wurde damals zur ex-post-Analyse z. B. nach schweren Unfällen mit Personenschaden durchgeführt. Heute werden häufig technologische Fragestellungen mit zukunftsbezogener Bewertung verhandelt", so Baron (1995, 98), z. B. Aspekte der Kernenergie wie die Wiederaufbereitung.

2.1.2
Teilnahme in Verfahren

Die Beispiele zeigen, daß die Frage nach dem ‚woran' der Beteiligung nur ein erster Schritt war, ‚Beteiligung' als Relationsbegriff zu erweisen. Entscheidungen fallen in Verfahren, die bestimmt werden können: *formal* nach Teilnahme, Teilhabe, Trägerschaft und Zeitrahmen, *material* nach Themenfeld, Art der Geltungsansprüche, Reichweite und Art des Ergebnisses:

- Als *Teilnehmende* kommen neben Wissenschaftlern auch Interessengruppen (Kirchen, Gewerkschaften, Verbände, Umwelt- und Verbraucherinitiativen etc.
  – auch diese sind in einem weiteren Sinne Experten) oder Normalbürger (Laien) in Betracht. Laien steuern z. b. ihr lokales Wissen oder eine „Jedermann"-Perspektive in der Bewertung bei. Die teilnehmenden Korporationen oder Individuen können dann weiter unterschieden werden z. B. nach:

Betroffenheit:	persönlich / stellvertretend / gar nicht
Auswahl:	Repräsentativität durch gezielte Wahl oder Los /
	Alle Betroffenen / Jeder, der will
Qualifikation:	Laien / Experten
Rollen:	Frager / Antwortende
Interaktion:	face-to-face / schriftlich

Träger kann jede Betroffenengruppe sein (Verbände, Unternehmen, Bürgerinitiativen etc.), aber auch staatliche Stellen (in Exekutive, Legislative und Judikative) oder eher als neutral angesehene Stellen (Stiftungen und wiss. Institute). Der *Zeitrahmen* (Anzahl, Dauer und Abstand der Treffen) und der Grad der *öffentlichen Teilhabe* (uneingeschränktes Auditorium / keine Medien / keine Privatpersonen; nur Berichte / auch Verfahren öffentlich usw.).

- In einem *Themenfeld* können verschiedene *Geltungsansprüche* kontrovers sein: Fakten, Werte und Normen, speziell auch Prognosen bzw. Chancen und Risiken einer Technologie. Mögliche *Ergebnis-Arten* des jeweiligen Verfahrens sind: Empfehlung (Einheitsvotum oder Optionenbildung) oder Entscheidung (Vertrag, Selbstverpflichtung etc.). Die *Reichweite* der Ergebnisse des Verfahrens ist kommunal, regional, national o. ä. festzulegen.
- An möglichen *Regeln* sind neben denen elementarer Fairneß zu unterscheiden: Einstimmigkeit oder Mehrheit; Kontrolle des Ablaufs oder auch des Ergebnisses; Vorgehensweise selbstbestimmt, durch gewähltes Lenkungsgremium bestimmt oder fremdbestimmt. Eine neutrale Instanz (z. B. eine Jury, ein Vermittler o. ä.) kann, falls vorhanden, formal (Ablauf) oder auch inhaltlich (Lösungsvorschläge) eingreifen. Auch die o. g. formalen und materialen Bestimmungen unterliegen Regeln (des Zugangs etc.)

Natürlich können z. B. Laien und Fachleute gleichzeitig beteiligt sein, oder auch nacheinander in verschiedenen Verfahrensabschnitten (wie beim Drei-Stufen-Diskurs), wichtig ist uns hier nur, die vielfältigen sich bietenden Möglichkeiten aufzuzeigen. Für eine vollständige Partizipation sollten diese Punkte (Teilnahme, Inhalte, Regeln, …) im Verfahren thematisierbar und veränderbar sein. Damit

Partizipationsmöglichkeiten auch genutzt werden können, darf die Beteiligung nicht an mangelnder Ressourcenausstattung der Teilnehmenden scheitern. Im nächsten Abschnitt werden nun einige modellhafte Verfahren vorgestellt.

2.2
Modelle für partizipative Verfahren

Partizipation als Beteiligung am Informationsinput einer Entscheidung anderer („der Politik") führt im Idealfall zu einer besseren Berücksichtigung der Werturteile (aber auch der Positionen, Meinungen, Interessen, Bedürfnisse usw.) der Beteiligten. Hinzu kommt die Sachkenntnis der Experten sowie das besondere Wissen aus der Lebenswelt der Bürger oder ihrer Repräsentanten (z. B. des Verwendungszusammenhangs von Technik). Warum aber zur Erhebung der Information nicht einfach eine Umfrage unter diesen machen? Dies genügt dann nicht, wenn die Sachaussagen z. B. der Wissenschaftler zu unterschiedlich sind. Zudem: Meinungen und Positionen lassen sich nur dort erheben, wo sich diese bereits gebildet haben. Bei komplexeren Fragen, Umweltprobleme und Hochtechnologien gehören typischerweise zu diesen, ist zunächst einmal eine Menge Information nötig, um sich überhaupt eine Meinung zu bilden. Einschätzungen über Sinn und Unsinn eines Vorhabens ändern sich durch Kommunikation, z. B. durch Kenntnis der Auswirkungen auf Andere. Eine qualifizierte Wertberücksichtigung setzt spezifische Sachkompetenz der Betroffenen voraus, die im Verfahren hergestellt wird. Je weniger dieser Prozeß noch eine kommunikative Einbahnstraße ist, je mehr *Beteiligung auch an der Informationsverarbeitung* zugelassen wird, desto eher wird er zum *Diskurs*. Eine Beteiligung kann aber auch an der Entscheidung selbst bestehen, nicht nur an der sie vorbereitenden Kommunikation. Gerade dies ist der Gedanke von *Mediation:* den Staat von Entscheidungen zu entlasten, die die Betroffenen besser selbst fällen können.

a) Zunächst zur *Mediation* (EAL 1995). Unter der Vermittlung einer neutralen Dritten, der Mediatorin, versuchen die Konfliktparteien gemeinsam, eine für sie tragfähige Lösung eines konkreten Konflikts zu finden. Typisch sind Standortfragen (z. B. einer Mülldeponie) und andere klar definierte Konflikte, wo sich Interessen bereits organisiert haben und sich mit ausreichendem „Drohpotential" gegenüberstehen. Herkömmlicherweise würden staatliche Stellen hier eine Entscheidung treffen müssen – durch die Verwaltung oder das Gericht. Die Idee von Mediationsverfahren ist nun, die Betroffenen selbst die für sie optimale Lösung aushandeln zu lassen (soweit staatliche Stellen betroffen sind, nehmen sie ebenfalls an der Mediation teil). Die Mediatorin leitet dabei nicht nur das Verfahren, sondern greift auch durch inhaltliche Vorschläge ein. Die Projektinitiatoren lassen sich auf ein Mediationsverfahren ein, wenn eine zeit- und kostenintensive, juristische oder sonstige Blockade des Vorhabens durch die Betroffenen vermieden werden kann. Ansonsten würden eher die herkömmlichen Strategien verfolgt: Formal genehmigen lassen und/oder durchsetzen.

Das Verfahren selbst beruht auf (in der Regel) nichtöffentlichen Verhandlungen zwischen den Parteien, im Erfolgsfalle wird eine Veränderung des Projekts

(Standortveränderung oder technische Modifikation) bzw. eine Kompensation (z. B. durch ein Schwimmbad in der Standortgemeinde) vereinbart. Die Nähe des Verfahrens zum außergerichtlichen Vergleich ist offensichtlich, originäre Felder waren denn auch Ehescheidungen und Tarifauseinandersetzungen.

Mediation griff erst in den 80er Jahren in Europa um sich; in den USA, Kanada und Japan hat diese Form der Regelung von Technik- und Umweltkonflikten eine längere Tradition und gewinnt zunehmend an Bedeutung (Besemer 1995: 48). Einige US-Bundesstaaten haben ein Mediationsverfahren z. B. bei bestimmten Planungsschritten der Verwaltung inzwischen gesetzlich vorgeschrieben. Ansonsten wird davon ausgegangen, daß die Konfliktparteien freiwillig eine neutrale Dritte einschalten und auch selbst bezahlen. Die Dauer des Verfahrens, bis zu Kompromiß oder Abbruch, liegt zwischen einigen Monaten und einigen Jahren.

Zur Umweltmediation in Deutschland (APZ 1992; Gans 1994) sind Beispiele aus jüngerer Zeit: das Abfallwirtschaftskonzept im Kreis Neuss (Sapotnik/Christian 1993; Pfingsten/Fietkau 1995), das Sanierungskonzept für die Mülldeponie Münchehagen oder die Standortsuche für den Großflughafen Berlin-Brandenburg (AGU 1995, EAL 1995). Ähnliche Verfahren mit dem Ziel der repräsentativen Beteiligung aller Interessen sind die Verkehrsforen in Heidelberg, Tübingen und Salzburg. Dort wurden unter Leitung einer neutralen Mediatorin die verschiedenen Standpunkte diskutiert mit dem Ziel der Erarbeitung so weit es geht gemeinsamer Handlungsempfehlungen an die Politik (Sellnow 1995).

Die Spannbreite dessen, was unter dem Titel Mediation stattfindet, reicht von einer Bürgerinformation mit nur marginalem Einfluß auf die politische Entscheidung bis zu einer ergebnisoffenen, kooperativen Planung.

b) Nun zum *Diskurs*. Der Diskurs-Begriff ist vielschichtig, er verweist auf Kommunikation und Argumentation. Nur solche Verfahren, in denen Konflikte argumentativ ausgetragen werden, sollen „Diskurs" genannt werden[14]. Durch die nachvollziehbare Begründung von Aussagen sollen dabei, soweit es möglich ist, übereinstimmende bzw. abweichende Positionen der Konfliktparteien erkannt und verständlich gemacht werden. Das Verfahren selbst ist (in der Regel) öffentlich, im Erfolgsfall wird eine von allen Konfliktparteien gebilligte Darstellung der Kontroverse resultieren. Allerdings dürften sich, wie bei der Mediation auch, Positionen geklärt und/oder verschoben haben.

---

[14] Die häufig in diesem Zusammenhang angeführte Diskurstheorie von J. Habermas (1981), eine Verknüpfung von Kommunikations- und Gesellschaftstheorie, macht einerseits Aussagen darüber, welche Fragen im Diskurs angegangen werden sollten und wie dies zu geschehen habe (Thematische Offenheit, Transparenz des Vorgehens, umfassender Einbezug von Betroffenen, Chancengleichheit der Beteiligten u. ä.). Andererseits ist unsere Gesellschaft schon in Grundzügen diskursiv organisiert (was nicht heißt, daß jede einzelne Frage im Diskurs entschieden wird, sondern auf die aufgeklärte Selbstgesetzgebung im demokratischen Rechtsstaat abzielt; Habermas 1992), so daß die Orte für (zusätzlich) einzurichtende Diskurse sorgfältig zu bestimmen wären. Die Diskurstheorie von K. O. Apel (1990) versucht die philosophische Begründung eines unbedingten Gebots der Herstellung auch der Voraussetzungen diskursiver Konfliktlösung (Begründungsteil B).

Im Vordergrund steht nicht, wie bei der Mediation, die Lösung von Interessenkonflikten durch Kompromißbildung, sondern die rationale Strukturierung einer Kontroverse. Information, nicht die Entscheidung selbst, ist das Ziel. Im folgenden werden einige, historisch gewachsene Formen von Diskursverfahren beschrieben. Für eine erste Übersicht bietet sich folgende Einteilung an: Der Diskurs kann (1) unmittelbar zwischen den Konfliktparteien (Wissenschaftlern, Interessenvertretern) oder (2) von diesen vor einem repräsentativen Laienpublikum ausgetragen werden, oder aber (3) betroffene Bürger selbst führen in einem strukturierten Prozeß diese Diskussion unter „Zulieferung" durch die Konfliktparteien. In den letzen beiden Fällen wird die abschließende Darstellung der Kontroverse den Konfliktparteien aus den Händen genommen. Schließlich sind (4) Mischformen und Kombinationen aus (1–3) möglich.

b1) Das erste Verfahren kann man als organisierten *Expertendiskurs* bezeichnen, z. B. zur gentechnologisch hergestellten Herbizidresistenz (HR-Verfahren, Daele et al. 1995, 1996) oder zur Informationstechnik (IT-Verfahren, VDI 1994). Bei diesem Verfahren werden Repräsentanten der gesellschaftlichen Gruppen oder Einzelpersonen, die sich öffentlich zu dem Thema geäußert haben, an einem Tisch versammelt und zur Begründung resp. Ablehnung der jeweiligen Positionen einem „kollektiven Argumentationszwang" ausgesetzt. Ein solcher Diskurs erfordert neben der formalen Organisation eine von allen gebilligte Ergebnisrückführung zur Ordnung der vorgebrachten Argumente (Protokolle, Argumentationsbäume etc.), bis die Diskussion auf eine oder mehrere, differenzierte und vorerst abschließende Positionen zuläuft.

Die 50–60 HR-Diskurs-Teilnehmenden kamen aus wissenschaftlichen Einrichtungen, Behörden, Umweltgruppen und der Industrie und konnten auf der Suche nach Chancen und Risiken der HR-Technik auch externe Gutachten einholen. Die vorgebrachten Argumente wurden von den Organisatoren, einem Team des Wissenschaftszentrums Berlin für Sozialforschung, in anonymer Form in Argumentationsbäumen einander gegenübergestellt und den Teilnehmenden zur Überprüfung wieder vorgelegt. Auf diese Weise sollte gemeinsam ein Fortschritt der Argumentation auf ein einheitliches Ergebnis hin erreicht werden. In der Schlußphase versuchten die Organisatoren, eine übereinstimmende Einschätzung von Chancen und Risiken der HR-Technik zu erzwingen, was zum Ausstieg der Umweltgruppen führte. Inhaltlich strittig war nicht so sehr die (äußerst begrenzte) Nutzerwartung dieser Technik, sondern ihre möglichen Risiken infolge von Freisetzungen. An Konzeption und Durchführung dieses Verfahrens ist inzwischen von verschiedenen Seiten Kritik geübt worden (Neubert 1993; Gill 1994; Gloede 1994; Saretzki 1996), auch die ausgestiegenen Umweltgruppen haben eine Reihe von Mängeln beklagt (Weber 1996).

Die vom sich als „neutral" empfehlenden Verband der Deutschen Industrie veranstalteten IT-Verfahren vollzogen sich hauptsächlich unter Wissenschaftlern und Industriellen, in einigen Fällen nahmen auch Datenschutzbeauftragte oder Politiker teil. Die Veranstalter betrieben eine vergleichsweise wenig aufwendige Ergebnisrückführung und verzichteten auf Konsens, wenn er sich nicht einstellen wollte (VDI 1994: 28). Zur Informationstechnik wurden von 1988 bis 1992 insgesamt fünf zweijährige Diskurse (Treffen jeweils alle zwei Monate) durchgeführt, der HR-Diskurs wurde ab 1991 in ähnlicher Zeit abgehalten. Die IT-Verfahren wurden mit je 60 000 bis 350 000 DM, das aufwendigere HR-Verfahren mit über 1 Mio. DM vom BMFT unterstützt. Das Ergebnis sind ausfürliche Darstellungen der problematischen Folgen der Informationstechnik (Diskursberichte).

Mit ähnlichem Anspruch wie der IT-Diskurs, aber in anderer Organisationsform, verlief das „Diskursprojekt Gentechnologie in Niedersachsen" (EAL 1996). Hier versuchte auf Initiative der dortigen Landesregierung ein (an Mediationsverfahren geübtes) Umweltconsulting-Büro zusammen mit Unternehmerverbänden, Gewerkschaften sowie eines Umwelt- und eines Verbraucherschutzverbandes „in einem guten Dutzend Einzelveranstaltungen – Workshops, Diskussionsrunden, Gesprächsforen – (...) die möglichst genaue Identifizierung von Konsens- und Dissensbereichen" betreffs „Chancen und Risiken, Optionen und Restriktionen" der (sowie Alternativen zur) Gen- und Biotechnologie (ebd., Tagungsankündigung).[15]

Interessanterweise gehen vereinzelt auch Unternehmen mit ähnlichen Verfahren in die Offensive (Behrens et al. 1995). Allerdings sind die Gespräche selbst nichtöffentlich, die Inhalte können aber, soweit nicht explizit vertraulich, von den Teilnehmenden beliebig genutzt und verbreitet werden:

Zum Thema Gentechnik führt die Umweltabteilung der dänischen Novo Nordisk (Enzyme) seit 1990 jährlich einen zweitägigen unverbindlichen Dialog ihrer Manager mit einigen ausgesuchten kritischen Gruppen. Voraus ging in den 70er Jahren ein Verbraucherboykott gegen Novo Industry wegen möglicher Allergierisiken (50% Umsatzeinbuße) und ein generell schlechtes Image von Enzymen in der Umweltdiskussion der 80er Jahre. Ende der 80er Jahre erreichte das Unternehmen durch einen kritischen Dialog mit einer Umweltorganisation, die aus Umweltgründen von enzymhaltigen Waschmitteln abgeraten hatte, die Streichung einer entsprechenden Passage aus einem Verbraucherführer. Inzwischen sind die zur Enzymproduktion eingesetzten Bakterienstämme aus Effizienzgründen genmanipuliert. Um frühzeitig auf Kritik reagieren zu können, wurde der kritische Dialog seitdem jährlich wiederholt.

Weiter ging die niederländische Unilever (Nahrungsmittel), die mit Verbrauchervereinigungen und Umweltgruppen einen halbjährlichen Diskurs führt, der inhaltlich wie personell stärker von den teilnehmenden Gruppen mitbestimmt wird. Unilever wollte 1991 eine gentechnisch veränderte Lipase zur Fettverarbeitung einsetzen. Die Markteinführung gentechnisch veränderter Nahrungsmittel stößt, auch in den Niederlanden, bei der Bevölkerung auf eine geringe Akzeptanz und unterliegt einer rechtlichen Unsicherheit, insbesondere bzgl. der Kennzeichnungspflicht. Unilever hoffte auf eine Kompromißbildung mit wichtigen Kritikergruppen, die auf Verbraucher und Regulierungsinstanzen ausstrahlen, und hat den Beteiligtenkreis schrittweise um andere Unternehmen erweitert, die gentechnische Methoden in die Nahrungsmittelproduktion einführen wollten. Die Kritiker wiederum erhoffen sich bessere Informationen und eine Einflußnahme schon bezüglich dem Entwicklungsprozeß von Produkten, nicht erst der

---

[15] Der Ergebnisbericht lag bei Erstellung dieses Textes noch nicht vor (s. EAL 1996).

Vermarktung. Aus dem Unilever-Diskurs erging z. B. ein Konsens-Vorschlag zur Lebensmittel-Kennzeichnung an die niederländische Regierung, den diese vollständig übernahm (ebd., 71). Seit 1994 experimentiert das Unternehmen mit einem ähnlichen Verfahren in Deutschland. Einige Kritikergruppen witterten schon in der ersten Sitzung eine Akzeptanzschaffungsstrategie und verließen das Verfahren sofort wieder. Ein Jahr später waren immerhin noch der BUND, die Verbraucher-Initiative, der Deutsche Hausfrauen-Bund, das Katalyse-Umweltinstitut und die Gewerkschaft NGG mit dabei (ebd., 81). Von ähnlichem Zuschnitt ist laut der TAZ vom 8.6.96 auch der dritte „Runde Tisch" in Deutschland (neben dem Niedersachsen-Verfahren und dem Unilever-Diskurs): den Workshops des Industrieverbandes Körperpflege- und Waschmittel, wo seit Anfang '94 mit Verbraucherzentralen, dem Hausfrauenbund und dem Ökoinstitut Freiburg über gentechnisch hergestellte Waschmittel-Enzyme gestritten wird.

b2) Eine andere Form der Partizipation ermöglicht die *Konsensus-Konferenz* alias *Citizens' Jury* oder *Citizen Panel* (Crosby et al. 1986). In diesen wie auch den folgenden Verfahren werden Normalbürgern direkte Partizipationsmöglichkeiten eröffnet. Bei genannten Konferenzen untersucht eine repräsentativ ausgewählte Gruppe von 10–20 interessierten Laien (dies ist der wesentliche Unterschied zu den o. g. Public Inquiries) ein Problemfeld, z. B. das transgene Tier. Das Verfahren der Meinungsbildung, in dem verschiedene Experten gehört werden, ist öffentlich und wird z. T. in Fernsehen oder Rundfunk direkt übertragen. Es mündet in der Erstellung eines gemeinsamen Abschlußberichtes, der der Allgemeinheit präsentiert wird und für die Politik zwar empfehlenden Charakter, aber keinerlei Verbindlichkeit hat. Von diesem Verfahren ist eine ausgewogene, nachvollziehbar begründete Einschätzung der Probleme einer bestimmten Technikanwendung aus Sicht der Bevölkerung zu erwarten.

Ein typischer Ablauf wäre etwa der folgende: Zunächst wählt der Verfahrensträger, eine als weitgehend neutral angesehene staatliche Einrichtung (z. B. die wissenschaftlichen Politikberatungsstellen der nationalen Parlamente) zu einem Themenfeld ein mehrköpfiges Steering Committee aus, das die relevanten gesellschaftlichen Interessengruppen repräsentieren soll. Dieses präzisiert dann das Thema und wählt die teilnehmenden Laien aus (per Zeitungsannouce) sowie einen breiten Kreis von Experten, von Wissenschaftlern, Gewerkschaftlern, Industrievertretern, Bürgerinitiativen etc., die sich zu dem Thema bisher öffentlich geäußert haben. An zwei Vorbereitungswochenenden werden die Teilnehmenden vorinformiert, fixieren das Thema, kooptieren (so gewünscht) weitere Experten und formulieren fünf bis zehn schriftliche Kernfragen an die Experten. Dann beginnt die eigentliche, drei- bis fünftägige öffentliche Konferenz, die in der Regel ein breites Medienecho hervorruft. Zuerst beantworten die Experten die schriftlichen Fragen, dann auch die Rückfragen der Laien, und das Publikum kann durch schriftliche Eingaben und später auch direktes Fragenstellen an der Debatte teilnehmen. Am Abend des vorletzten Tages zieht sich dann das Laiengremium zurück und schreibt das zusammenfassende Abschlußdokument. Am letzten Tag findet eine Pressekonferenz und eine Diskussion mit Politikern statt, sowie stehen die Teilnehmenden der Presse zu Einzelinterviews zur Verfügung.

Konsensus-Konferenzen wurden bisher in verschiedenen europäischen Ländern durchgeführt (Stewart et al. 1994). In den Niederlanden geschah dies zu transgenen Tieren (1993), in Großbritannien zur Pflanzen-Biotechnologie (1994) und in Dänemark z. B. zur Gentechnologie in Landwirtschaft und Industrie (1987), zur zunehmenden Kenntnis des menschlichen Genoms (1989) oder zum technologischen Tier (1992). Inklusive der Vorbereitung dauerte ein solches Verfahren nicht unter einem Jahr und kostete ca. 500 000 DM. Die in den USA vorwiegend zu medizinischen Fragen durchgeführten, namensgleichen *Consensus Conferences* vollzogen sich hingegen hauptsächlich unter Experten. Nur einige der Teilnehmenden waren keine Wissenschaftler, und nur einige Abschnitte des Verfahrens waren öffentlich (McGlynn et al. 1990).

b3) In Deutschland wurde seit den 80er Jahren ein verwandtes Verfahren erprobt, die *Planungszelle* (Dienel 1992)[16]. Zur Stadtplanung, aber z. B. auch zum „Telefon der Zukunft" wurden dabei von staatlichen Stellen mehrere Gruppen á 25 Personen per Zufallsauswahl aus dem Melderegister zusammengestellt, wobei die Teilnahme freiwillig ist und ein Verdienstausfall bezahlt werden soll. Die Gruppen arbeiten parallel, mit den gewünschten Experten, allerdings ohne öffentliches Auditorium. Sie diskutieren die strittigen Fragen und suchen nach möglichen Lösungen. Ihre Ergebnisse werden von den Organisatoren in einem Abschlußbericht zusammengefaßt, dem „Bürgergutachten", und der Politik sowie der Öffentlichkeit vorgestellt. Der Abschlußbericht ist detaillierter und, Wertungen betreffend, repräsentativer als der er Konsensus-Konferenzen.

Dieses Verfahren dauert mehrere Monate (die Gruppenarbeit selbst ca. eine Woche) und kostet ca. 50 000 DM pro Gruppe.

b4) Eine Synthese aus Elementen obenstehender Verfahren versucht das Modell des *Drei-Stufen-Diskurses* (auch *kooperativer Diskurs* genannt) der Akademie für Technikfolgenabschätzung in Baden-Württemberg (Renn et al. 1993). Die Akademie, deren Neutralität durch die Vertretung gesellschaftlicher Gruppen in Beiräten sichergestellt werden soll, erarbeitet in der ersten Stufe die Breite möglicher Bewertungskriterien und Handlungsoptionen unter Teilnahme der wesentlichen Interessengruppen. In einer zweiten Stufe erstellen WissenschaftlerInnen das Auswirkungsprofil für jede Option und in der dritten Stufe dann, den Bürgerforen, modifizieren und bewerten zufällig ausgewählte Bürger diese Optionen (ähnlich wie bei den Planungszellen). Die Bürgerforen erstellen in der Regel je eigene Werthierarchien (Wertbäume) und übersetzen die Werte in Kriterien. So wird eine weitgehende Offenlegung der Bewertung erreicht. Abschließend werden die Gruppen zusammengeführt und stellen, gemeinsam mit der Akademie, die Gruppenvoten zu einem Abschlußbericht zusammen, dem „Bürgergutachten".

Das gesamte Verfahren dauert ca. zwei Jahre und kostet mehrere Millionen DM (inklusive aller Lohnkosten), aktuell sind die „Abfallplanung für die Region Nordschwarzwald" und die „Klimaverträgliche Energieversorgung in Baden-Württemberg" in der dritten Phase (ATBW 1996).

---

[16] Dienel (1992,37) konturiert seine Planungszelle z. B. gegenüber Plebiszit, Bürgerinitiative, Beirat, Anwaltsplanung, aber auch Verwaltung, Parlament und Partei.

Die Akademie variiert dieses Schema, wenn es der Problemlage angemessen scheint. Im von Garbe in diesem Band beschriebenen Verfahren zur Gentechnik in Landwirtschaft und Nahrungsmittelproduktion wurde die Reihenfolge der ersten beiden Stufen umgedreht: Zuerst wurde mit Hilfe von WissenschaftlerInnen eine Potentialanalyse erstellt (v. Schell/Mohr 1995) und dann in sog. Werkstattgesprächen gesellschaftliche Gruppen hinzugezogen (Kochte-Clemens/v. Schell 1995; Müller, A. 1995), dritte Stufe blieben die Bürgerforen (Garbe in diesem Band).

Halten wir erst einmal fest: Es gibt eine Vielzahl von Möglichkeiten eines anderen Umgangs mit umstrittenen Technologien durch Einbeziehung der Betroffenen. Welche Form in welcher Situation gewählt werden sollte, ist bis hierher aber noch weitgehend offen. Der folgende Abschnitt versucht vorbereitend, einige Verfahrensfunktionen genauer zu bestimmen.

2.3
Verfahrensfunktionen

2.3.1
Mediation: Beteiligung zur faktischen Schlichtung von Konflikten

An der *Mediation* ist eine Beteiligung nur derjenigen Gruppen sinnvoll, die über ausreichend gesellschaftliche Macht verfügen, um als Verhandlungspartner überhaupt ernstgenommen zu werden. Mediationsergebnisse werden, als Resultat von Verhandlungen, immer die Machtverhältnisse zwischen den Beteiligten spiegeln. Ob damit aber gerade bei Macht*un*gleichheit „zu einer akzeptablen Lösung oder zumindest zu einem fairen Entscheidungsvorschlag" gefunden werden kann, wie Bechmann et al. (1993: 110) in einem Gutachten[17] schreiben? Eine Grundregel in diesen Verfahren lautet: „Transformiere Positionen in Interessen". Interessen werden dann formuliert und soweit ausgeglichen, daß eine für alle akzeptable Lösung entsteht. Bei einfachen, konkreten Konflikten ist dies vielleicht legitim. Die Mediation wäre also am ehesten zur Lösung von Standortkonflikten geeignet, z. B. bei einer konkreten Freisetzung gentechnisch veränderter Organismen oder der Errichtung einer gentechnischen Produktionsanlage? Werden dadurch Anwohner konkret geschädigt (z. B. der Landwirt neben dem Freisetzungsexperiment, der seine Fruchtfolge umstellen muß), können Kompensationen den Konflikt u. U. lösen. Voraussetzung einer erfolgreichen Mediation ist aber, daß alle wesentlichen Interessen am Verhandlungsprozeß beteiligt werden können, und daß die Verletzung dieser Interessen prinzipiell kompensiert oder vermieden werden kann, ohne das Vorhaben ganz aufzugeben. Hinter den Positionen von GentechnikkritikerInnen stehen, wie auch schon bei der Atomenergie, aber nicht nur ihre eigenen Interessen. Etwas wird abgelehnt, weil

---

[17] Die Autoren unterscheiden dort drei Funktionen von innovativen Verfahren in der Umweltpolitik: Mediation diene der Machtberücksichtigung, Partizipation der Wertberücksichtigung und Diskurs der Wahrheitsberücksichtigung in Entscheidungen (ebd.: 106).

es dem Gemeinwohl langfristig abträglich oder sogar (potentiell) gemeingefährlich sei. Diese Form der Allgemeinbetroffenheit ist typisch für Umweltprobleme und auch für viele Hochtechnologien (Beck 1986). Teilweise wird die Opposition gegen konkrete Projekte durch eine Ablehnung der gesamten Technologie, u. U. auch eines bestimmten Anwendungstyps derselben, motiviert. Jedes andere Verhandlungsergebnis als eine Unterlassung wird dann als erfolgreiche Korruption verstanden werden müssen, denn diese Befürchtungen lassen sich nur durch eine entsprechende Argumentation ausräumen (was die Klärung komplizierter Sachfragen umfaßt), nicht durch Schwimmbäder oder andere typische Kompensationsmaßnahmen. Untypische Kompensationen, wie z. B. die Zulassung oder besser auch Finanzierung einer unabhängigen Begleitforschung, über die gesetzlichen Mindeststandards hinausgehende Sicherheitsstandards oder alternativen Technikeinsatz, ließen sich schon eher vorstellen.

Die Mediation versucht, die Lösung von Konflikten, die Entscheidung selbst, in die Hände der Betroffenen zu legen. Das Vorgehen im Verfahren ist nicht festgelegt, es kann verhandelt oder es kann argumentiert werden (zu dieser Unterscheidung: Saretzki 1996a), der Konflikt wird dann eher über politisch-ökonomische Macht bzw. über Begründungen entschieden. Eine gegenseitige Verständigung über Interessen und deren Berücksichtigung, u. U. auch über die wissenschaftlichen Grundlagen des Problems, erfordert sicher argumentative Elemente. Ohne weitere Gestaltung des Verfahrens und mit direktem Entscheidungsbezug dürfte aber bevorzugt verhandelt werden. Eine inhaltliche Klärung der strittigen Punkte ist nur insoweit nötig, als sie der faktischen Schlichtung des Konflikts dient, dem erklärten Ziel der Mediation.

2.3.2
Diskurse: Beteiligung zur inhaltlichen Klärung von Konflikten

In *Diskursverfahren* streiten die Teilnehmenden um die Begründung von Positionen. Konflikte müssen sich nicht, wie bei der Mediation, bereits konkretisiert haben und Positionen können als Positionen behandelt (ernstgenommen) werden. Partizipation beschränkt sich auch und gerade hier nicht auf bloßen Informationsinput der Beteiligten, sondern in wechselseitiger Diskussion wird Information eingebracht und von den Teilnehmenden selbst verarbeitet. Dies kann, wie oben dargelegt, auf verschiedene Weise geschehen. Verfahrensergebnisse sind begründete – und daher prinzipiell von jedem (d. h. auch von Nichtteilnehmenden) nachvollziehbare oder kritisierbare – Aussagen; Öffentlichkeit hat hier einen ganz anderen Stellenwert als bei Verhandlungen. Daher ist auch die Beteiligung von Laien sinnvoll, vor denen der Disput der Experten sich vollzieht (wie bei den Konsensus-Konferenzen). Sie haben eine Mittlerfunktion, auf die man dann verzichten könnte, wenn die Experten in der interdisziplinären Diskussion mehr oder weniger von selbst ihre Einseitigkeiten überwinden würden (es verbliebe dann noch das Problem der allgemeinverständlichen Darstellung). Aber: Die Legitimation manches Experten ist möglicherweise daran gebunden, daß er bestimmte Positionen vertritt. Oder er hat sich einfach öffentlich festgelegt und kann deshalb nicht zurück. Laien sind als Normalbürger nicht derart gebunden, sie sind lernfähiger und argumentieren stärker im Interesse des Gemeinwohls, wie Garbe schreibt (in diesem Band). Natürlich können auch die Laien eine echte wissenschaftliche Kontroverse nicht entscheiden. Doch sie können sehr schnell die strittigen Punkte identifizieren und von bloßen Ausblendungen, tendenziösen Darstellungen o. ä. trennen.

Die allseitige Offenlegung von Begründungen führt zu einer enormen Transparenz. Prinzipiell vermag der Diskurs Übereinstimmung und Nichtübereinstimmung, Konsens und Dissens also, zu trennen, und zwar auf folgenden Feldern:

Fakten: Eine Anzahl von strittigen Punkten dürfte tendenziell geklärt werden können, z. B. durch Behebung von Ausblendungen und Einseitigkeiten, Täuschungen und Fälschungen. Eine Entscheidung bei bestehendem Expertenstreit auf eine einzelne Expertise zu gründen, ist illegitim. Es ist durchaus möglich (und eigentlich wissenschaftlicher Alltag), wissenschaftliche Aussagen auf Argumentationslücken, wissenschaftliche Mängel unzureichende Datenlage usw. hin zu befragen. Bei divergierenden Aussagen kann man im Prinzip feststellen, was der Grund für diese Widersprüche sind. Dazu sind dann die einzelnen Gutachten zu prüfen, weitere hinzuzuziehen, wobei dann die Aussage einer Studie ergänzt, modifiziert oder zurückgewiesen werden kann.

Werte und Normen: Die Beteiligten können sich in wechselseitigen Lernprozessen ihre Interessen, Problemdefinitionen, Wertvorstellungen und Norminterpretationen gegenseitig näherbringen. Es liegt eigentlich nahe, die erwähnte Gemeinwohlorientierung der Laien auch zur Bewertung von Techniken einzusetzen. Doch was ist das Gemeinwohl? Zumindest läßt sich wohl eine konkrete Bewertung auf die entsprechenden, offengelegten Interessen, Werte und Normen gründen. Vielleicht lassen sich dann wenigstens punktuell auch verallgemeinerbare Interessen ausmachen, die für oder gegen eine Technikentwicklung, -anwendung o. ä. sprechen. Werden Interessen geklärt und berücksichtigt, können Güterabwägungen insgesamt eine höhere Akzeptabilität erhalten.

Verknüpfung: Die interessante Eigenschaft von Werten ist, daß sie überhaupt nicht abstrakt erhoben werden können. Auch eine abstrakte Normendiskussion produziert häufig nur Formelkompromisse. Die eigentliche Wertungsarbeit besteht im Bezug auf konkrete Fälle. Der korrekte Bezug von Normen und Werten auf konkrete Fälle ist nämlich selbst wieder eine normative Frage. Deshalb ist es u. U. erforderlich, daß diejenigen, deren Werte Berücksichtigung in einer Entscheidung oder in einer Begründung finden sollen, den Bezug auf das konkrete Problem selbst vornehmen. Verschärfend hinzu kommt das interpretative Wechselverhältnis, in dem Normen zu konkreten Urteilen über Einzelfälle stehen, welches von J. Rawls „Reflektionsgleichgewicht" genannt worden ist: Einerseits ergibt sich unser Urteil über einzelne Fälle durch die (moralischen) Prinzipien, andererseits sind wir anhand von kontraintuitiven Konsequenzen in Einzelfällen bereit, unsere Prinzipien zu überdenken und zu korrigieren (Rawls 1975: 38). Dies alles läßt sich auch nicht durch ein immer ausgefeilteres normatives Regelwerk umgehen. Immer verbleibt das sog. Anwendungsproblem von Ethik (vgl. Elstner oder Hubig, beide in diesem Band).

Welche Fragen überhaupt mit Gründen entschieden werden können, dazu machen verschiedene Diskurstheorien unterschiedliche Aussagen. Zwei häufig anzutreffende Antipoden sind hierbei der kritische Rationalismus (Popper)[18] und die kritische Theorie (Habermas)[19]. Diese prinzipiellen Auffassungen beziehen sich auf *ideale* Diskurse, in denen unter idealisierten Bedingungen die Tragweite von Begründungen[20] angegeben wird. Organisierte *reale* Diskurse sind demgegenüber typischerweise in der Situation, daß Fakten, Normen und Werte strittig sind (und damit auch Chancen, Risiken und Gefahren) *und diese Strittigkeit im Diskurs nicht vollständig abgebaut werden kann.* Die hier interessierende Frage ist ja gerade, ob reale Diskurse zur Beantwortung praktischer Fragen mit endlichem Zeit- und Ressourcenhorizont nutzbar gemacht werden können. Denn dies ist typisch für praktische Fragen: daß man handeln muß und nicht ewig lange warten kann.[21] Gerade dort, wo man sich nicht einig wird, treten die Gründe für die Uneinigkeit aber durch ein diskursives Verfahren deutlich hervor:

[18] Der kritische Rationalismus verneint die eindeutige Entscheidbarkeit von evaluativen und normativen Fragen gleichermaßen. Sachfragen erscheinen im Rahmen von wissenschaftlichen Theorien, diese können experimentell zwar nicht bewiesen, aber immerhin falsifiziert werden (Popper 1984). Soweit Werte und Normen fraglich sind, bleibt als Rationalität nur übrig, daß diese sich nicht widersprechen und einer (unbegründbaren) Veränderung gegenüber nicht abgeschottet werden dürfen (Albert 1968: 78).

[19] Zugrunde liegt bei Habermas eine Konsenstheorie, die sich erstreckt auf: Wahrheit (Fakten) und Richtigkeit (Normen). Dabei werden (gültige) Normen als (gerechtfertigte) gegenseitige Verhaltenserwartungen verstanden. Gerechtfertigt heißt, die Zustimmung aller Betroffenen finden zu können (Habermas hat dies zu einer Diskursethik ausgebaut; 1983 u. 1991. Vgl. den etwas abweichenden Entwurf von Apel 1990). Per definitionem sind Normen das, was *für alle* verbindlich sein soll. Evaluative Fragen der Art, was für uns als spezielle Gruppe oder für mich als Einzelperson gelten soll („Was ist gut für uns/mich?"), sind davon zu unterscheiden, sie bedürfen allgemeiner Zustimmung nicht (Habermas 1983, 118). Dennoch spricht Habermas (1991: 100 ff.) auch von Diskursen über evaluative Fragen; dies hat den Sinn, daß die Klärung dessen, was für eine bestimmte Gruppe am besten ist, ebenfalls nur in kommunikativen Prozessen stattfinden kann. Die zuständige Kommunikationsgemeinschaft ist dabei eingeschränkt auf die Gruppe der jeweils Betroffenen. Im Hinblick auf die diskursiven Verfahren dieses Abschnitts scheint dieser weiter gefaßte Diskursbegriff angebracht, denn sie finden im politischen Raum statt und beraten neben dem, was normativ geboten oder verboten ist, auch immer die Frage „Wie wollen wir (als konkrete politische Gemeinschaft) leben?" (vgl. auch das Konzept der ethischen Beratung der Erlanger Schule; Schwemmer 1974: 81 ff.).

[20] Begründungen haben für den kritischen Rationalismus eine ganz bestimmte Form: Es sind Folgerungen aus Prämissen nach den Regeln der formalen Logik. Diese sind wahrheitserhaltend, Wahrheit steht und fällt also nur der Gültigkeit der Prämissen, deren Wahrheit selbst nicht begründet werden kann. Habermas hingegen spricht von substantiellen Gründen, die auf letztlich durch eine gemeinsame Praxis ermöglichten gemeinsamen Hintergrundüberzeugungen beruhen. Für Popper ist Konsens die dogmatische Einschränkung von (kritischer) Rationalität, d. h. er kann nie auf Gründen beruhen. Für Habermas ist Konsens immer ein rationaler Konsens, d. h. begründet, oder er ist keiner.

[21] Unter solchen unvollständigen Bedingungen unterscheiden sich die Theorien von Habermas und dem kritischen Rationalismus in Wahrheitsfragen nur wenig: Unbestimmtheit, d. h. Unsicherheit bleibt bei Habermas hochwahrscheinlich, bei Aretz hingegen gewiß. Es ist also keineswegs so, daß für Habermas jeder Dissens aufgrund einer Verletzung von Diskursregeln zustande kommen muß, wie oft behauptet. Auch normative Unsicherheit dürfte im realen Diskurs nicht ganz abgebaut werden können – während wir nach dem kritischen Rationalismus gar nicht erst versuchen bräuchten, auf argumentativem Wege richtige Normen auszuzeichnen.

Da im Diskurs Argumente und Begründungen zählen, werden *Fakten* im Rückgang auf die Theorien, in denen sie erscheinen, oder die Paradigmen, in denen die Theorien erscheinen, entweder konsensuell bestätigt oder der Dissens als einer über die jeweils strittigen zugrunde liegenden Annahmen und Überzeugungen verstanden. Dies betrifft, was v. Schomberg mit Blick auf die Differenz von additivem und synergistischem Modell (vgl. Elstner in diesem Band) „epistemische Diskurse" nennt (Schomberg 1992: 262). Der Umgang mit umstrittenen oder ungeklärten Sachverhalten ist dann eine normative Frage (z. B. welches Modell zur Risikoabschätzung herangezogen werden sollte).

Etwas ähnliches gilt für den Diskurs über *Normen und Werte:* Gelingt in der Auseinandersetzung keine Übereinstimmung, so können doch die unterschiedlichen Norm- und Wertkonzeptionen klarer konturiert werden (vgl. die Wertbäume beim Drei-Stufen-Diskurs). In praktischen Fragen können so die Risikoerwägungen inhärenten Verquickungen von deskriptiven, evaluativen und normativen Komponenten analytisch getrennt und in Optionen überführt werden, wo dann klar ist, welche (und wessen) Wert- und Normauffassungen wie berührt sind.

Auf diese Weise können rationale Dissense (Konsens über Dissens) entstehen, da die Gründe für einen Dissens benennbar werden. Natürlich muß auch dies in endlicher Zeit nicht immer gelingen. Dann sieht man sich einem Dissens gegenüber, ohne ihn begründen zu können. Aber auch das Gegenteil ist möglich: Derselben Schlußfolgerung wird von verschiedenen Seiten mit je unterschiedlichen Gründen zugestimmt. Im Gegensatz zur Mediation, die ohne eine gemeinsame Schlußfolgerung scheitern muß, sind beide Formen der Nichteinigung im Diskurs prinzipiell verarbeitbar (durch Minderheitenraten, Optionenbildung etc.). Erst wenn die Teilnahme am Diskurs selbst abgelehnt wird, platzt das Verfahren. Dies dürfte bevorzugt gerade dann geschehen, wenn das Verfahren nicht abbaubaren Dissensen keinen Raum läßt, d.h. ein Konsens zu erzwingen versucht wird.

Genauso, wie jeder organisierte Diskurs Platz für Dissense lassen sollte, kann aber auch nicht die Argumentation zum einzigen Kommunikationsmodus hochstilisiert werden. Denn über den Rahmen des Verfahrens, über den Ein- oder Ausstieg und über die konkreten Entscheidungen im Verfahren, dürfte wohl auch verhandelt werden. Die machtförmige Organisation der Politik schlägt auf jedes reale Verfahren durch, das Nachgeben gegenüber besseren Argumenten im Verfahren muß, gerade von Interessengruppen, auch im Hinblick auf die Wirkungen außerhalb des Verfahrens beurteilt werden. Auch in Diskursen stehen somit beide Elemente, Argumentation und Verhandlung, zu erwarten.

3
Partizipative Verfahren – Antwort auf die Probleme neuer Technologien?

Im Rückblick auf die öffentliche Gentechnikdebatte der letzten Jahre vermißt nicht nur ein Vertreter der chemischen Industrie (Johannsen 1994) eine „neutrale Instanz" die die Diskussion um die Gentechnik „emotionslos" führt und Fragen ihres gesellschaftlichen Nutzens, ihrer sozialen Folgen und ihrer Sozial- und Umweltverträglichkeit nachgeht. Johannsen bezieht sich dabei positiv auf den oben beschriebenen HR-Diskurs. In die beschriebenen partizipativen Verfahren werden Erwartungen in Bezug auf einen besseren Umgang mit neuen Technologien gesetzt, die im folgenden noch einmal aufgegriffen werden sollen[22]. Abschließend dann eine kritische Einschätzung, die ebenfalls vor dem Hintergrund der im ersten Kapitel referierten Steuerungsdefizite gelesen werden kann.

3.1
Erwartungen an innovative Verfahren

Zahlreiche Erwartungen an partizipative Verfahren wurden bereits in Abschnitt 2 genannt. Mit Blick auf den ersten Abschnitt sollen hier nun drei Punkte hervorgehoben werden. Als positive Effekte erhofft man sich (1) eine frühzeitige Aufmerksamkeit der Öffentlichkeit und eine rechtzeitige gesellschaftliche Auseinandersetzung, (2) die Rationalisierung der Debatte durch positive Koordination und praktische Konsensfindung sowie (3) ein verbessertes staatliches Handeln.

3.1.1
Frühzeitigkeit

In Diskursen, wie etwa den oben genannten „Konsensus-Konferenzen" (die in Fernsehen und Hörfunk z. T. übertragen werden), kann frühzeitig und öffentlichkeitswirksam auf Probleme und Gefahren neuer Technologien aufmerksam gemacht werden. Es kann rechtzeitig eine breite Diskussion über Möglichkeiten, negative Folgen und Ambivalenzen dieser Technologien in Gang gebracht werden, die Problemwahrnehmung der Öffentlichkeit oder der „relevanten Akteure" kann geschärft werden. Gerade im Hinblick auf die Probleme genetischer Diagnostik wird die Einstellung der Bevölkerung als relativ „unbefangen" bezeichnet (Hennen 1994: 326). Gegenüber den einzelnen Beiträgen in den Medien,

---

[22] Eine umfassende Beurteilung der Leistungsfähigkeit dieser Verfahren ist z. Zt. noch nicht möglich, die Verfahren befinden sich noch in einem experimentellen Stadium. Natürlich gibt es Kritik an einzelnen Verfahren, die sich an ihrer konkreten Ausgestaltung entzündet. Prinzipielle Bedenken gegen solche Verfahren sind aber selten zu hören. Der Grund mag darin liegen, daß sich im Prinzip jede Interessengruppe Vorteile erhoffen kann (s. den Unilever-Diskurs). Auf die gängigen Bedenken gegen Partizipation wurde implizit eingegangen: es wurde gezeigt, wie die verschiedenen Verfahren versuchen, (Sach-) Kompetenz der Beteiligten und Fairneß gegenüber den Beteiligten sicherzustellen, wie dem möglicherweise begrenzten Teilnahmeinteresse der Bürger Rechnung getragen werden kann und daß die politische Legitimation dann, wenn Verfahren nur der Beratung dienen, weniger in Frage steht. Nur wenn der Staat die eigentliche Entscheidung aus der Hand gibt, wie tendenziell bei der Mediation, oder wenn eine Empfehlung (als Verfahrensergebnis) verbindlichen Charakter bekommen soll, z. B. eine „Consultative" als Staatsgewalt etabliert werden soll (Benking et al. 1994), stellt sich verschärft die Frage nach der Rechtsstaatlichkeit des Verfahren, der Legitimation der Teilnehmenden und der demokratietheoretischen Begründung.

die Chancen und Risiken neuer Technologien thematisieren, hätten solche Verfahren den Vorteil, daß die Initiierung der Diskussion gezielt erfolgen kann und nicht den Zufälligkeiten der medialen Wahrnehmung ausgesetzt wäre. Desweiteren thematisieren die Medien nicht alle Probleme in der ihnen gebührenden Weise, die Verbreitung von Themen ist abhängig davon, wie gut sie sich vermarkten lassen. Zudem wird in den Medien eher polarisiert, wie Gill ausführt, in den einzelnen Darstellungen wird verkürzt dargestellt, wichtige Wert- und Sachdimensionen werden in einzelnen Beiträgen ausgeblendet, ein Problem, das die oben beschrieben Verfahren gerade auflösen können.

Durch eine frühzeitige Auseinandersetzung können Konflikte bearbeitet werden, bevor beispielsweise Investitionen getätigt sind, die eine Lösung erschweren. Bei so folgenreichen Technologien wie der Gentechnik sind gesellschaftliche Auseinandersetzungen unvermeidbar. Rechtzeitig geführt, können Investitionsruinen vermieden werden und es kann auf Alternativen aufmerksam gemacht werden. Im Falle der Gentechnik betrifft dies z. B. die mangelnde Kaufbereitschaft bestimmter Produkte, Investitionen in diese Richtung können in den Sand gesetzt sein. Zudem können Blockaden (z. B. von Freisetzungsexperimente, Verzögerung von Genehmigungsverfahren) teurer und langwieriger sein, als die oben angeführten einzelnen Verfahren. Technologische Fehlentwicklungen können so frühzeitig identifiziert werden, wenn sich herausstellt, daß Nutzens- und Gewinnerwartungen falsch kalkuliert waren, Techniken wegen ihrer Risiken oder anderer Einwände nicht akzeptierbar sind o. ä.

3.1.2
Koordination

In Verfahren zur Technikbewertung werden Ziele der Technisierung diskutiert bzw. verhandelt, die Technik wird unter Berücksichtigung der einschlägigen Wert- und Sachdimensionen beurteilt, und es werden Empfehlungen zum Einsatz und Regulierung ausgearbeitet. Eine Rationalisierung der Debatte kann die Folge sein, alte Fronten werden aufgelöst, nicht auflösbare Dissense (z. B. ethische, biologische Risiken) werden klarer, es kann ein Konsens über Dissense gefunden werden, und es können partielle Konsense für bestimmte Anwendungen erzielt werden. Die Neutralität und Objektivität der Vorgehensweise zusammen mit der Transparenz der Entscheidungsfindung kann den Ergebnissen von Diskursen eine solche Bedeutung in der gesellschaftlichen und politischen Auseinandersetzung verleihen, daß sie von einzelnen gesellschaftlichen Gruppen schwer ignoriert werden können. Mediationsverfahren suchen dagegen direkt nach pragmatischen Kompromissen, die Koordinationswirkung ist unmittelbar.

Ein Beispiel für positive Koordination (s. Abschnitt 1.2) wäre der Versuch, Leitbilder der Technikentwicklung- und verwendung zu erarbeiten. In diesen Leitbildern bündeln sich Ziele der Technikentwicklung und Werte, an denen sich die Technikgestaltung ausrichten sollte. Über die Leitbilder könnten Forschungs- und Entwicklungsziele an die Kriterien akzeptabler Technikverwendung angekoppelt werden. Die Hoffnung ist, über einen gesellschaftlichen

Konsens bezüglich eines vertretbaren Technikeinsatzes die verschiedenen gesellschaftlichen Gruppen, die an der Technikentwicklung- und verwendung (vgl. Kap. 1) teilhaben und deren unterschiedlichen Handlungsziele bestimmte Ambivalenzen und Nebenfolgen der Technik beschleunigen oder erst hervorbringen, dazu zu bringen, auch längerfristig „am gleichen Strang zu ziehen" (Simonis 1993: 54).

Wichtig ist festzustellen, unter welchen Bedingungen bestimmte Anwendungen akzeptabel sind. So schreibt Gill (in diesem Band), daß Kritiker bestimmte Anwendungen der Gentechnik akzeptieren könnten, wenn sichergestellt wäre, daß Nebenfolgen und Ambivalenzen angemessen berücksichtigt werden. Rahmenbedingungen der Nutzung könnten von den verschiedenen gesellschaftlichen Gruppen konsensuell formuliert werden, wie etwa beim Unilever-Diskurs in den Niederlanden geschehen. Auch ein Konsens in Grundsatzfragen muß nicht immer vorhanden sein, um zu Kompromissen in praktischen politischen Fragen zu kommen. So setzt sich die Partei BÜNDNIS 90 / DIE GRÜNEN trotz grundsätzlicher Kritik an gentechnisch veränderten Lebensmitteln für eine Kennzeichnungspflicht ein; ein ähnliches Votum wird von dem Bürgerforum, das Garbe beschreibt, abgegeben.

3.1.3
Staatliches Handeln

Für die Politik, die sich bei bestehenden Technikkontroversen teilweise auf das politische „Durchwursteln" beschränkt, um nicht mit einer klaren Position den Unmut der einen oder anderen gesellschaftlichen Gruppierung auf sich zu ziehen, kann ein in partizipativen Verfahren erarbeitetes Ergebnis handlungsstrukturierend wirken. Wenn das Ergebnis ein Dissens ist, bedeutet das nicht die Handlungsunfähigkeit der Politik. Hubig (in diesem Band) beschreibt Möglichkeiten, mit Dissensen konstruktiv umzugehen. Partizipative Verfahren könnten aber auch die in Kapitel 1 diskutierten Defizite der Problemwahrnehmung- und verarbeitung der Politik abmildern (z.B. Paschen et.al 1991: 182). Wichtig ist zunächst, daß in politischen Entscheidungen Empfehlungen, die von weiten Kreisen der Öffentlichkeit als angemessen und akzeptabel wahrgenommen werden, nicht ohne weiteres ignoriert werden könnten. Es ensteht ein erhöhter Argumentationsdruck bei Entscheidungen, die diesen Empfehlungen zuwider laufen, oder etwa bei Nichthandeln. Wenn dann solche Empfehlungen stärker genutzt würden, wären die Probleme der Technik, die durch Ausblendung von Interessen, Werten und einseitiger Wahrnehmung der Sachdimension resultieren, zumindest abgemildert, die Legitimation und Rationalität politischer Entscheidungen könnte erhöht werden. Durch die verstärkte öffentliche Thematisierung werden Probleme eher zum politischen Thema, es können sich leichter Instanzen innerhalb der Politik finden, die sich des Themas annehmen, da es durch das sichtbare öffentliche Interesse politischen Nutzen verspricht. Zudem kann der „Handlungsspielraum administrativer Akteure gegenüber den im politischen System oft dominanten gesellschaftlichen Interessen mit dem Hinweis auf auf Haltung und Forderung der Öffentlichkeit" (Bechmann et al. 1991: 147) vergrößert werden. Wie oben angedeutet, sind finanzielle Restriktionen politischer Entscheidungen keine absoluten Größen, sondern hängen auch davon ab, welchen politischen Einfluß die einzelnen Akteure besitzen und wie dringlich sie die Probleme darstellen können. Auch hier könnte die öffentliche Thematisierung Problemlösungen beschleunigen.

3.2
Kooperation oder Konfrontation

Nun sind die in 2.2 genannten Verfahren nicht, oder nur rudimentär, in unserem Gemeinwesen implementiert, und wenn beispielsweise Johannsen (s. o.) so etwas für wünschenswert hält, muß erwähnt werden, daß nicht zuletzt durch ein „Veto" des BDI (Bundesverband der Deutschen Industrie) eine Institutionalisierung solcher Verfahren beim Deutschen Bundestag verhindert wurde. So befürchtete der BDI-Präsident Langemann (zitiert nach Naschold 1987: 26): „Das Modell einer ,partizipativen' Technikfolgenabschätzung erhöht die Gefahr, daß sich über den Weg der TA ein System der gesamtgesellschaftlichen Mitbestimmung entwickelt".

Also weitermachen wie bisher? Trotz der genannten offensichtlichen Defizite des politischen Systems wird die politische Techniksteuerung in Deutschland von einigen Autoren als verhältnismäßig erfolgreich bewertet. *Vom Ergebnis her* scheint die die Steuerung des technischen Fortschrittes durchaus als rationaler, als die einzelnen Komponenten es erwarten ließen (Simonis 1993: 51). Beispielsweise wird der Grund dafür, daß sich in Deutschland ein „mittlerer" Weg in der Kernenergiepolitik herausgebildet hat, in der harten öffentlichen Auseinandersetzung um die Kernenergie gesehen, in der „es ,technikfeindliche' Gegenpole gegeben hat – Orte radikaler Kritik, die ein demokratisch verfaßter ,Atomstaat' eingeebnet hätte" (Erdmenger/Fach 1992: 262). Die breite öffentliche Debatte, in der zeitweise das staatliche Handeln blockiert wurde, führte zu Resultaten, die im Vergleich beispielsweise zur Situation in Frankreich als Rationalitätsgewinne angesehen werden könnten. So wurden „die Sicherheitsstandards so weit erhöht, daß sie sogar der Exportförderung nutzten" (Simonis 1993: 54). Die Gefahren wurden ausgiebig diskutiert, und es wurde frühzeitig auf Alternativen hingewiesen. Zudem wurden teure Überkapazitäten verhindert. Und dies betrifft nicht nur die Kerntechnik. Auch der „hohe Umweltstandart deutscher Produkte und die international führende deutsche Umweltindustrie" (Dolata 1995: 476) werden auf das „gesellschaftliche Partizipationsbedürfnis und die Sensibilität der Bevölkerung in Umwelt- und Sicherheitsfragen" (ebd.) zurückgeführt.

Während kein Steuerungszentrum vorhanden ist, das die Technikentwicklung nach bestimmten Zielvorgaben steuert, scheint das Zusammenspiel und Gegeneinander der Akteure eine gewisse Rationalität im Ergebnis zu produzieren. Das Auftreten vieler gesellschaftlicher Akteure vermeidet Einseitigkeiten in der Entscheidung, hilft weitere gesellschaftliche Interessen zu berücksichtigen und kann die technologiepolitische Entscheidung auf eine besser fundierte Basis stellen. Widerstand und Proteste der Öffentlichkeit als wichtige Variable politischen

Handelns (Bechmann 1991: 140) bekommen somit eine insgesamt rationalitäts-erhöhende Funktion zugeschrieben.[23]
Diese Perspektive ist natürlich nicht für jeden akzeptabel. Die Debatte um die Gentechnik wird z. B. als „eklatantes Beispiel verfehlter Technologiediskussion in Deutschland" (Johannsen 1994: 182) angesehen, die Genforschung in Deutsch-land sei in eine „akute Krisensituation" (zur Hausen 1994: 171) geraten. Wenn man auch bestreiten kann, daß geringe öffentliche Akzeptanz das „Abwandern der Biotechnologie" aus Deutschland bewirkt hat (s. Fußnote 5), so kann man doch die Defizite der öffentlichen Auseinandersetzung benennen, die diese Form der Techniksteuerung als nicht ausgereift erkennen lassen: Proteste haben keinen direkten Einfluß auf technologiepolitische Entscheidungen. Sie wirken eher in-direkt, es ist unklar, wann das politische System Protesten nachgibt oder wann es getroffene Entscheidungen auch gegen Widerstände durchsetzt. Auch erlangen nicht alle Problembereiche neuer Technik die öffentliche Aufmerksamkeit. Nicht alle Themen lassen sich vom Mediensystem gut vermarkten, so daß diese Ver-stärkerfunktion für viele Themen wegfällt. Damit Themen in der Auseinander-setzung Erfolg haben können, sind sie auf konfliktfähige Gruppierungen ange-wiesen, die sie vertreten. Nicht zuletzt können Proteste Investitionsruinen hinter-lassen, oder auch sinnvolle Anwendungen behindern, wenn die Politik das „heiße Eisen" fallen läßt (zudem ist eine Verhinderung leichter durch Protest zu erhalten als eine Förderung). Protest und öffentliche Aufmerksamkeit kann auch ein-schlafen, „nach der 50sten Studie über das Waldsterben geht die Gesellschaft zu einem anderen Thema über" (Bechmann 1991: 69). Protest ist insgesamt nur wirksam, wenn ein Problembewußtsein in der Bevölkerung vorhanden ist.
Einige Möglichkeiten wurden skizziert, wie durch Partizipation die Potentiale zur Technikgestaltung verbessert oder ausgebaut werden könnten. Technik ist nicht Schicksal. Kooperation in Verfahren oder Konfrontation in öffentlichen Auseinandersetzungen, inzwischen hat die Gesellschaft zumindestens teilweise die Wahl.

4
Epilog

„Die kulturelle Legitimation von Innovation ist identisch mit der Entlastung von der Verantwortung für die Folgen" (Daele 1989: 202). Solange die wissenschaft-lich-technische Entwicklung von einem breiten gesellschaftlichen Fortschritts-konsens getragen wird, gilt das Prinzip der Freiheit der Forschung und Innova-tion. Die Forschung braucht sich keine Gedanken um Folgen und Regulierung ihrer Produkte zu machen, dies übernimmt die Politik. Das macht Sinn, solange

---

[24] Überspitzt gesagt ist es geradezu eine Pflicht der Gegner einer jeweiligen Technik, durch ihre Proteste eine öffentliche Kontroverse am laufen zu halten. Aber auch aus Eigeninteresse müssen sich z. B. die Umweltgruppen genau überlegen, wie sie ihre knappen Ressourcen ein-setzen. Langwierige, aufwendige Verfahren ohne öffentliche Sichtbarkeit sind für diese nicht sehr attraktiv.

die Wissenschaft als Geschäft der Wahrheitssuche verstanden wird, und technischer Fortschritt in der Meinung der Öffentlichkeit automatisch sozialen Fortschritt befördert. Aber: Der Dissens in der gesellschaftlichen Bewertung von Technik, ihre Risikopotentiale und möglichen Nebenfolgen haben Wissenschaft und Technik ihre globale Legitimation entzogen. Desweiteren funktioniert die Arbeitsteilung von Wissenschaft/Technik und Politik nicht wie unterstellt. Die Politik als kompetenter Partner, der die Anwendung von Wissenschaft und Technik regelt, existiert so nicht.

Wie steht es also um die Verantwortung für die Folgen von Wissenschaft und Technik? Anders gefragt: Wer ist verantwortlich? Die einzelnen Wissenschaftler und Erfinder? Ebenso beeinflussen aber die Hersteller und die Nachfrager (z. B. die Käufer technischer Produkte) die Richtung der technischen Entwicklung. Viele Handlungen wirken zusammen, und manchmal ist es gerade die massenhafte Nutzung einer an sich unverdächtigen Technik, die katastrophale Folgen zeigt. Weder können die Einzelnen die Entwicklung überschauen (mangelnde Information), noch können sie etwas wesentliches an der Entwicklung ändern (mangelnde Handlungsmächtigkeit). Ihnen mehr als eine entsprechend geringe Mitverantwortung (Lenk 1993: 123) zuzuschreiben, erschiene absurd. Zumindest die Information, zu welchem hauptsächlichen Zweck ein bestimmtes Forschungsprogramm oder eine Technologie dient, sollte den Beteiligten zugänglich sein. Dies und die Möglichkeit, dieses Arbeitsfeld auch wirklich verlassen zu können, wäre das Minimum, um individuell verantwortliches Handeln überhaupt möglich zu machen.

Als Reaktion auf die Begrenztheit individueller Verantwortung findet sich nicht selten die Behauptung, die Verantwortung der Wissenschaftler beschränke sich darauf, die Gesellschaft vor möglichen negativen Folgen einer neuen Technologie zu warnen. Dies mag vielleicht für einige Fälle eklatanten Mißbrauchs einer Technik eine angemessene Strategie sein, ist jedoch angesichts der Probleme der gesellschaftlichen Aneignung neuer Technologien geradezu naiv. Das Problem des Warners ist schnell umschrieben: Der Warner warnt oft nur einmal. Die Grenzen der Verantwortungsfähigkeit für Wissenschaftler und Ingenieure in der Industrie (z. B. arbeitsrechtliche Bindungen) beschreibt Ropohl (1996: 109 ff.). Die Wissenschaft hat ebenfalls wirkungsvolle Zensurmechanismen gegen Störenfriede entwickelt. So erfuhren etwa 70 % der Wissenschaftler, die Fälle wissenschaftlichen Betrugs und Fälschung aufdeckten, negative Konsequenzen für ihre Person, 25 % verloren ihre Anstellung (Laborjournal 3. Jhg. 1996 Heft 3). Etwas ähnliches beschreibt Müller-Hill (1990: 97) für diejenigen Humangenetiker, die sich für die personelle Kontinuität in der Humangenetik vor und nach 1945 interessierten. Molekularbiologen, die das Vorgehen ihrer Zunft hinterfragen, werden als senil (Bezeichnung für den „Warner" E. Chargaff) oder als des Diploms der Biologie nicht würdig (das mußte sich R. Kollek bei ihrem Vortrag im DKFZ anhören) bezeichnet.

Zur Ermöglichung individuellen Warnens bedürfte es institutioneller Unterstützung (von Wissenschafts- und Technikgerichten, Fonds zur Überbrückung bei Entlassungen etc.). Doch gerade die Beschränkung der Verantwortung auf das Warnen, auf Aufklärung und Information, reproduziert „die Unterscheidung zwischen der legitimen Erzeugung technischer Möglichkeiten als solchen und den sozial zu differenzierenden und zu regelnden Anwendungen dieser Möglichkeiten" (Daele 1989: 207), sie spricht nur von der Anwendung, nicht aber von der Setzung von Forschungsprioritäten usw., was ebenfalls Sache der Gesellschaft sein könnte. „Problematische Folgen werden der Politik, den Professionen, der Wirtschaft usw. als Versagen oder Mißbrauch angelastet", nützliche Folgen werden hingegen zur Legitimation des eigenen Forschungsfeldes herangezogen (ebd.). Diese Form der asymmetrischen Folgenzuschreibung ist, überspitzt gesagt, eine Form der organisierten Verantwortungslosigkeit.

Die Perspektive individueller Verantwortung greift insgesamt zu kurz. Richtig ist: Verantwortet werden müssen die einzelnen Handlungen. Aber Individuen handeln nicht im leeren Raum – meist sind sie abhängig beschäftigt, in Gruppen eingebunden (Arbeitsgruppe, Betrieb etc.), und auch sonst gibt es Vorgaben, die das individuelle Handeln berühren (z. B. Gesetze oder Berufsstandsregeln); Individuen handeln im gesellschaftlichen Rahmen. Angesichts der Herausforderungen von Wissenschaft und Technik plädiert C. Hubig für eine „Umwegethik", die sich nicht direkt, sondern über den Umweg der Gestaltung dieses Rahmens (von Institutionen und Organisationen) an die Einzelnen richtet (Hubig 1993, 110)[24]. Neben die individuelle Verantwortung tritt damit eine institutionelle und organisationelle Verantwortung für den gesellschaftlichen Rahmen. Kann individuelle Verantwortung nicht oder nicht mehr in ihm übernommen werden, muß der Rahmen verändert werden. Sei es, daß die Institutionen selbst fragwürdig geworden sind, sei es, daß die organisationelle Außenseite von Institutionen sich ihnen gegenüber verselbständigt hat. Das ganze Geflecht von Institutionen und Organisationen wird letztlich durch die individuelle Anerkennung getragen. Die Individuen müssen sich an ihnen orientieren, sich ihrer bedienen (resp. für sie arbeiten, in sie investieren, ihre Produkte nachfragen etc.), sonst verfallen und verschwinden sie. Die Veränderung bzw. Erhaltung der gesellschaftlichen Strukturen obliegt damit *letztendlich den Individuen*. Zu fordern ist die Sicherstellung der „Veränderbarkeit und Dynamik ihrer Organisationsstruktur" durch „Transparenz und Öffentlichkeit", sie müssen „individueller Einflußnahme offenstehen" (Hubig et al. 1994, 27).

Was aber hat all dies mit den partizipativen Verfahren zu tun, die hier Thema sind? Nun, diese Verfahren können selbst als Institutionen verstanden werden. Dies hat Konsequenzen für die Verantwortung der Einzelnen: Institutionen installieren sich nicht von selbst. Und selbst wenn, sagen wir, ein „Netz von Diskursen" eingerichtet werden würde, bliebe dem Individuum die persönliche Entscheidung nicht erspart. Die Verantwortung der Individuen ist immer eine zweifache: erstens für die eigentlichen Handlungen, und zweitens für die Gestaltung

---

[24] Den Rahmen trennt Hubig nach institutionellen und organisationellen Aspekten auf: *Organisationen* stellen Individuen mögliche Mittel, *Institutionen* hingegen mögliche Ziele bereit. Bezüglich Wissenschaft und Technik nennt Hubig (in diesem Band) einige Beispiele: *Organisationen* sind z. B. das Umweltbundesamt, Unternehmen der Wirtschaft, Handelsorganisationen, aber wohl auch öffentliche oder private Forschungseinrichtungen und deren Geldgeber. *Institutionen* sind das Gentechnik Gesetz, die Bioethik-Konvention, die ZKBS oder Ethikkommissionen.

der Institutionen und Organisationen, die dieses Handeln mitbestimmen. Dabei braucht niemand warten, bis sich endlich neue Verfahren herausgebildet haben, um offensichtliche Probleme angehen zu können. Als beispielsweise eine Versicherung ein behindertes Kind nicht versichern wollte, da die Eltern dieses ja durch pränatale Diagnostik hätten verhindern können, hat die Humangenetikervereinigung erfolgreich interveniert (Scholz 1995: 56). Manchmal genügt auch eine schlichte Standesorganisation, um Auswüchsen vorzubeugen.

Literatur

AGU (1995) Umweltmediation in Deutschland, Bonn: Arbeitsgemeinschaft für Umweltfragen

Albert H (1968) Traktat über kritische Vernunft, Tübingen

Apel KO (1990) Diskurs und Verantwortung, Frankfurt a. M.

APZ (1992) Mediationsverfahren in der Umweltpolitik, Aus Politik und Zeitgeschichte (versch. Autoren) B39-40/92, 14-34

ATBW (1996) Forschungsprogramm 1996, Stuttgart: Akademie für Technikfolgenabschätzung in Baden-Württemberg

Barben D, Dierkes M, Marz L (1993) Leitbilder – ihre Rolle im öffentlichen Diskurs und in der Entwicklung der Biotechnologie, WZB-Paper FS II 93-110, Berlin: Wissenschaftszentrum für Sozialforschung

Baron W (1995):Technikfolgenabschätzung. Ansätze zur Institutionalisierung und Chancen der Partizipation, Opladen

Bechmann G, Gloede F (1991) Erkennen und Anerkennen: Über die Grenzen der Idee der Frühwarnung, in: Petermann (Hg), 121-149

Bechmann G, Coenen R, Gloede F (1993) Umweltpolitische Prioritätensetzung. Verständigungsprozesse zwischen Wissenschaft, Politik und Gesellschaft, Heidelberg: Gutachten für den Rat von Sachverständigen für Umweltfragen

Bechmann G (1991) Folgen, Adressaten, Institutionalisierungs – und Rationalitätsmuster: Einige Dilemmata der Technikfolgen-Abschätzung, in: Petermann (Hg), 43-72

Beck U (1986) Die Risikogesellschaft, Frankfurt/M.

Behrens M, Meyer-Stumborg S, Simonis G (1995) Von den Nachbarn lernen? Die deutsche Nahrungsmittelindustrie im gesellschaftlichen Konflikt um die Einführung der Gentechnik, polis 32, Fernuniversität Hagen

Benking H, Busch-Lüty C, Dürr H-P, Eck S, Grossmann W-D, Häberle H, Kübler K, Langer H, Mertens M, Nill B, Schmid D, Schwitte J (1994) (Hg) Handbuch der Consultative, Umweltakademie Oberpfaffenhofen

Besemer C (1995) Mediation – Vermittlung in Konflikten, Karlsruhe

Böhret C, Franz P (1982) Technologiefolgenabschätzung: institutionelle und verfahrensmäßige Lösungsansätze, Frankfurt

Böhret C, Jann W, Kronenwett E (1988) Innenpolitik und politische Theorie, Opladen

Bora A (1994) Schwierigkeiten mit der Öffentlichkeit. Zum Wegfall des Erörterungstermins bei Freisetzungen nach dem novellierten Gentechnikgesetz, Kritische Justiz 15 (2), 306-322

Bora A, Döbert R (1994) Konflikt und Konsens im Technikfolgendiskurs – ein praktisches Experiment, in: Weyer J (Hg), Theorien und Praktiken der Technikfolgenabschätzung, Wien, 69-104

Breyer H (1996) Die ethische Beratergruppe der EU-Kommission, Wechselwirkung 79, 26-29

Catenhusen W-M (1995) Interview in: Einblick 3, Zeitschrift des Deutschen Krebsforschungszentrums, Heidelberg

Crosby N, Kelly JM, Schaefer P (1986): Citizen Panels: A New Approach to Citizen Participation, Public Administration Review 46, 170-178

Daele W van den, Döbert R (1995) Veränderungen der äußeren Natur. Partizipative Technikfolgenabschätzung (TA), in: Deutsches Institut für Fernstudienforschung an der Universität Tübingen (DIFF) (Hg): Funkkolleg Technik, STE 11

Daele W van den, Pühler A, Sukopp H (1996): Grüne Gentechnik im Widerstreit, Weinheim
Daele W van den (1989) Kulturelle Bedingungen der Technikkontrolle durch regulative Politik, in: Weingart (Hg), 197–230
Dienel P (1992) Die Planungszelle, Opladen
Dolata U (1994) Internationales Innovationsmanagement, Diskussionspapier, 3–94, Hamburg: Institut für Sozialforschung
Dolata U (1995) Nachholende Modernisierung und internationales Innovationsmanagement – Strategien der deutschen Chemie- und Pharmakonzerne, in: v. Schell et al., 456–480
EAL (1995) Wachstumsmarkt Umweltmediation? Tagung der Evangelischen Akademie Loccum, 11.–13. 12. 1995
EAL (1996) „Gentechnologie in Niedersachsen". Ergebnisse eines Diskursprojekts, Tagung der Evangelischen Akademie Loccum, 3.–5. 5. 1996
Eichener V, Mai M (Hg) Sozialverträgliche Technik-Gestaltung und Bewertung, Wiesbaden 1993
Erdmenger K, Fach W (1992) Kritik der Sozialverträglichkeit, in: Grimmer K, Häusler J, Kuhlmann S, Simonis G (1992): Politische Techniksteuerung. Opladen, 251–266
Gans B (1994) Mediation als Instrument der Raumplanung, München
GfT (Hg) Rechtswissenschaftliche Technikfolgen-Abschätzung, TA–Rundschau der Gesellschaft für Technikfolgen-Abschätzung Halle, 1 (1993)
Gill B (1994) Partizipative Technikfolgenabschätzung, Wechselwirkung 63, 36–40
Gloede F (1994) Technologiepolitik, Technikfolgenabschätzung und Partizipation, in: Bechmann G, Petermann T (Hg): Interdisziplinäre Technikforschung, Frankfurt, 147–182
Gloede F, Bechmann G, Hennen L, Schmitt JJ (1993) Biologische Sicherheit bei der Nutzung der Gentechnologie, TAB-Arbeitsbericht Nr. 20, Bonn: Büro für Technikfolgen-Abschätzung beim Deutschen Bundestag
Gloede F (1991) Rationalisierung oder reflexive Verwissenschaftlichung? Zur Debatte um die Funktionen von Technikfolgen-Abschätzung für Technologiepolitik, in: Petermann T (Hg), 299–328
Grüber K (1993) Technikgestaltung als politische Aufgabe, in: Eichener V, Mai M (Hg), 35–47
Guild N (1979) Technology on Trial. Public Participation in Decision Making Related to Science and Technology, Paris
Habermas J (1981) Theorie des kommunikativen Handelns (Bd. I u. II), Frankfurt/M.
Habermas J (1983) Moralbewußtsein und kommunikatives Handeln, Frankfurt/M.
Habermas J (1991) Erläuterungen zur Diskursethik, Frankfurt/M.
Habermas J (1992) Faktizität und Geltung, Frankfurt/M.
Hampicke U (1991) Naturschutzökonomie, Stuttgart
Heinze R (1981) Verbändepolitik und ‚Neokorporatismus', Opladen
Hennen L (1994) Gentechnologie und Öffentlichkeit, in: Fischer E-P, Geißler E (Hg): Wieviel Genetik braucht der Mensch. Die alten Träume der Genetiker und ihre heutigen Methoden, Konstanz, 311–338
Hohmeyer O, Hüsing B, Maßfeller S, Reiß T (1994) Internationale Regulierung der Gentechnik, Heidelberg
Hubig C (1993) Technik- und Wissenschaftsethik. Ein Leitfaden, Berlin usw.
Hubig C, Lenk H, Maring M (1994) Technikethik aus dem Elfenbeinturm? Forderungen an die Ethik, in: Deutsches Institut für Fernstudienforschung an der Universität Tübingen (DIFF) (Hg): Funkkolleg Technik, STE 4
Johannsen R (1994) Gentechnisch hergestellte Pharmaka im Widerstreit, in: Fischer E-P, Geißler E (Hg): Wieviel Genetik braucht der Mensch. Die alten Träume der Genetiker und ihre heutigen Methoden, Konstanz, 173–184
Kliment T, Renn O, Hampel J (1995) Gen- und Biotechnologie als spezifisches Problemfeld von Technikakzeptanz, in: von Schell et al. (Hg), 567–583
Kochte-Clemens B, von Schell T (1995) (Hg): Nachwachsende Rohstoffe und moderne Biotechnologie, Werkstattgespräch 4, Stuttgart: Akademie für Technikfolgenabschätzung in Baden-Württemberg
Krück K, Wengeler H (1994) Die Technikfolgenabschätzung zur Raumfahrt in der Bundesrepublik, in: Weyer J (Hg): Theorien und Praktiken der Technikfolgenabschätzung, Wien

Kubicek H, Seeger P (1993) (Hg) Perspektive Techniksteuerung, Berlin

Kubicek H, Seeger P (1993) Techniksteuerung und Koordination der Technisierung als Themen sozialwissenschaftlicher Technikforschung – Eine Einführung, in: Kubicek H, Seeger P (Hg), 9–38

Lenk H (1993) Über Verantwortungsbegriffe und das Verantwortungsproblem in der Technik, in: Lenk/Ropohl (Hg), 112–148

Lenk H, Ropohl G (Hg) (1993) Technik und Ethik, Stuttgart

Luhmann N (1969) Normen in sozialwissenschaftlicher Perspektive, Soziale Welt 20, 35

Luhmann N (1986) Ökologische Kommunikation, Opladen

Mai M (1993) Technik als Herausforderung der Politik – über die unterschiedlichen Nutzungsformen der Technikfolgenabschätzung in Exekutive und Legislative, in: Eichener V, Mai M (Hg), 48–71

Mai M (1994) Technikbewertung im Parlament. Gesellschaftlicher Steuerungsbedarf und parlamentarische Eigenrationalität, in: Weyer J (Hg), Theorien und Praktiken der Technikfolgenabschätzung, Wien, 51–68

Martinsen R (1992) Theorien politischer Steuerung – auf der Suche nach dem dritten Weg, in: Grimmer K, Häusler J, Kuhlmann S, Simonis G (Hg): Politische Techniksteuerung, Opladen 51–73

Martinsen R (1994) Der ,lernende Staat' als neues Paradigma der politischen Techniksteuerung, in: Martinsen R/Simonis G (Hg): Paradigmenwechsel in der Technologiepolitik? Opladen, 13–30

Mayntz R (1993) Policy-Netzwerke und die Logik von Verhandlungssystemen, in: Héritier (Hg), Policy-Analyse, Opladen, 39–56

Mc Glynn E, Kosecoff J, Brook R (1990) Format and Conduct of Consensus Conferences. Multinational Comparison, Int J Technology in Health Care 6, 450–469

Mohr H (1996) Sind Expertenurteile glaubwürdig? Interview in: Spektrum der Wissenschaft 5, 37–41

Müller A (1995) (Hg) Neuartige Lebensmittel: Wie soll die Vermarktung reguliert werden?, Werkstattgespräch 3, Stuttgart: Akademie für Technikfolgenabschätzung in Baden-Württemberg

Müller-Hill B (1990) Genetik nach Auschwitz, in: Herbig J, Hohlfeld R (Hg): Die zweite Schöpfung, München/Wien

Naschold F (1987) Technologiekontrolle durch Technikfolgenabschätzung? Köln

Neubert S (1993) Gesellschaftlicher Dialog über umweltpolitische Streitfragen, Social Strategies 4 (3)

Nuscheler F, Steffani W (1972) (Hg) Pluralismus. Konzeption und Kontroversen, München

Paschen H, Bechmann G, Coenen R, Franz P, Petermann T, Schewitz J, Wingert B (1991) Zur Umsetzungsproblematik bei der Technikfolgen-Abschätzung, in: Petermann T (Hg), 151–184

Petermann T (1991) (Hg) Technikfolgen-Abschätzung als Technikforschung und Politikberatung, Frankfurt a.M./New York

Pfingsten K, Fietkau H-J (1995) Das Neusser Mediationsverfahren aus Sicht der Beteiligten, WZB-Paper FS II 95-302, Berlin: Wissenschaftszentrum für Sozialforschung

Popper K (1984) [1934] Logik der Forschung, Tübingen

Poser H (1995) Verantwortung und Mitverantwortung. Ethik-Kommissionen in der Arzneimittelforschung, in: Deutsches Institut für Fernstudienforschung an der Universität Tübingen (DIFF) (Hg): Funkkolleg Technik, STE 20, 19–25

Rammert W (1992) Wer oder was steuert den technischen Fortschritt? Soziale Welt, 43. Jhg., 7

Rawls J (1975) Eine Theorie der Gerechtigkeit, Frankfurt a.M.

Rehbinder E (1994) Rechtsprobleme gentechnisch veränderter herbizidresistenter Pflanzen, WZB-Paper FS II 94-318, Berlin: Wissenschaftszentrum für Sozialforschung

Renn O, Webler T, Rakel H, Dienel P, Johnson B (1993) Public Participation in Decision Making: A Three-Step Procedure, Policy Sciences 26, 189–214

Ropohl G (1994) Die gesellschaftliche Strukturdebatte und die Technikbewertung, in: Weyer J (Hg), Theorien und Praktiken der Technikfolgenabschätzung, Wien, 15–34

Ropohl G (1996) Ethik und Technikbewertung, Frankfurt a.M.

Roßnagel A (1993) Rechtswissenschaftliche Technikfolgenforschung, in: TA-Rundschau 1, Blätter der Gesellschaft für Technikfolgen-Abschätzung

Sapotnik J, Christian K (1993) Mediation auf dem Prüfstand. Das Mediationsverfahren im Kreis Neuss, Wechselwirkung 64, 37–40

Saretzki T (1996) Verhandelte Diskurse, in: Prittwitz V v (Hg): Verhandeln und Argumentieren. Dialog, Interessen und Macht in der Umweltpolitik, Opladen, 169–182

Saretzki T (1996a) Wie unterscheiden sich Argumentieren und Verhandeln? in: Prittwitz V v (Hg): Verhandeln und Argumentieren. Dialog, Interessen und Macht in der Umweltpolitik, Opladen, 19–41

Schmalz-Bruns R (1995) Reflexive Demokratie, Baden-Baden

Scholz C (1995) Biographie und molekulargenetische Diagnostik, in: Beck-Gernsheim E (Hg): Welche Gesundheit wollen wir? Frankfurt a.M

Schomberg R von (1992) Argumentation im Kontext wissenschaftlicher Kontroversen, in: Apel KO, Kettner M (Hg): Zur Anwendung der Diskursethik in Politik, Recht und Wissenschaft, Frankfurt a. M., 260–277

Schwemmer O (1974) Grundlagen einer normativen Ethik, in: Kambartel F (Hg): Praktische Philosophie und konstruktive Wissenschaftstheorie, Frankfurt a. M., 73–95

Sellnow R (1995) Bisherige Erfahrung mit Mediation in Deutschland: Verkehrskonzepte, in: AGU, 53–60

Simonis G (1992) Forschungsstrategische Überlegungen zur politischen Techniksteuerung, in: Grimme, K, Häusler J, Kuhlmann S, Simonis G (Hg): Politische Techniksteuerung, Opladen, 13–50

Simonis G. (1993) Macht und Ohnmacht staatlicher Techniksteuerung – können Politik und Staat den Kurs eines Technisierungsprozesses heute wirklich noch beeinflussen? in: Kubicek/Seeger (Hg.), 39–58

Simonis G (1994) Ausdifferenzierung der Technologiepolitik – vom hierarchischen zum interaktiven Staat, in: Martinsen R/Simonis G (Hg) Paradigmenwechsel in der Technologiepolitik? Opladen, 381–404

Spatz J (1995) Im Wilden Westen, GenEthischer Informationsdienst GID 108/109, 20–25

Stewart J, Kendall E, Coote A (1994) Citizens' Juries, London: Institute for Public Policy Research

Süß W, Marx R, Langer S, Scholle C (1992) Regionale Innovationspolitik im Spannungsfeld von europäischem Binnenmarkt und deutscher Integration, in: Grimmer K, Häusler J, Kuhlmann S, Simonis G (Hg): Politische Techniksteuerung, Opladen, 153–182

Ueberhorst R (1990) Der versäumte Verständigungsprozess zur Gentechnologie-Kontroverse, in: Grosch et al., Herstellung der Natur? Frankfurt/New York

Vitzthum W Graf von (1993): Zur Gentechniknovelle 1993. Eher Neuanstrich als Umbau, Zeitschrift für Gesetzgebung 3, 236–247

VDI (1994) Diskurse zur Technikfolgenabschätzung der Informationstechnik. Ergebnisse und Bewertung, Teltow: Verband Deutscher Industrie

von Schell T, Mohr H (1995) (Hg) Biotechnologie – Gentechnik. Eine Chance für neue Industrien, Berlin Heidelberg New York

Wandschneider D (1991) Das Gutachtendilemma. Über das Unethische partikularer Wahrheit, in: Lenk H (Hg): Wissenschaft und Ethik, Stuttgart

Wassermann O (1994) Fälschung und Korruption in der Wissenschaft, in: Bultmann A, Schmithals F (Hg): Käufliche Wissenschaft, München

Weber B (1996) Materialflut und Konsenszwang, GID 112/3, 42–46

Weingart P (1989) (Hg) Technik als sozialer Prozeß, Frankfurt a. M.

Willke H (1992) Ironie des Staates, Frankfurt a. M.

zur Hausen H (1994) Krebs, in: Fischer EP, Geißler E (Hg), 159–171

Zweck A (1993) Die Entwicklung der Technikfolgenabschätzung zum gesellschaftlichen Vermittlungsinstrument, Opladen

Verständigungsprobleme in der Biomedizin: Zum konstruktiven Umgang mit Dissens in technologiepolitischen Konflikten

B. GILL

Risikokonflikte dominieren die gegenwärtigen Auseinandersetzungen um die Gentechnologie. Sie überdecken damit die Fragen nach Gestaltungsproblemen und Entscheidungszwängen, die spätestens dann unabweisbar werden, wenn die Technologie, besonders in ihrer Anwendung am Menschen, erfolgreich und breitenwirksam zum Einsatz käme. Ohne die Thematisierung dieser Gestaltungsprobleme sind aber auch die Risikokonflikte nicht lösbar, weil eine Einigung über die Akzeptabilität von Ungewißheit beim Einsatz der Gentechnologie als Mittel zunächst die Einigung über die Wünschbarkeit der angestrebten Ziele voraussetzen würde. Aber auch in Gestaltungsfragen ist kein Konsens zu erwarten, weil mit der Entwicklung der Biomedizin grundlegende moralische Ambivalenzen und Dilemmata verbunden sind. Gerade wenn den Entwicklungen in der Biomedizin der propagierte Erfolg beschieden wäre, würden von ihr erhebliche Veränderungen in den Vorstellungen von Gesundheit und Krankheit, von Leben und Tod – und damit von der conditio humana – ausgehen. Ein vorschneller Konsens wäre hier sogar schädlich, weil er die bewußte Wahrnehmung und Verarbeitung dieser Veränderungen abschneiden würde. Daher käme es darauf an, einen konstruktiveren Umgang mit Dissens und die Fähigkeit zum Kompromiß zu erlernen.

1
Risikokonflikte in der Biomedizin

Der Einsatz der Gentechnologie und anderer avancierter Methoden der Biomedizin war bisher von Risikokonflikten dominiert – der Auseinandersetzung um die Möglichkeit der Entstehung neuer Krankheitserreger im Labor, um den Einsatz von gentechnisch veränderten Organismen in der Produktion (Humaninsulin, EPO), um mögliche Nebenwirkungen der so hergestellten Medikamente (L-Tryptophan) und um ihre Wirksamkeit (TPA, Gentherapie) (z. B. Catenhusen/Neumeister 1987). Bei der Gentechnologie handelt es sich dabei um „hypothetische Risiken", insofern als bisher keine Schäden aufgetreten sind oder ihre Zurechnung, wie im Falle der Laborunfälle am Institut Pasteur in Paris und der Medikamentenunfälle mit dem gentechnisch hergestellten L-Tryptophan der japanischen Firma Showa Denko, nie eindeutig geklärt wurde (Cordier 1990, Mayeno/Gleich 1994). Wenn sich jedoch eingetretene Schäden auf Handlungen oder Unterlassungen zurechnen lassen, kann das erhebliche politische Erschütterungen auslösen – wie am Skandal um mit AIDS-Viren verseuchte Blutkonserven zu sehen war: in Deutschland wurde das Bundesgesundheitsamt aufgelöst, in Frankreich mußte sogar der Premierminister zurücktreten.

Risikokonflikte sind – zumindest an der Oberfläche – Auseinandersetzungen um Mittel, nicht aber über Ziele. Denn das Ziel: „Gesundheit für alle", scheint allgemeingültig zu sein. Anwendungen der Gen- und Biotechnologie, die der menschlichen Gesundheit dienen sollen, erfreuen sich in der Bevölkerung relativ breiter Akzeptanz (Hennen/Stöckle 1992). Entsprechend wissenschafts- und faktenbezogen ist auch der Streit um die Risiken. Seine Brisanz erklärt sich zunächst dadurch, daß vermeintlich oder tatsächlich gegen zentrale und daher nachhaltig sanktionierte gesellschaftliche Normen verstoßen wird, deren Geltung selbst gerade unstrittig ist.

Rätselhaft ist dennoch, warum Risikokonflikte häufig nicht entscheidbar sind. Wenn es um ,reine' Wissenschaft ginge, oder anders ausgedrückt: wenn die Wissenschaft vollkommen ,wertfrei' und ,objektiv' wäre, dann müßten sich eindeutige Unterscheidungen zwischen wahr und falsch, und damit auch eindeutige politische Lösungsvorgaben finden lassen. Der Verweis auf unterschiedliche situative Interessen ist daher naheliegend: Risikokonflikte entwerten Investitionen auf der einen oder der anderen Seite, und Helferinteressen werden auf den Plan gerufen (Prittwitz 1990, Lau 1989). Die unterschiedlichen Sichtweisen der Experten wären also interessenbedingt und mit ,reiner' Wissenschaft nicht zu lösen.

Zugleich scheinen aber auch erprobte Instrumente des Interessenausgleichs zu versagen. Das liegt nicht nur daran, daß der Schutz von Umwelt, Gesundheit und Leben schwer mit ökonomischen Interessen im engeren Sinne zu vergleichen ist. Was den Streit um die potentiellen Risiken der Gentechnik so unerbittlich macht, sind m.E. die im Hintergrund mitschwingenden Gestaltungsfragen: Welche Gesundheit, welches Menschenbild, welche Agrarwirtschaft etc. wollen wir? Hinter dem in Risikokonflikten vermeintlich gegebenen Konsens über die Schutzgüter verbirgt sich ein Dissens über die Ziele, der aber selten zur Sprache gebracht wird.

Die Motivation der Kritiker, eine bestimmte Entwicklung als riskant darzustellen, beruht häufig eben darauf, daß man sie generell ablehnt und deswegen auch die damit verbundenen Ungewißheiten nicht akzeptieren will. Gegenwärtig ist jedoch nur die Thematisierung von Risikofragen erfolgversprechend: Die Medien und das Rechtssystem sind auf dieses Wahrnehmungs- und Bewertungsschema ,geeicht' und können mit ihren jeweiligen Mitteln darauf reagieren. Auch die Befürworter wehren sich dagegen, die eigenen Präferenzen und Leitbilder, ihre Faszination und Integrationskraft (Dierkes et.al. 1992), in Frage zu stellen, und versuchen deshalb, Diskussionen über alternative Entwicklungsmöglichkeiten zu vermeiden, während sie sich Diskussionen über die Risiken der von ihnen propagierten Entwicklungen nicht entziehen können.

Gestaltungsfragen werden dementsprechend entweder individueller Entscheidungsfreiheit überantwortet – der Freiheit der Unternehmer zur Entwicklung von Angeboten und der Freiheit der Konsumenten zur Selektion dieser Ange-

bote durch Nachfrage (Daele 1992). Oder sie werden an das politische System
verwiesen, das sich aber auf kurzfristiges Lavieren beschränkt und für längerfristige technologiepolitische Entscheidungen bisher keine Kapazitäten ausgebildet hat. So ist es auch bezeichnend, daß sich der Streit um die Gentechnik auf
das Gentechnikgesetz konzentriert, das sich allein auf Risikofragen beschränkt
und alle Gestaltungsfragen ausklammert.

Selbst in der Technikfolgen-Abschätzung (TA), die eigentlich dazu ausersehen
war, die Reflexionskapazität des politischen Systems zu erweitern (Petermann
1991), wird häufig diese Beschränkung auf Risikofragen vollzogen. Sie war z. B.
auch in der TA-Veranstaltung, die das Wissenschaftszentrum Berlin zur gentechnisch erzeugten Herbizidresistenz von Pflanzen durchgeführt hat, zu beobachten. Die Umweltgruppen hatten eingangs gefordert, daß diese TA einen pro-
blemzentrierten Ansatz wählen sollte, also davon ausgehen sollte, wie man den
Anbau von Nutzpflanzen und die dabei ggf. erforderliche Kontrolle von ‚Un-
kräutern‘ am umweltverträglichsten gestalten könnte. Dagegen wurde das Verfahren auf eine technikzentrierte Herangehensweise beschränkt. Der Status quo
chemisierter Landwirtschaft wurde zum Ausgangs- und Zielpunkt der Bewertung: Sind gentechnisch veränderte Pflanzen problematischer als konventionell
gezüchtete; sind die im Anbau der gentechnisch veränderten Pflanzen einsetzbaren Herbizide umweltverträglicher als herkömmliche Herbizide? Die Frage, ob
auf Herbizide – angesichts von Überproduktion, gestiegenem Gesundheitsbe-
wußtsein der Verbraucher und alternativer Anbaumethoden – nicht weitgehend verzichtet werden könnte, geriet aus dem Blick (Gill 1993). Am Ende konnte
der Leiter der Veranstaltung, Wolfgang van den Daele, feststellen, daß alternative Wertentscheidungen im Verlauf des Verfahrens kaum thematisiert wurden
(Daele 1994: 127). Das ist allerdings kein Wunder, nachdem das Verfahren mit
seiner Beschränkung auf „Sachrationalität“ umfassendere Gestaltungsfragen gar
nicht erst aufkommen ließ.

2
Die Unabweisbarkeit von Gestaltungsfragen

Die Vernachlässigung von Gestaltungsfragen hat nicht nur zur Folge, daß Risikokonflikte wenig konstruktive Ergebnisse zeitigen. Sie führt auch dazu, daß
wesentliche Probleme der Technologieentwicklung der öffentlichen Aufmerksamkeit entgehen und sich unerledigt aufstauen.

Vielfach ist schon bemerkt worden, daß mit der Genomanalyse zwar die Möglichkeiten wachsen, erbliche Komponenten von Krankheiten zu diagnostizieren,
nicht aber zugleich die Fähigkeit, diese auch zu therapieren. Therapien mag es
irgendwann geben oder auch nicht, in der Zwischenzeit sind die Betroffenen aber
darauf verwiesen, mit der vermeintlich oder tatsächlich unausweichlichen
Krankheitsprognose zu leben. Anstelle der ehemaligen Unterscheidung gesund/
krank tritt nun eine Vielzahl von prognostischen Risiko-Stadien, die eine Vielzahl der ehemals ‚Gesunden‘ als ‚Überträger‘ oder ‚Anwärter‘ definiert (Scholz
1995). Welche Dilemmata das auswirft, wird allmählich in der Humangenetik be-

wußt, zumindest soweit sie sich über Beratungsgespräche und den Kontakt zu Selbsthilfegruppen der Betroffenen auf die Krankheitsschicksale näher einläßt (Beck-Gernsheim 1995).

Jahrzehntelang wurden in der Pränataldiagnose cytogenetische Tests angeboten, ohne näher zu reflektieren, in welche Entscheidungsnöte die schwangeren Frauen dadurch oft unvorbereitet geraten und welche eugenischen Erwartungshaltungen damit in der Gesellschaft aufgebaut werden. Die Spruchpraxis der Gerichte geht mittlerweile soweit, daß sie die Frauenärzte dazu zwingt, drastisch genug auf das Angebot der Pränataldiagnose hinzuweisen. Denn in der ,Risikogesellschaft' ist man auch nicht mehr bereit, das genetische Roulette zu akzeptieren, daß die Natur mit uns spielt.

Doch während sich in der Humangenetik allmählich Problembewußtsein ausbildet und man hier über die Indikationen für die Testangebote genauer nachdenkt sowie auf eine sorgsame Beratung dringt, sind viele genetischen Tests schon soweit standardisiert, daß sie nun vielfach von Privatpraxen und Laborärzten durchgeführt werden können. Von den Krankenkassen, die sich davon Kostenersparnisse erhoffen, mit hohen Abrechnungssätzen honoriert, ist nun eine neue und viel breitere Welle unüberlegter Tests zu erwarten. Nachdem die Bemühungen um standesärztliche Regulierung offenbar versagen, können sich mittlerweile die Humangenetiker selbst „auch rechtliche Lösungen vorstellen – etwa in Form eines ,Genomanalyse-Gesetzes', das die Voraussetzungen und Standards genetischer Diagnostik verbindlich festlegt." (Vogel 1995: 108 f.)

Mit dem Beispiel der genetischen Diagnostik ist ein Feld angesprochen, in dem die Probleme unterdessen schon offen zu Tage treten und kaum mehr beiseite zu schieben sind. Der gleiche Entwicklungsstand ist inzwischen in der Intensivmedizin und bei der Organtransplantion erreicht, wenn es um die Festsetzung des Todeszeitpunkts geht (Wiesemann 1996). Andere Entwicklungen befinden sich noch im experimentellen Stadium, wie z. B. die Transplantation von Gehirngewebe. Hier wird sich die Frage stellen, ob die Identität des Empfängers noch gewahrt ist, oder ein Hybridwesen aus Spender und Empfänger entsteht (Linke 1993). Auch die Gentherapie hat das Versuchsstudium noch nicht überschritten. Im Moment mangelt es trotz aller Euphorie an Erfolgen. Aber gesetzt den Fall, sie würde technisch funktionieren:

In einem Interview erklärte mir ein Molekularbiologe, daß es mit der Gentherapie bald gelingen müßte, Krebskrankheiten zuverlässig zu heilen. Auf die Frage, welche gesellschaftlichen Konsequenzen damit verbunden seien, wenn der Tod nicht mehr als krankheitsbedingtes Ereignis hervorgerufen würde, antwortete er, daß der Mensch eine biologisch programmierte Lebenserwartung von ca. 90 Jahren habe, und daß es sein Ziel sei, daß der Mensch diese Lebenserwartung möglichst gesund und rüstig ausschöpfen könne. Mit der Vorstellung von einer ,natürlichen Grenze' wird die Gentherapie in den Rahmen traditioneller kognitiver und moralischer Orientierungen – an Gesundheit, Krankheit und ,natürlicher' Lebenserwartung – gestellt und damit gleichsam als konventionelle Behandlungsmethode normalisiert.

Die Vorstellung dieser ,natürlichen Grenze' widerspricht allerdings der bisherigen Erfahrung: Mit zunehmendem Alter werden wir in der Regel gebrechlicher und sterben irgendwann an einer unserer immer zahlreicheren Krankheiten. Entsprechend entfallen auch überproportionale Anteile der Ausgaben im Gesundheitswesen auf die Behandlung älterer Menschen (Krämer 1993). Selbst wenn es gelingt, durch eine neue Behandlungsmethode die Kosten für eine Erkrankung zu verringern, treten dann früher oder später im Lebensverlauf andere Krankheiten und Verschleißerscheinungen zu Tage. Entsprechend wird in den USA offen diskutiert, ob nicht die demographisch wachsende Zahl der Alten, die den überwiegenden Teil der Gesundheitsleistungen konsumiert, zugunsten der Jüngeren verzichten sollten, bei denen z. B. teure medizinische Maßnahmen effizienter im Sinne des Erhalts von Lebenserwartung (d. h. gesamtwirtschaftlicher Leistungsfähigkeit) eingesetzt werden könnten.

Selbst wenn es tatsächlich einen biologischen Mechanismus, vergleichbar einer Zeitschaltuhr, geben sollte, der unserem Leben anders als durch zunehmende Krankheiten und Verschleißerscheinungen ein Ende setzt, was spräche dagegen, diesen auf ein längeres Leben zu programmieren? Genforscher sorgten jüngst für Schlagzeilen, indem sie ankündigten, der Mensch könnte 400 Jahre alt werden. Es liegt auf der Hand, daß dann die demographische Struktur der Gesellschaft dramatisch verändert würde. Andererseits könnte eine an individuellen Freiheitswerten orientierte Gesellschaft ihren Mitgliedern den Wunsch nach Lebensverlängerung kaum verwehren.

An diesen Beispielen wird deutlich, daß sich gerade durch die Erfolge der Biomedizin die ehemals mehr oder weniger natürlichen Grenzen zwischen Gesundheit und Krankheit, zwischen Leben und Tod tendenziell auflösen und uns damit vor vollkommen neue Entscheidungszwänge stellen: Gibt es eine Pflicht zu genetischer Prävention? Wie ist die ‚Kostenexplosion' im Gesundheitswesen aufzuhalten, ohne das Solidarprinzip und den Behandlungsanspruch einzuschränken? Muß man irgendwann nicht nur das Recht, sondern auch die Pflicht zu sterben einführen?

Senatskommissionen der Deutschen Forschungsgemeinschaft sprechen von einer moralischen Pflicht, die Gentherapie voranzutreiben: „Derjenige, der diese Forschung zu behindern versucht, handelt angesichts vieler schwerkranker Menschen unethisch" (Mitteilungen der DFG 2–3/95: 42). Wie ich aber oben zu zeigen versucht habe, führt gerade das hier proklamierte ‚Weiter so!' des medizinischen Fortschritts in eine Reihe demographischer, wohlfahrtsökonomischer und moralischer Dilemmata. Neue technische Eingriffsmöglichkeiten bedeuten hier nicht nur neue ‚Chancen und Risiken', sondern auch neue Entscheidungszwänge und Verantwortungsübernahme, für die es bisher keine konsensfähigen Lösungen gibt.

Man sollte akzeptieren, daß hier andere, naturnähere Gestaltungsvisionen ebenfalls denkbar sind. Zum Beispiel hätte eine Medizin bzw. eine Gesundheitspolitik, die eine Grundversorgung für alle garantiert und ansonsten der ‚Natur' – also auch der Krankheit und dem Tod – ihren Lauf läßt, zwei Vorteile: Sie bliebe in einem auf solidarischer Umverteilung beruhenden Versicherungssystem bezahlbar und wäre beim Abbau schon heute überzogener technischer Standards auch weltweit verallgemeinerbar. Sie würde, wie bisher, der Natur – bzw. ‚Gott' oder dem ‚Schicksal' – Entscheidungen überlassen, von denen fraglich ist, ob sie human jemals sinnvoll zu treffen sind, oder ob nicht die damit verbundenen Abwägungen unseren Respekt vor der Unverfügbarkeit des Lebens unterminieren müssen.

3
Streitkultur statt Konsens

Soweit Sozialwissenschaftler sich anwendungsorientiert mit Technologiedebatten beschäftigen, eruieren sie meist die Chancen, wie man hier „Konsens" oder zumindest „Akzeptanz" herstellen könnte. Daß sie sich dabei meist auf die Risikoaspekte der jeweiligen Technologieentwicklung beschränken, hat m.E. zwei Gründe:

– Risikoaspekte sind für unmittelbare politische und rechtliche Entscheidungen meist relevanter als Gestaltungsfragen. Entsprechend beherrschen Risikofragen auch die öffentlichen Diskussionen. Sie sind also empirisch gegeben und erscheinen daher leichter bearbeitbar als eher implizit und hintergründig thematisierte Gestaltungspräferenzen.
– Wenn man der vorherrschenden, von Max Weber explizierten Unterscheidung von ‚Wissen' und ‚Werten' folgt, so scheint es wahrscheinlicher, in der Sphäre des Wissens als in der Sphäre des Wertens zu einem Konsens zu gelangen. Zumindest vordergründig lassen sich Risikoaspekte als Wissens- oder Sachfragen thematisieren, während Gestaltungsaspekte eher auf Wertungsfragen verweisen.

Die meisten Sozialwissenschaftler setzen also an einem vorfindlichen Dissens über die sachliche Angemessenheit von Mitteln – genauer: der Frage nach nichtintendierten Nebenwirkungen – an und versuchen, hier einen Konsens herzustellen (vgl. Schaubild). Das könnte aber nur dann gelingen, wenn ein Zielkonsens gegeben wäre, was aber, wie oben gezeigt, gerade bei der Gentechnologie nicht der Fall ist. Entsprechend wäre es ein Gebot der Logik, hier zunächst bei den Gestaltungs- oder Zielkonflikten anzusetzen: Im Idealfall könnten dem Konsens über die Ziele die Einigung über angemessene Mittel folgen. Allerdings ist

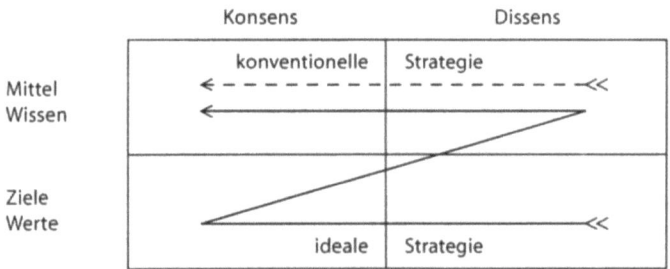

Schaubild: Konventionelle und ideale Strategie zur Erzeugung von Konsensen in der technologiepolitischen Debatte

ein Konsens über Werte und Ziele in einer pluralistischen Gesellschaft – gerade im Hinblick auf die Optionen der Biomedizin – nicht sehr wahrscheinlich. Entsprechend sind m. E. *alle* Bemühungen um Konsens in diesem Bereich wenig erfolgversprechend. Zumindest könnte aber eine solche Vorgehensweise bewirken, Risikokonflikte durch die explizite Thematisierung von Gestaltungsfragen von verzerrten Argumentationsstrategien zu entlasten.

Ein Konsens muß scheitern, weil die Befürworter der Gentechnologie sich davon eine möglichst aktive Förderung, reibungslose Entwicklung und gesellschaftliche Nachfrage versprechen. Die Gegner würden dagegen von einem Konsens maximal erwarten, daß sich die Gesellschaft, über ein staatliches Verbot hinaus, gegen die Verheißungen der Gentechnologie gewissermaßen imprägniere. Das Paradox besteht darin, daß gerade in besonders polarisierten Debatten nach Konsens gerufen wird und dieser Ruf überall auf Zustimmung trifft, weil das Wort „Konsens" – im Unterschied zum profaneren „Kompromiß" – allen Parteien zu signalisieren scheint, daß sie sowohl an ihren Überzeugungen festhalten als auch zugleich ihre politischen Ziele – mit voller Zustimmung der anderen – durchsetzen könnten (vgl. Ueberhorst 1993). Das sozialpsychologische Bedürfnis nach Konsens wächst offenbar umgekehrt proportional zu seinen Realisierungschancen.

Allerdings kann man fragen, ob Konsens in diesem Bereich – zum gegenwärtigen Zeitpunkt – überhaupt ein erstrebenswertes Ziel ist. Mit distanzierterem Blick kann man konstatieren, daß die Entwicklung der Gentechnologie im Bereich der Biomedizin sowohl mit kognitiven Ungewißheiten über die Realisierungsmöglichkeiten sowie über nicht-intendierte Folgen als auch mit moralischen Ambivalenzen – z. B. Freiheit versus Solidarität – verbunden ist. Beide Seiten würden demnach richtige Fragen stellen, die aber zur Zeit nicht endgültig beantwortet werden können: Die Ungewißheit über Chancen und Risiken wird mit wachsender Erfahrung wahrscheinlich schwinden, die moralische Ambivalenz wird möglicherweise fortbestehen, wie retrospektiv etwa am Beispiel des Streits um die Abtreibung – Freiheit versus Leben – zu sehen ist.

Was kann aber in einer Demokratie besseres passieren, als daß die richtigen Grundsatzfragen rechtzeitig gestellt und von konfliktfähigen gesellschaftlichen Gruppen in der Öffentlichkeit präsent und wach gehalten werden? Für die Gesellschaft als Ganzes scheint daher Dissens die Funktion zu erfüllen, soziale Gestaltungsoptionen offen zu halten (vgl. Miller 1992). Unterdessen müssen allerdings auch konkrete Entscheidungen getroffen werden: Wenn man sich hier von der Illusion des Konsenses verabschiedet hat und die Existenzberechtigung konträrer Grundsatzpositionen respektiert, mögen auch die Chancen für Kompromisse – für revisionsoffene Entscheidungen mit begrenzter Reichweite – steigen. Dies ist auch der Grund, warum Mediationsverfahren über konkrete Standortentscheidungen oftmals gelingen und TA-Verfahren über Grundsatzfragen der Gentechnologie bisher noch immer gescheitert sind. Zum Beispiel verlangt die Zustimmung zum Bau einer Müllverbrennungsanlage von den Kritikern nicht, ihre Grundsatzkritik am herrschenden Wohlstandsmodell und ihr Plädoyer für Müllvermeidung aufzugeben. Aber sie werden eventuell zustimmen, weil in einer bestimmten Region zur Zeit keine bessere Wahl besteht und zugleich längerfristige Reduktionsbestrebungen in Gang gesetzt werden. Ähnlich ist auch denkbar, daß Kritiker der Gentechnologie konkrete biomedizinische Vorhaben akzeptieren, wenn zugleich erkennbar wird, daß die damit verbundenen längerfristigen Ungewißheiten und moralischen Ambivalenzen angemessen berücksichtigt werden.

Das setzt aber voraus, daß auch Grundsatzfragen sinnvoll diskutiert werden. Bisher kommt es allenfalls zum Schlagabtausch in den Medien, wobei Argumentationen verkürzt und plakativ zugespitzt werden. Dieser Schlagabtausch trägt aber kaum zum Abbau der Feindbilder bei, die darauf beruhen, daß man der jeweiligen Gegenseite eine moralische Begründung ihres Handelns grundsätzlich abspricht und stattdessen „Profitsucht" oder „ideologische Verblendung" vorwirft. Tatsächlich müßten Diskursverfahren etabliert werden, in denen sich die Kontrahenten ihre Positionen wechselseitig soweit verständlich machen, daß Selbstwahrnehmung und Fremdwahrnehmung tendenziell zur Deckung kommen. Ein inhaltlicher Konsens wäre dabei zumindest kurzfristig kaum zu erwarten. Das Ziel wäre vielmehr, den demokratische Verfahrenskonsens zu stabilisieren und zu verstärken, um die Friedensfähigkeit der Gesellschaft und ihre Toleranz gegenüber notwendigen oder einfach vorhandenen inhaltlichen Dissensen zu bewahren.

Literatur

Beck-Gernsheim E (1995) (Hrsg) Welche Gesundheit wollen wir? Suhrkamp, Frankfurt
Catenhusen WM, Neumeister H (1987) (Hrsg) Chancen und Risiken der Gentechnologie. Dokumentation des Berichts an den Deutschen Bundestag. Schweitzer, München
Cordier S (1990) Risk of cancer among laboratory workers. Lancet, 335: 1097
Daele W van den (1992) Concepts of Nature in Modern Societies and Nature as a Theme in Sociology. In: Dierkes M, Bievert B (Eds) European Social Science in Transition, Campus, Frankfurt, New York, 526–560
Daele W van den (1994) Technikfolgenabschätzung als politisches Experiment. In: Bechmann G, Petermann T (Hrsg) Interdisziplinäre Technikforschung. Campus, Frankfurt, New York, 111–146
Dierkes M, Hoffmann U, Marz L (1992) Leitbild und Technik. Ed. Sigma, Berlin
Gill B (1993) Partizipative Technikfolgenabschätzung – Wie man Technology Assessment umwelt- und sozialverträglich gestalten kann. Wechselwirkung, Heft 63: 41–44
Hennen L, Stöckle T (1992) Gentechnologie und Genomanalyse aus der Sicht der Bevölkerung. TAB-Diskussionspapier Nr. 3, Technikfolgen-Abschätzungs-Büro des Dt. Bundestages (TAB), Bonn
Krämer W (1993) Wir kurieren uns zu Tode. Campus, Frankfurt, New York
Lau C (1989) Risikodiskurse – Gesellschaftliche Auseinandersetzungen um die Definition von Risiken. Soziale Welt, Bd. 40/3: 418–436
Linke DB (1993) Hirnverpflanzung – Die erste Unsterblichkeit auf Erden. Rowohlt, Reinbek bei Hamburg
Mayeno AN, Gleich GJ (1994) Eosinophilia-myalgia syndrome and tryptophan production: a cautionary tale. Trends in Biotechnology, 12: 346–352
Petermann T (1991), Hrsg. Technikfolgen-Abschätzung als Technikforschung und Politikberatung. Campus, Frankfurt, New York
Prittwitz V von (1990) Das Katastrophenparadox, Elemente einer Theorie der Umweltpolitik. Leske + Budrich, Opladen

Scholz C (1995) Biographie und molekulargenetische Diagnostik. In: Beck-Gernsheim, aaO., 33–72

Ueberhorst R (1993) Der Energiekonsens oder Die Überwindung der paradoxen Popularität positioneller Politikformen. In: Koenigs T, Schaeffer R (Hrsg) Energiekonsens? Der Streit um die zukünftige Energiepolitik, Raben, München, 11–29

Vogel W (1995) Molekulargenetik und Genetische Beratung: Zeit zu handeln. In: Beck-Gernsheim, aaO., 90–110

Wiesemann C (1996) Medizin und reflexive Modernisierung. Medizinische Deutungsmacht und ihre Kritik am Beispiel des Hirntod-Konzepts. In: Lau C, Hohlfeld R (Hrsg) Wissenschaft und Reflexive Modernisierung. Fink, München (im Erscheinen)

Diskurse als Strategie rationaler Konfliktbearbeitung in modernen Gesellschaften:
Die Auseinandersetzung um das ökonomische Potential, die Chancen und die Risiken der Biotechnologie und der Gentechnik

D. GARBE

1
Die Aufgabenstellung des Projekts „Biotechnologie/ Gentechnik – eine Chance für neue Industrien?" der *Akademie für Technikfolgenabschätzung in Baden-Württemberg*[1]

Weltweit werden insbesondere von seiten der Wirtschaft für Produkte der modernen Biotechnologie hohe Wachstumsraten vorausgesagt. Gentechnische Optionen spielen dabei eine erhebliche Rolle. Verfahren der Biotechnologie und der Gentechnik eignen sich nach Ansicht der Experten besonders für den Einsatz in der Pharmaindustrie, der Landwirtschaft, der Ernährungsindustrie und in der Umwelttechnologie.

Die realen Wachstumschancen und die Zeitpunkte, zu denen biotechnologische Produkte der neuen Generation signifikante Marktanteile erreichen werden, sind jedoch umstritten. Gleichzeitig besteht in der Gesellschaft derzeit kein Konsens darüber, auf welchen Gebieten und in welchem Umfang gentechnische Verfahren eingesetzt werden sollen. Die unterschiedlichen Argumente und Haltungen müssen in geeigneter Weise in Verfahren des gesellschaftlichen Diskurses aufgegriffen werden.

Die *Akademie für Technikfolgenabschätzung in Baden-Württemberg* stand vor der Aufgabe zu prüfen,

- ob das Land Baden-Württemberg über Forschungs- und Entwicklungskapazitäten in der Biotechnologie und Gentechnik verfügt, die die Voraussetzung für die Entwicklung und Ansiedelung einer industriellen Produktion im Lande sind
- welche Einsatz- bzw. Anwendungsbereiche für die Biotechnologie und Gentechnik in welchen Zeiträumen vielversprechende Entwicklungschancen bieten
- welche ökonomischen Rahmenbedingungen geschaffen werden müssen, um eine Verbindung von F & E-Strukturen mit industrieller Produktion zu ermöglichen

---

[1] Die Abschnitte 1, 3 und 4 dieses Beitrags basieren wesentlich auf dem Text des Bürgergutachtens „Biotechnologie/Gentechnik – eine Chance für die Zukunft?", hrsg. von der *Akademie für Technikfolgenabschätzung in Baden-Württemberg*, Stuttgart, 1995

- welche Auswirkungen Investionen in diesen Wirtschaftssektor für den Arbeitsmarkt und die Qualifikationsstrukturen haben
- wie das Verhältnis von Nutzen bzw. Chancen und Risiken des Einsatzes der Biotechnologie und Gentechnik in den spezifischen Anwendungsbereichen ist
- ob spezifische Anwendungen mit Blick auf ethische und verfassungsrechtliche Prinzipien akzeptabel sind und
- welche spezifischen Anwendungen von gesellschaftlichen Gruppierungen bzw. den Bürgern des Landes gewünscht oder abgelehnt werden oder wie die Rahmenbedingungen von Anwendungen aus der Sicht der Bürger ausgestaltet werden sollten.

Diese Fragen sind in einem zweistufigen Projekt bearbeitet worden:

● **Der innerwissenschaftliche Diskurs**
Im ersten, wissenschaftlich geprägten Teil wurde das Potential der modernen Biotechnologie/Gentechnik für den Standort Baden-Württemberg untersucht. Diese Potentialanalyse basiert auf einer Pilotstudie der Akademie sowie einer Reihe von Gutachten aus Wissenschaft, Wirtschaft und praktischer Philosophie. Diese Arbeitsergebnisse sind im wissenschaftlichen Diskurs auf Konsens- und Dissensbereiche geprüft worden, so daß in der diese Arbeitsphase abschließenden Synopse Antworten auf die Fragen „Was ist möglich?" und „Was ist umsetzbar?" gegeben werden konnten.[2]

● **Der gesellschaftliche Diskurs**
Die zweite Projektphase konzentrierte sich auf den gesellschaftlichen Diskurs mit Interessengruppen, Verbänden, Wissenschaft und Industrie einerseits sowie den Bürgern des Landes andererseits. An diese war die Frage „Was ist wünschenswert?" gerichtet. Die Repräsentanten organisierter Gruppen sind in Werkstattgesprächen zu den Themenbereichen „Neuartige Lebensmittel – Wie soll die Vermarktung reguliert werden?" und „Nachwachsende Rohstoffe und moderne Biotechnologie" zusammengekommen.[3] Die Bürger des Landes wurden zu Bürgerforen eingeladen.

Im Sinne der Entwicklung und Auswahl geeigneter Verfahren für den gesellschaftlichen Diskurs als eigenständige Aufgabe der zweiten Projektphase entschied sich die Akademie für einen mehrstufigen Ansatz mit unterschiedlichen Verfahren in Form von Werkstattgesprächen und Bürgerforen.

---

[2] Schell, T. v., Mohr, H. (Hrsg.): Biotechnologie – Gentechnik. Eine Chance für neue Industrien; Heidelberg, Springer Verlag 1994
[3] Müller, A. (Hrsg.): Werkstattgespräch „Neuartige Lebensmittel: Wie soll die Vermarktung reguliert werden?", Diskursbericht Nr. 3 der *Akademie für Technikfolgenabschätzung in Baden-Württemberg*: November 1995
Kochte-Clemens, B., Schell, T. v. (Hrsg.): Werkstattgespräch „Nachwachsende Rohstoffe und moderne Biotechnologie"; Diskursbericht Nr. 4 der *Akademie für Technikfolgenabschätzung in Baden-Württemberg*: November 1995

Die Werkstattgespräche

Im Rahmen der Werkstattgespräche sollte die Diskussion zwischen Repräsentanten der betroffenen gesellschaftlichen Gruppierungen gefördert oder gar erst ermöglicht werden. Der Begriff „Werkstattgespräch" wurde für diese Veranstaltungen nicht zufällig gewählt. Mit ihm sollten die unfertigen, offenen und prozeßhaften Seiten des Vorhabens betont werden. Die Teilnehmer wurden aufgefordert, sich nicht nur auf die Darlegung der Positionen ihrer Verbände zu beschränken. Vielmehr wurden sie ermuntert, zunächst nur probeweise für die Zwecke dieser Diskussion, die eigenen Positionen zu verlassen, um im Dialog mit den anderen Repräsentanten die Vor- und Nachteile verschiedener Bewertungen und Regelungen auszuloten. Dabei war uns als Veranstalter bewußt, daß sich die Position eines Verbandes nicht durch ein zweitägiges Werkstattgespräch verändern wird. Anstöße für Diskussionen innerhalb der Verbände durften jedoch erwartet werden.

Viele Diskussionen über Gentechnik leiden an einer Themenüberfrachtung. Deshalb wurden die Werkstattgespräche auf zwei Anwendungsgebiete eingeschränkt:

- Neuartige Lebensmittel: wie soll die Vermarktung geregelt werden?
- Landwirtschaft: Sonderkulturen und nachwachsende Rohstoffe

Die Behandlung der zwei Themenbereiche sollte sich auf die Fragen erstrecken, die mit der Entwicklung und Anwendung der modernen Biotechnologie in diesen Bereichen verbunden sind.

Zu diesen Werkstattgesprächen wurden Experten als Wissensvermittler hinzugezogen. Die Werkstattgespräche sollten nicht dazu dienen, sehr allgemeine oder sehr grundsätzliche Fragen zu klären, beispielsweise, ob gentechnische Methoden allein deshalb abzulehnen seien, weil mit ihnen Grenzen zwischen verschiedenen biologischen Arten überschritten werden können.

Die Bürgerforen

Bürgerforen sind der Versuch, nicht-organisierte Bürger in den gesellschaftlichen Diskurs einzubinden. Dazu sind in Mannheim, Weingarten/Ravensburg und Ulm acht Bürgerforen durchgeführt worden. An diesen Bürgerforen haben ca. 200 im Zufall ausgewählte Bürger des Landes teilgenommen. Sie haben vier Tage miteinander, mit den Experten und mit den Prozeßbegleitern der Akademie gearbeitet, d.h. sie haben sich informiert, diskutiert, Meinungen ausgetauscht, abgewogen, verworfen und geändert sowie um Beurteilungen gerungen (vgl. ausführlich Abschn. 3).

Das Projekt der Akademie versuchte eine Verknüpfung des wissenschaftlichen Diskurses und des gesellschaftlichen Diskurses über die aufeinander bezogene Fragestellung herzustellen. Gleichzeitig werden verschiedene Subsysteme der Gesellschaft, Wissenschaft, Industrie und Interessenverbände sowie die nicht-organisierten Bürger in einen thematisch fokussierten Diskurs-Kontext eingebunden.

2
Diskurse als Problemlösungskonzept der Moderne

Die Aufmerksamkeit, die dem Diskurs-Begriff sowohl von seiten der Wissenschaft als auch von der Gesellschaft generell entgegengebracht wird und die den Diskurs zu einem Problemlösungskonzept mit der Aura eines Hoffnungsträgers der Moderne umgibt, ist nicht zufällig. Nachdem die Debatten um Modernität und Postmodernität abgeklungen sind, hat sich in den Bedeutungen des und mit den Assoziationen zum Diskursbegriff eine Schnittmenge herausgebildet. Trotz oder gerade aufgrund solcher Zeitdiagnosen wie derjenigen vom „Kontinuitätsbruch im Bewußtsein der Moderne" oder insbesondere der attestierten „Unübersichtlichkeit" erscheint mit der Etablierung von Diskursen eine problembezogene Integration unterschiedlicher Perspektiven möglich.

Der Begriff vom Diskurs, seinem gesamten Anspruch und Gehalt nach, erscheint als Resultat von sich auseinander und gegeneinander entwickelnden Handlungslogiken gesellschaftlicher Teilsysteme wie z. B. Wissenschaft, Politik, Wirtschaft und partikulare Lebenswelten[4]. Das zugrundeliegende Problem moderner Gesellschaften besteht offensichtlich darin, „zwei unterschiedliche Prozesse zusammenzuführen: Die Generalisierung des Wissens durch rationale Diskurse und dessen Übersetzung in sozial verbindliches Wissen durch das Aufgreifen von Prozessen der Vergemeinschaftung, durch die Inklusion jeglicher partikularer Gemeinschaften und Individuen in eine umfassende Gemeinschaft".[5]

Dieses Zusammenführen von Generalisierung und Inklusion ist nach Aretz die wirkliche Funktion von Diskursen, die aber auf die primären Eigenleistungen von Vergesellschaftungsprozessen einerseits – also für moderne Gesellschaften primär die „Entzauberung der Welt" durch die Rationalisierung der Natur und des Menschen – und Vergemeinschaftungsprozessen andererseits – also primär die Funktion der Integration von Individuen und Gruppen in eine Gemeinschaft durch die Orientierung auf gemeinsam getragene normative Muster – schon selbst angewiesen sind und diese selbst nicht erbringen können.

Die Doppelfunktion von Generalisierung und Inklusion bedeutet gleichzeitig, daß jeder Diskurs eine rationale und eine nicht-rationale Seite aufweist, gleichgültig, ob sie in Bezug auf die gesellschaftliche Verortung der Akteure eher als wissenschaftliche oder als gesellschaftliche Diskurse angelegt sind.

Die Rationalität der wissenschaftlichen Diskurse erfordert u. a. die Überwindung der Partikularität des disziplinär erreichten Wissensstandes durch eine konkret problembezogene Interdisziplinarität. Die Rationalität gesellschaftlicher Diskurse kann das im wissenschaftlichen Diskurs generierte Verfügungswissen nicht selbst erzeugen. Die Aufgabe besteht vielmehr darin, bei der Implementierung solchen Wissens die sozio-kulturellen Kontexte zu berücksichtigen

---

[4] Nennen, H.-U.: Homo discursivus, Arbeitsbericht Nr. 48 der *Akademie für Technikfolgenabschätzung in Baden-Württemberg*, Dezember 1995.
[5] Hans-Jürgen Aretz: Zwischen Kritik und Dogma: der wissenschaftliche Diskurs. Wiesbaden 1990. S. 111.

und eventuell eigene Prioritäten zu setzen, so daß bei derartigen Transformationsprozessen die Integrität lebensweltlicher Strukturen entweder gewahrt oder aber in einen ihren Ansprüchen gemäßen Sinn vorgenommen wird. Auf diese Weise verschränken sich konkret problembezogene wissenschaftliche und gesellschaftliche Diskurse miteinander, und nur dadurch kann Verfügungswissen als sozial verbindliches Wissen in unterschiedliche lebensweltliche Kontexte eingehen.

So entstehen diskursive Situationen, die eine Abwägung von Chancen und Risiken von Techniken bzw. technischen Problemlösungen auf eine realistische, d. h. gesellschaftlich relevante Weise einschätzbar werden lassen. Das in den partikularen Lebenswelten vorhandene Erfahrungswissen muß also in einen iterativen Prozeß integriert werden. Damit sind nicht zuletzt auch hohe Anforderungen an die sachliche und kommunikative Kompetenz der Diskursteilnehmer sowie deren Bereitschaft zur Informationsaufnahme und verarbeitung verbunden.

Das Rationalitätspostulat von Diskursen erfordert nach Aretz darüber hinaus, „systematisch Störungen der Kommunikation zu erzeugen und das Nicht-Problematisierte zu problematisieren. Die kritische Diskussion wissenschaftlichen Wissens erfolgt daher nicht in den rationalitätsbegrenzenden konsensuellen Diskursen, sondern in kritisch-rationalen Diskursen, deren Effekt die fortschreitende Annäherung an objektiv gültiges Wissen ist, ohne daß es darüber jemals zu einem zeitlich fixierbaren Konsens kommt". Damit befindet sich insbesondere der wissenschaftliche Diskurs in einem Spannungsfeld von Dissenserzeugung und Herstellung von Konsens. Der so erforderliche Zwang zur kritischen Rationalität der Dissenserzeugung einerseits und der Begrenzung von Rationalität durch das Konsensualisierungsgebot andererseits folgt einer jeweils anderen Logik und erfordert in der Praxis unterschiedliche Kommunikationsstile. Die Konsensbildung in Diskursen erscheint notwendig und mitunter absolut unverzichtbar bei der Vereinbarung von Verfahrensregeln, bei der Aufhebung und Überwindung von Kommunikationsstörungen und bei der Problematisierung von Geltungsansprüchen. Die potentielle Fähigkeit zum sozialen Konsens ist notwendige Bedingung für die Handlungsfähigkeit der an Diskursen Beteiligten und für die Herstellung gemeinsam getragener – also sowohl für die Mitglieder der wissenschaftlichen Gemeinschaften als auch für die Mitglieder unterschiedlicher Lebenswelten – akzeptablen Bewertungen der im Diskurs verhandelten Sachverhalte bzw. Themen.

Erst aus der Konsensfähigkeit und der faktischen Konsensbildung könnte jene erhoffte Geltungskraft von Diskursergebnissen erwachsen, die durch die Verknüpfung von Verfügungs- und Orientierungswissen zur Lösung des eingangs erwähnten Problems moderner Gesellschaften beiträgt, nämlich die Rationalität durch Generalisierung des Wissens zu steigern und gleichzeitig die Differenzierungs- bzw. Separierungstendenzen auf der normativen Ebene durch Steigerung der Inklusion gesellschaftlicher Gruppen und Individuen aufzufangen.

3
Bürgerforen als Instrument des gesellschaftlichen Diskurses

Die Bürgerforen wurden von der Akademie für Technikfolgenabschätzung auf der Grundlage des Modells „Planungszelle/Bürgergutachten" von Peter C. Dienel konzipiert, organisiert und durchgeführt. Die Akademie ist dabei davon ausgegangen, daß in allen Entscheidungsphasen gesellschaftlicher und wirtschaftlicher Entwicklung die Beteiligung von Betroffenen immer notwendiger wird, weil zunehmend offensichtlich wird, daß auch legitimierte Entscheidungsträger nur zu akzeptierten Entscheidungen gelangen, wenn verstärkt die Anregungen und Bedenken der potentiell Betroffenen in die Entscheidungs-findung einbezogen werden.

Die auf der Grundlage des von Peter. C. Dienel vorgeschlagenen Modells „Planungszelle/Bürgergutachten" durchgeführte Bürgerbeteiligung stellt sicher, daß

– die anstehende Entscheidung frei von einem Durchgriff persönlicher Interessenslagen erörtert wird,
– die beteiligten Frauen und Männer in einem Prozeß der Information und Diskussion in bezug auf die zu entscheidende Problematik entscheidungsfähig werden,
– die hochdifferenzierten Entscheidungen von verschiedenen Beteiligungsgruppen objektiv in einer gutachterlichen Zusammenfassung den Entscheidungsträgern vorgelegt werden.

Zu diesem Zweck wurden als Bürgerforum

– jeweils Gruppen à ca. 25 Personen nach dem Zufallsverfahren zusammengestellt,
– die für eine begrenzte Zeit (4 Arbeitstage) von ihren Alltags- und beruflichen Verpflichtungen entbunden waren und denen
– Entscheidungen als Kleingruppenentscheidungen abverlangt wurden,
– nachdem sie durch Experten und Interessenvertreter die erforderlichen Informationen erhalten hatten
– und die Beteiligten in einem systematisch gegliederten, durch ein Leitungsteam begleiteten Prozeß auf die Entscheidungen vorbereitet worden waren.
– Für die Teilnahme wurde eine Aufwandsentschädigung gezahlt.

Beteiligung in der Form von Bürgerforen nach dem Verfahren „Planungszelle/ Bürgergutachten" leistet qualitativ mehr als das bloße Sammeln von Wünschen, Bedenken und Anregungen. Sie gewährleistet fundierte rationale Diskussion, Identifikation mit ihren Ergebnissen und schließlich weitgehende Akzeptanz für die zu treffende Entscheidung.

Das Modell „Planungszelle/Bürgergutachten"

Bürgergutachten sind Produkte eines aufgabenorientierten Dialogs zwischen Bürgern, Experten aus Wissenschaft und Wirtschaft sowie z. B. in politischen

Planungsprozessen Politikern. Wesentlich für das Gelingen dieses Dialogs ist die Erfahrung, daß die organisatorische Vorbereitung, die Programmentwicklung, die Durchführung und die Auswertung durch eine neutrale, weder einem Auftraggeber noch bestimmten Interessengruppen zuzurechnende Instanz realisiert werden sollte. Die *Akademie für Technikfolgenabschätzung in Baden-Württemberg* bietet mit ihrer Rechtstruktur als Stiftung öffentlichen Rechts nicht nur diesen unabhängigen Organisationsrahmen, sondern ist qua Satzung auch verpflichtet, den gesellschaftlichen Diskurs über mögliche Anwendungsbereiche von Technik und die damit verbundenen Chancen und Risiken zu führen. Zu diesem Satzungsauftrag gehört auch das Experimentieren mit Formen des gesellschaftlichen Diskurses, insbesondere auch solchen Formen, die sich zur Beteiligung nicht-organisierter Bürger an diesem Dialog eignen.

Im Zentrum dieses Diskurs-Verfahrens steht das Konzept der „Planungszelle". Planungszellen sind Gruppen von im Zufall ausgewählten Bürgern, die, für einen bestimmten Zeitraum von ihren alltäglichen Verpflichtungen freigestellt, Empfehlungen zu Kontroll-, Bewertungs- oder Planungsproblemen erarbeiten sollen. Die Ergebnisse dieser Beratungsprozesse werden vom neutralen Durchführungsträger in Bürgergutachten zusammengefaßt und der Öffentlichkeit sowie den gegebenenfalls vorhandenen Entscheidungsträgern und Auftraggebern vorgelegt.

In der Durchführung ist das Modell „Planungszelle/Bürgergutachten" eine Anwendung der Vorteile des aufgabenorientierten, Lernen ermöglichenden Gruppenprozesses für die Zwecke der Planungs- und Entscheidungsbeteiligung. Die Gruppe bietet die Chance unmittelbarer Kommunikation für jeden mit jedem anderen Teilnehmer. Sie „lernt" und ermöglicht Feedback, Korrektur und Selbstkorrektur.

Die Auseinandersetzung mit einer für die Gesellschaft wichtigen Aufgabe ermöglicht dem Teilnehmer eine als sinnvoll interpretierbare und damit akzeptable Position. Er wird als Bürger und damit als Repräsentant seiner spezifischen Lebenswelt und in gewisser Weise als Vertreter des Gemeinwohls in Anspruch genommen. Dieses hat erkennbare Auswirkungen auf sein Verhalten, sie beziehen sich u. a. auf seine Motivation, die Qualifizierung mitgebrachten Wissens und die aufgabenkonformen Identifikationsmöglichkeiten.

Der aufgabenorientierte Gruppenprozeß des Bürgerforums stellt mit seinen Informations- und Entscheidungsvorgängen erhebliche Anforderungen an den einzelnen Teilnehmer. Dieser muß z. B. kontinuierlich anwesend sein. Deshalb wird er in Analogie zur Teilnahme sachkundiger Bürger an kommunalen Gremien für seine der Allgemeinheit zugute kommende Leistung vergütet.

Die Teilnahme an einem Planungs- und Entscheidungsprozeß ist zeitlich klar begrenzt. Dem Bürger soll keine Dauerrolle zugemutet werden. Die Identifikations- und Wertübertragungsvorgänge, mit denen beim einzelnen Teilnehmer gerechnet werden kann, stellen sich im aufgabenorientierten Gruppenprozeß bereits in kurzer Zeit ein. Im Blick auf die Arbeitsergebnisse müssen die zu bearbeitenden Planungs- und Entscheidungsprobleme jedoch so ausgewählt und strukturiert werden, daß ihre Bewältigung durch eine Laiengruppe nur wenige Tage erfordert. Dieses hat eine hohe Programmdichte zur Folge.

Die aus höchst unterschiedlichen Lebenssituationen kommenden Teilnehmer haben eines gemeinsam: *Sie sind Laien.* Im Hinblick auf die spezielle Aufgabe sind sie vermutlich unzureichend informiert und nicht hinreichend auf Gruppenprozesse eingestimmt. Eine Laiengruppe bedarf daher der Ergänzung durch ein Prozeßbegleiterteam, das über Kenntnisse und Fähigkeiten zur Initiierung und Handhabung eines effektiven Gruppenprozesses sowie eine didaktisch und methodisch abgesicherte Eingabe der notwendigen Sachinformation verfügt.

Die Gutachterrolle qualifiziert die mitgebrachten Kenntnisse und Einstellungen der Teilnehmer/innen als relevante Arbeitsgrundlagen. Das erst ermöglicht Rückfrage, Einwand, klärenden Konflikt und Korrektur. Gestützt auf diese Erwartung leistet der Teilnehmer sogar, wo das notwendig wird, die sachliche Konfrontation mit dem hauptamtlichen Planer, dem Experten aus Wissenschaft und Wirtschaft.

Die Teilnehmerzufallsauswahl

Eine Teilnehmerauswahl im Zufall kann jeden Bürger treffen. Sie greift zurück auf den der Demokratie zugrunde liegenden Anspruch, daß „der einzelne Bürger ihr Ausgangspunkt und ihr Ziel" sei.

Die Zufallsauswahl ist durch Ziehung jeder x-ten Karte aus der Einwohnermeldedatei vorgenommen worden. Die so entstehenden Ausschnitte von Gesellschaft sind von der Zusammensetzung der Teilnehmer her heterogen. Sie bieten aller Erfahrung nach eine Gewähr dafür, daß keine Entscheidungen zustande kommen, die einseitigen Interessen dienen. Vertritt ein Teilnehmer derartige Einseitigkeiten, so wird er damit im gruppendynamischen Prozeß konfrontiert. Er kann sich, wenn er die Vernünftigkeit einer Entscheidung erkennbar gefährdet, nicht durchsetzen.

Im Sinne der Aufgabenstellung sollten je zwei „Bürgerforen" mit je 25 Teilnehmern in Mannheim, Weingarten/Ravensburg und Ulm gebildet werden. Zu diesem Zweck wurden die Einwohnermeldeämter der genannten Städte um Intervallausdrucke von je 1000 Anschriften von wahlberechtigten Einwohnern gebeten. Die so ausgewählten Bürger wurden schriftlich zur Teilnahme eingeladen. Die Tabelle 1 gibt den Rücklauf wieder.

Die Zahl der Anmeldungen fiel trotz des Sachverhalts, daß es in Baden-Württemberg kein Bildungsurlaubsgesetz für Arbeitnehmer gibt, höher aus als erwar-

Tabelle 1. Rücklauf aus der schriftlichen Einladung

	Einladungen	Zusagen	Absagen	Rücklauf insgesamt	Quote in %
Mannheim	1 000	50	168	218	21,8
Weingarten/Ravensburg	2 000	71	253	324	16,2
Ulm	1 000	73	169	242	24,2
Insgesamt	4 000	194	590	784	19,6

tet. Deshalb hat sich die Akademie entschieden, in Weingarten/Ravensburg und Ulm noch jeweils eine dritte Gruppe zu bilden. Dennoch mußte einigen bereits angemeldeten Teilnehmern wieder abgesagt werden.

Die heterogene Zusammensetzung der Bürgerforen

Die soziale Zusammensetzung der Bürgerforen Mannheim, Weingarten/Ravensburg und Ulm wird in der Tabelle 2 deutlich.

Hinsichtlich der in den Bürgerforen vertretenen Berufe wird exemplarisch ein Blick auf die Berufsliste des Bürgerforums Ulm ermöglicht:

Altenpflegerin, Auszubildender, Bauingenieur, Berufschullehrer, Biologin, Chemikerin, Designtechniker, Diplom-Ingenieur, Diplom-Biologin, Diplom-Verwaltungswirtin, EDV-Berater, Elektroniker, Ernährungsberaterin, Erzieherin, Exportkauffrau, Fachverkäuferin, Fremdsprachenkorrespondentin, Hausverwalter, Kardiologe, Krankenschwester, Maschinenbauingenieur, Maschinenbautechniker, Maurer, medizinischer Psychologe, Mediziner, Medizinisch-technische Assistentin, Niederlassungsleiter, Pädagogischer Mitarbeiter, Sachbearbeiterin, Schauspielerin, Soldat, Sportlehrerin, Technischer Angestellter, Techniker, Verwaltungsangestellte, Vollzugsbeamter, Zollbeamtin.

Die Fachleute

Die im Zufallsverfahren ausgewählten Laien konnten sich in der Kürze der zur Verfügung stehenden Zeit natürlich nicht alle für die Beurteilung der anstehenden Fragen wichtigen Grundlagen und Informationen allein erarbeiten. Sie be-

Tabelle 2. Sozialdaten der Bürgerforen

	Mannheim absolut	in %	Weing./Ravensb. absolut	in %	Ulm absolut	in %	Insgesamt absolut	in %
männlich	28	56,0	37	52,1	33	45,2	98	50,5
weiblich	22	44,0	34	47,9	40	54,8	96	49,5
Summen	50	100,0		100,0		100,0		100,0
15–20 Jahre[6]	0	0,0	2	2,8	1	1,4	3	1,5
20–30 Jahre	10	20,0	12	16,9	23	31,5	45	23,2
30–40 Jahre	10	20,0	14	19,7	14	19,2	38	19,6
40–50 Jahre	11	22,0	12	16,9	11	15,1	34	17,5
50–60 Jahre	6	12,0	8	11,4	10	13,7	24	12,4
60–70 Jahre	10	20,0	18	25,3	9	12,3	37	19,1
70 Jahre und älter	3	6,0	5	7,0	5	6,8	13	6,7
	50	100,0	71	100,0	73	100,0	194	100,0

---

[6] Wegen des Auswahlkriteriums „wahlberechtigt" konnten in den Bürgerforen Personen unter 18 Jahre nicht vertreten sein.

durften vielmehr der Ergänzung und Unterstützung durch Fachleute, die ihnen ihr Wissen zur Verfügung stellten. Die Informationen wurden in Form von Referaten, Diskussionen sowie Pro- und Kontra-Debatten vermittelt.

Aufgabe der Referentinnen und Referenten war es, kurze Einführungen in den jeweiligen Themenblock zu geben und die anschießenden Diskussionen in den Kleingruppen anzuregen. Zwecks Vermeidung von Beeinflussungen der Bürger/innen waren sie bei den Sitzungen der Kleingruppen ebensowenig zugegen wie bei den Bewertungsvorgängen in Einzelarbeit.

Die Mitwirkung bei den Bürgerforen stellte an die Referentinnen und Referenten höchste Anforderungen. Ihnen wurde nicht nur abverlangt, ihr jeweiliges Fachgebiet in allgemeinverständlicher Sprache zu vermitteln, sondern sie mußten ihr Referat zumeist in unmittelbarem Anschluß auch noch ein zweites, teilweise sogar ein drittes Mal in einer weiteren Gruppe halten.

Die organisatorische Rahmenplanung und methodische Erwägungen setzten ihren Ausführungen zudem enge zeitliche Grenzen. In der Regel waren für die referierende Informationseingabe nur 30 Minuten vorgesehen. Wesentlich länger darf ein Referat nicht sein, um den Grad der Aufmerksamkeit und die Aufnahmefähigkeit nicht rapide absinken zu lassen.

Bei der Referentenauswahl wurde neben Sachkunde auch auf eine möglichst ausgewogene Besetzung Wert gelegt. Zu den inhaltlich besonders kontroversen Fragestellungen wurden jeweils mehrere Fachleute eingeladen, die aus ihrer unterschiedlichen Sicht referierten.

Die Prozeßbegleitung

Neben den Fachleuten waren für die Durchführung der Bürgerforen Tagungsleitungen und Tagungsassistenzen erforderlich, die den Ablauf des Programms betreuten.

Die Tagungsleitungen hatten die Aufgabe, die zur Erstellung des Bürgergutachtens notwendigen Gruppen- und Lernprozesse sowie die Bewertungsvorgänge in die Wege zu leiten. Hierunter fielen das Vertrautmachen der Teilnehmer/innen mit den Verfahrenselementen, die Einführung in die Thematik, die Strukturierung der Diskussion und die Moderation.

Die Tagungsassistenzen sorgten für die infrastrukturellen Voraussetzungen von der organisatorischen Sicherung der Tagungsverpflegung über das reibungslose Bereitstellen und Funktionieren der Tagungstechnik bis zur Ausgabe von Bewertungsbögen und Gruppenarbeiten.

Das Zustandekommen der Aussagen

Das Bürgergutachten faßt Aussagen zusammen, die in den acht Bürgerforen in Mannheim, Weingarten/Ravensburg und Ulm von den Bürgern erarbeitet worden sind. In den Bürgerforen gibt es bestimmte Verfahren, wie jemand seine Ansicht dokumentiert („Instrumente der Meinungsabgabe"). Diese Aussagen sind durch Entstehungsbedingungen gekennzeichnet, die nicht selbstverständlich sind. Diese werden unter der Überschrift „Rahmenbedingungen der Aussagen" erläutert.

Instrumente der Meinungsabgabe

In den Plenar- und Kleingruppensituationen sowie informell in den Pausen haben die Bürger Gelegenheit, ihre Meinung zu äußern und sich den Argumenten des anderen auszusetzen. Diese Kommunikationsprozesse sind für die Meinungsbildung unabdingbar. Die in den Diskussionsprozessen gefundene Meinung abschließend zu äußern und zu dokumentieren, ist ein weiterer Schritt.

Diese Meinungsabgabe erfolgt entweder als *Kleingruppenentscheidung* oder als *Einzelentscheidung*.

Einzelentscheidungen erfolgen über den Einsatz von Frage- oder Bewertungsbögen; sie dienen der Abfrage von mitgebrachten Erwartungen, Hoffnungen, Ängsten oder Assoziationen zum Thema einerseits und der individuellen Verarbeitung einer (kontroversen) Informationseingabe und damit der Vorbereitung der Kleingruppen- oder Plenumsdiskussion.

Kleingruppenentscheidungen erfolgen nach einer auf die Informationseingabe folgenden Kleingruppenaufgabe; diese dauern in der Regel zwischen 30 und 60 Minuten. Die Kleingruppenentscheidung ist in diesem Bürgerforum die zentrale Aussagekategorie, weil in der Kleingruppe möglichst viele Argumente durch unterschiedliche Personen in die Diskussion eingebracht werden konnten und weil (zumindest zunächst) ein Konsens in der Kleingruppe erzielt werden sollte. Der Zwang zur Einigung führt zur argumentativen Konzentration auf die Dissensbereiche und damit zu einer Breite in der Aussage. Rangordnungen oder Mehrheitsentscheidungen sind bewußt weder in der Kleingruppe noch in einem der acht Bürgerforen abgefragt worden; solche Gewichtungen ergeben sich erst aus der Zusammenschau aller acht Bürgerforen mit jeweils 40 Kleingruppensituationen pro Entscheidungs- bzw. Bewertungsproblem.

Rahmenbedingungen der Aussagen

Die Bürgeraussagen sind in einer spezifischen Situation zustandegekommen, die durch folgende Faktoren gekennzeichnet ist:

- **das Informationsangebot:** Das Verfahren „Bürgerforum" ist keine Repräsentativ-Umfrage; es hat den Ehrgeiz, nicht nur Vorurteile abzufragen, sondern vor einer Urteilsbildung die notwendigen Sachinformationen zu liefern und diese auf einer doppelten Dialogebene (Experte ⇔ Bürger, Bürger ⇔ Bürger) der Prüfung und Bewertung auszusetzen.
- **der Zeitdruck:** Informationseingabe, Informationsverarbeitung und Meinungsbildung kosten Zeit. Gleichzeitig kann die Dauer des Verfahrens aus verschiedenen Gründen (Kosten, Freistellung) nicht beliebig ausgedehnt wer-

den. Aber: Zeitdruck hilft manchmal auch, Entscheidungen zu treffen. Sich zu
vertagen und Entscheidungen offenzuhalten, ist zwar beliebt, hilft aber stets
nur vordergründig, denn auch Nicht-Entscheidungen sind Entscheidungen.

- **die Programmdichte:** Aus dem Informations- und Diskussionsanspruch entsteht eine hohe Programmdichte; diese entspricht einer „echten" Arbeitssitua-
tion und wird oft auch so empfunden. Das unterstreicht die Ernsthaftigkeit
der Situation und wirkt letztlich motivationssteigernd. Um nicht mißverstan-
den zu werden, das spricht nicht gegen Phasen der Kreativität, des Nachden-
kens und der Gestaltung in Bürgerforen, sondern nur gegen einen nicht aufgabenorientierten Leerlauf. Pausen sind in diesem Sinne kein Leerlauf, sondern
wichtiger Raum für Meinungsbildung, Identitätsentwicklung und Gruppen-
bildung.

- **der Gruppenprozeß:** Der Kleingruppenprozeß ist die Schlüsselsituation des
Bürgerforums; hier kann man sich leichter äußern als im Plenum, setzt sich
mit Gegenargumenten auseinander und kann, ohne „sein Gesicht zu verlieren", seine Meinung ändern. Hier wird nach Konsens gesucht, werden Kompromisse formuliert und, wenn nötig, der Dissens z. B. in Form des Minder-
heitenvotums festgeschrieben. In der Kleingruppe fallen die manipulativen
Überzeugungsversuche und Sonderinteressen auf. Aber die Gruppe ist in der
Regel auch mehr an der Zukunft und am gemeinsamen Interesse orientiert.
Die Interessen künftiger Generationen und der Gesamtgesellschaft zählen
mehr als die einzelner Gruppierungen.

- **die soziale Heterogenität:** Die Zufallsauswahl führt, wie oben beschrieben,
Menschen unterschiedlichen Alters und aus unterschiedlichen Lebenslagen
zusammen. Nicht immer verstehen sich diese von Anfang an; jedoch schafft
das Bürgerforum Kommunikationssituationen, die keine Barrieren aufkommen lassen. Wichtig ist die Vielfalt der Lebenssituationen und -erfahrungen,
die die Diskussionen bereichern helfen.

- **die Anwesenheit von Experten:** Bürgerforen werden in der Regel nur eingerichtet, wenn wichtige Fragen zur Planung, Bewertung oder Entscheidung an-
stehen. In solchen Fällen bedient man sich zu Recht des Sachwissens der Experten. Jedoch wissen auch Experten nicht alles über die Lebensumstände von
Betroffenen oder sind sich manchmal sogar nicht einig, so daß ein Dissens in
der Sache aus Expertensicht bestehen bleibt. Die Informationseingabe dient
dazu, das gesicherte Wissen und den Dissens nachvollziehbar zu machen. Die
Diskussion mit den anwesenden Experten erleichtert diesen Verständnis- und
Informationsverarbeitungsprozeß.

Die Programmgestaltung

Wer eine Veranstaltung plant, steht vor der Aufgabe, ein Thema festzulegen und
einzugrenzen. Als wir die Bürgerforen zum Thema Biotechnologie und Gentechnik konzipierten, war uns von vornherein bewußt, daß sich in vier Tagen nicht
alle Anwendungen dieser Techniken zufriedenstellend diskutieren lassen. Wir
waren daher gezwungen, einzelne Themen auszuwählen.

Die Themenauswahl

Bei der Themenauswahl haben wir uns für die Gebiete Landwirtschaft und Lebensmittel entschieden. In diesem Bereich besteht nach unserer Einschätzung ein besonderer Beratungs- und Diskussionsbedarf in Politik und Wirtschaft. Schließlich hatten wir den Eindruck, daß die Dissense im Bereich der medizinisch-pharmazeutischen Anwendungen weniger gravierend sind als in den von uns ausgewählten Themen, so daß wir diesen Bereich angesichts der begrenzten Zeit ausgeklammert haben. Der Verzicht auf die Berücksichtigung dieses Anwendungsbereichs sollte nicht in der Weise fehlgedeutet werden, daß wir die öffentliche Diskussion auf diesem Gebiet für weniger wichtig halten.

Bei der weiteren Präzisierung des Themas haben wir uns von den folgenden Überlegungen leiten lassen: Angesichts der vorhersehbar unterschiedlichen Vorkenntnisse der Teilnehmer war eine Einführung in die biologischen Grundlagen unverzichtbar. Weiterhin schien es uns notwendig, die Teilnehmer mit den derzeit geltenden rechtlichen Regelungen vertraut zu machen.

Die Risikodiskussion und die Diskussion um die ökonomische Bedeutung der Gentechnik haben wir aufgenommen, um die vorrangig vertretenen Argumentationslinien aktiv in den Prozeß einzuspeisen. Da die Akademie bereits eine erste Projektphase durchgeführt hat, in der die ökonomische Seite der Bio- und Gentechnik durch Vertreter aus Wissenschaft und Wirtschaft beleuchtet wurde, war es für die Akademie von zusätzlichem Interesse, auch eine Einschätzung der Bürger zu diesen Aspekten zu erhalten.

Mit dieser Themenfülle muteten wir den Teilnehmern und den Referenten ein anstrengendes und dichtes, manchmal vielleicht sogar zu umfangreiches Programm zu.

Das Arbeitsprogramm der Bürgerforen

Dienstag	Mittwoch	Donnerstag	Freitag
Einführung in die Aufgaben und Ziele des Bürgerforums Einführung in die Genetik und die Gentechnik	Risikodiskussion am Beispiel der Freisetzung transgener Pflanzen	Gentechnik im Lebensmittelbereich	Abschlußbewertungen zu den Themen: Umgang mit ungewissen Risiken Chancen und Risiken in der Landwirtschaft
Erarbeitung von Zielkonflikten bei der Einführung der Gentechnik Rechtliche Regulierung	Biotechnologie und Gentechnik in der Landwirtschaft	Diskussion um die ökonomische Bedeutung der Gentechnik: Wirtschaftsstandort Deutschland	Regulierung gentechnisch hergestellter Lebensmittel Förderung durch den Staat? Verfahrenskritik Präsentation der Arbeitsergebnisse

4
Ergebnisse des Bürgerforums „Biotechnologie/Gentechnik – eine Chance für die Zukunft"

Im Rahmen der Bürgerforen haben die ca. 200 Teilnehmer/innen folgende Problemstellungen bearbeitet:

- Umgang mit ungewissen Risiken
- Biotechnologie und Gentechnik in der Landwirtschaft
- Gentechnik im Lebensmittelbereich
- Regulierung gentechnisch hergestellter Lebensmittel
- ökonomische Bedeutung der Gentechnik: Wirtschaftsstandort Deutschland
- Zielkonflikte bei der Einführung der Gentechnik

Sie kamen im Ergebnis zu den folgenden Voten:

Bürgervotum zum Umgang mit ungewissen Risiken

Den Teilnehmern wurde die Frage „Wie kann man mit ungewissen Risiken umgehen?" vorgelegt. Unter den drei vorgegebenen Antworten entschieden sich

6 % für die Antwort:
„Ungewisse Risiken gibt es in der Welt immer, also auch bei der Gentechnik. Ich gehe davon aus, daß alles gut läuft und wir deshalb die Chancen der Technik prinzipiell nutzen sollten",

19 % für die Anwort:
„Biotechnologie und Gentechnik bergen einige ungewisse Risiken, schließlich ist sich auch die Wissenschaft nicht einig. Da schiefgeht, was schiefgehen kann, bin ich aus prinzipiellen Erwägungen gegen die Nutzung der Gentechnik" und

75 % für die Antwort:
„Risiken und Chancen müssen prinzipiell gegeneinander abgewogen werden. Dies gilt auch für die Gentechnik. Ich bin für die Prüfung von Einzelfällen (also je Anwendungsbereich) und differenzierte Urteile".

Die Abbildung 1 veranschaulicht die Aussagen der Bürger.
   Inbesondere mit der Zustimmung zur Einzelfallprüfung wurden viele Anforderungen und Bedingungen verknüpft, so daß dieses zwar deutliche Votum nicht mit einer allgemeinen Zustimmung zur Gentechnik gleichgesetzt werden sollte.

Das Bürgervotum lautet:
Bei der Entscheidung über die Förderung und den Einsatz von Biotechnologie und Gentechnik sind für den Einzelfall und damit dessen Anwendungsbereich die Chancen und Risiken konkret zu prüfen und gegeneinander abzuwägen.

Begründet wurde diese Entscheidung meist damit, daß diese Alternative die sinnvollste Lösung darstelle. Grundsätzlich ablehnend standen der Gentechnik

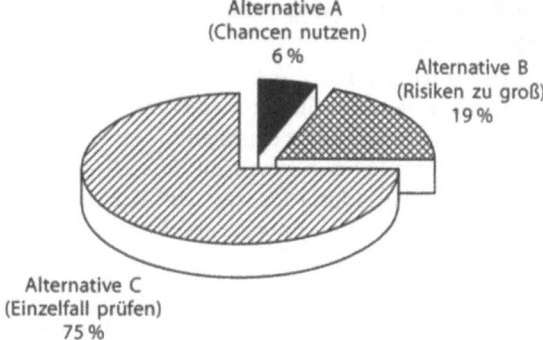

Abb. 1.

etwa 19 % der Teilnehmer gegenüber. Sie votierten für die Alternative B, weil die Risiken zu groß seien, auch und insbesondere im Hinblick auf nachfolgende Generationen. Außerdem fehlten noch Erfahrungswerte. Für die Alternative A, für die Nutzung der Chancen der Gentechnik, entschieden sich die wenigsten Teilnehmer, etwa 6 %. Sie sahen mehr die positiven Effekte in der Gentechnik und vertrauten den gesetzlichen Regelungen und Kontrollen.

Bürgervotum zur Anwendung der Biotechnologie/Gentechnik in der Tierzucht und Tierproduktion

Im Bereich der Tierzucht und Tierproduktion spricht sich ein großer Teil der Bürger gegen die Anwendung der Gentechnik aus. Auffallend häufig wird bei einem ablehnenden Votum als Begründung der fehlende Nutzen oder ein mangelnder Bedarf angegeben.

Die einer Anwendung der Biotechnologie und Gentechnik in der Tierzucht zustimmenden Voten plädieren überwiegend für den Einsatz der Technik im Bereich der Erkennung und Behandlung von Tierkrankheiten sowie im Bereich der Produktion von Arzneimitteln und Impfstoffen mit Hilfe von Tieren. Abgelehnt werden Anwendungsziele vor allem dann, wenn gentechnische Verfahren dazu dienen sollen, die Leistungsfähigkeit der Tiere zu steigern.

Bürgervotum zur Anwendung der Biotechnologie/Gentechnik in der Pflanzenzucht und Pflanzenproduktion

Der bei weitem überwiegende Anteil der Kleingruppen machte differenzierte Angaben zur Anwendung der Biotechnologie und Gentechnik in der Pflanzenzucht. Hierbei wurde zwischen Biotechnologie und Gentechnik einerseits sowie zwischen den verschiedenen Anwendungsfeldern andererseits unterschieden.

Unter den befürworteten Anwendungsfeldern steht die Züchtung von Planzen für die Gewinnung von Energie und Rohstoffen für die Industrie an erster

Stelle. An zweiter Stelle steht die Pflanzenzucht für pharmazeutische und medizinische Zwecke.

Die ablehnenden Voten bezogen sich auf die Zuchtziele Verbesserung der Lebensmittelqualität, Ertragssteigerung sowie Erzeugung von Resistenzen gegen Krankheitserreger und Herbizide.

Auffallend bei den Voten im Bereich Pflanzenzüchtung ist vor allen Dingen, daß eine Anwendung im sogenannten Nicht-Lebensmittelbereich, also der Bereich der Industrie-, Energie- und Arzneimittelpflanzen von einem großen Teil der Bürger befürwortet wird. Dies korreliert sehr gut mit dem Ergebnis, daß die größte Anzahl der ablehnenden Voten dem Zuchtziel Verbesserung der Lebensmittelqualität gilt. Hierin wird offensichtlich eine geringere Notwendigkeit gesehen, insbesondere im Vergleich von (befürchteten) Risiken zu dem (erhofften) Nutzen.

Bügervotum zur Regulierung gentechnisch hergestellter Lebensmittel

Von einer im Vergleich zu den vorangegangenen Aussagen nicht ganz so großen Mehrheit (57,6 %) wurde die Forderung nach einem Verbot für die Herstellung und den Verkauf gentechnisch hergestellter Lebensmittel unterstützt.

Sollte ein solches Verbot nicht durchzusetzen sein, forderten die Bürger strenge Zulassungsbedingungen und Kontrolle gentechnisch hergestellter Lebensmittel sowie eine umfassende Kennzeichnungspflicht für alle Lebensmittel, die mit Hilfe gentechnischer Verfahren hergestellt werden. Ihre Forderungen werden in der Abbildung 2 veranschaulicht.

Sollte es aufgrund der EU-Rahmenbedingungen nicht zu einer allgemeinen Kennzeichnungspflicht kommen, dann sollte freiwillig gekennzeichnet werden und/oder eine Positivkennzeichnung, wie z. B. „gentechnikfrei" eingeführt werden.

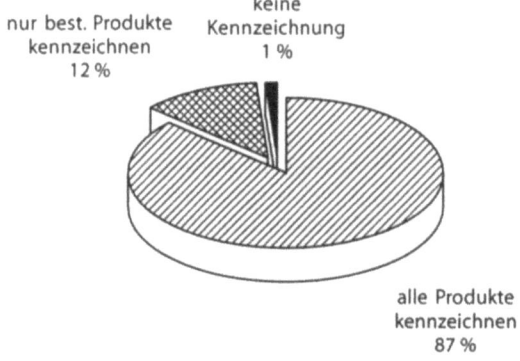

nur best. Produkte
kennzeichnen
12 %

keine
Kennzeichnung
1 %

alle Produkte
kennzeichnen
87 %

Abb. 2. Sollen Lebensmittel, die mit gentechnischen Verfahren hergestellt wurden, gekennzeichnete werden?

Bürgervotum zur Rolle des Staates bei der Entwicklung und Regulierung der Biotechnologie und der Gentechnik

In den Voten zur Förderung der Biotechnologie/Gentechnik durch den Staat kommt häufig ein bestimmtes Bild von der Rolle des Staates zum Ausdruck: Der Staat soll Kontrolle gegenüber der Industrie, den Hochschulen und dem Ausland ausüben. Diese starke Position des Staates soll Schutz vor den Gefahren der Biotechnologie/Gentechnik bieten, ohne die möglichen Chancen für die Zukunft aufs Spiel zu setzen. Dazu gehört auch, die Alternativen zu fördern.

Bürgervotum zum Verhalten von Lebensmittelindustrie und Handel im Umgang mit Biotechnologie und Gentechnik

Überwiegender Tenor der Voten war, daß sich die Lebensmittelindustrie an den Wünschen der Verbraucher orientieren sollte. Es soll mehr Qualität statt Quantität produziert werden. Wenn keine strenge Kennzeichnungspflicht möglich werden sollte (EU, Novel Food Verordnung), sollten Industrie und Handel zumindest eine freiwillige Kennzeichnung einführen und/oder konventionell hergestellte Lebensmittel mit einer Positivkennzeichnung, z. B. einem Gütesiegel „gentechnikfrei" versehen.

Schließlich wünschten viele Teilnehmer mehr Aufklärungsarbeit und vor allem objektive Informationen zu den gentechnisch hergestellten Lebensmitteln.

5
Erfahrungen

Der Prozeß des gesellschaftlichen Diskurses ist in diesem Projekt noch nicht abgeschlossen, da noch Diskursveranstaltungen mit Entscheidungsträgern aus Wirtschaft und Politik stattfinden werden, denen die Ergebnisse des wissenschaftlichen und gesellschaftlichen Diskurses vermittelt werden sollen. Dennoch soll über einige Erfahrungen des Diskurses „Biotechnologie/Gentechnik – eine Chance für die Zukunft?" berichtet werden.

Die Akademie als Diskurs-Plattform

In ihrer Satzung ist der Akademie aufgetragen, den gesellschaftlichen Diskurs zu initiieren und zu koordinieren. Mit der beschriebenen Stufenfolge des wissenschaftlichen und gesellschaftlichen Diskurses ist dieser Auftrag – in einer der möglichen Verfahrens- und Organisationsformen – erfüllt worden. Neben der thematischen Verschränkung der verschiedenen Diskursebenen ist auch durch die Einbindung von Wissenschaftlern aus der Phase 1 in die Phase 2 eine personale Verbindung hergestellt worden, die von allen Teilnehmern der Phase 2 als bedeutsam für den Prozeß betrachtet worden ist. Insbesondere mit den Bürgerforen ist das Thema Biotechnologie/Gentechnik in die Veranstaltungsorte und deren Region getragen worden. Die regionalen Medien (Presse, Funk und Fernsehen) haben dabei einen wichtigen Beitrag geleistet.

Generalisierung und Inklusion

Die gewählten Formen des gesellschaftlichen Diskurse binden für die Debatte wichtige Gruppierungen der Gesellschaft ein. Die korporatistische Struktur der Gesellschaft wird über die Interessenverbände und die zentralen Akteure des F & E-Prozesses in der Biotechnologie, die Forschungsinstitute und die Wirtschaft, abgebildet. Das demokratische Fundament für die von den Verantwortlichen zu treffenden Steuerungsentscheide liefert die Beteiligung der Bürger. Deren Rollenzuschreibung als Bürgergutachter läßt diese weniger im Individualinteresse als im Interesse des Gemeinwohls debattieren und votieren. Das Gemeinwohl wird in den Debatten der Bürgerforen oft sehr pragmatisch als das Wohl der Enkel-Generation verstanden. Für diese wird sich engagiert, an deren Zukunft wird in den Abstimmungen gedacht. Mit der Inklusion der Interessenverbände in die Werkstattgespräche gehen deren öffentliche und für ihre Institution verbindlichen Stellungnahmen und Meinungsäußerungen in den Diskursprozeß ein.

Lernbereitschaft und Einstellungsänderung

In den Werkstattgesprächen zeigen die Verbände zwar Offenheit für Informationen und die Position des jeweil anderen, dennoch wird eher versucht, Verbündete für die eigene Position zu finden bzw. die Abgrenzung von konträren Positionen zu betreiben. Strategisches Argumentieren und Handeln ist nicht nur erlaubt, sondern gehört zu den wechselseitigen Rollenerwartungen. Dies ist in den Bürgerforen deutlich anders. Obwohl die Bürger mit Meinungen zur Biotechnologie/Gentechnik in den Diskursprozeß einsteigen, verändern sich diese Meinungen im Diskurs[7]. Wesentlich für diese Einstellungs- und Meinungsänderungen sind die Debatten zwischen Bürgern und Experten und der Bürger untereinander.

Differenziert in der Sache, engagiert im Verfahren

Die Ergebnisse der Bürgerforen zeigen deutlich, daß Bürger bereit sind, sich informieren zu lassen, um in der Sache differenziert urteilen zu können. Die ausführliche Information aus unterschiedlichen Perspektiven führt in Kombination

---

[7] Garbe, D., Hoffmann, M., Soziale Urteilsbildung und Einstellungsänderung in Planungszellen, Werkstatt-Papier Nr. 25, Forschungsstelle Bürgerbeteiligung & Planungsverfahren, Universität Wuppertal 1988.

mit der sich in Bürgerforen in aller Regel entwickelnden Kommunikationskultur zu einer die Sache abwägendem Urteil. Die einmal gefundene Position wird dann argumentativ abgesichert und gegenüber Dritten standhaft vertreten. So wie die Teilnehmer sich im Verfahren engagieren, erwarten sie dieses Engagement von allen Beteiligten, insbesondere den Prozeßbegleitern und den beteiligten Experten. Letztere haben in mehrfacher Hinsicht eine schwierige Rolle; einmal müssen sie komplexe Sachverhalte möglichst allgemeinverständlich vermitteln, zum anderen müssen sie erfahren, daß ihr fachliches Urteil aus der Perspektive der Alltags- und Berufswelt hinterfragt wird und daß die Wissenschaft für die Bürger ein Bezugssystem unter anderen ist, die für die bürgerschaftliche Urteilsbildung herangezogen werden.

Gentechnik im öffentlichen Diskurs:
Die Rolle der Ethikzentren und Beratergruppen

D. MIETH

1
Gentechnik – große Erwartungen und viele Befürchtungen

Die Bausteine des Lebens sind erschlossen, der Zellkern ist zugänglich, erbliche Abweichungen, Krankheiten und Dispositionen für spätere Entwicklungen sind identifizierbar, Manipulationen zur Korrektur und zur Verbesserung der Zellstrukturen sind möglich. Die Gentechnik als Summe aller Methoden zur Isolierung, genauen Beschreibung, Übertragung und gezielten Veränderung von Erbgut gilt den einen als Schlüsseltechnologie unserer besseren Zukunft, den anderen als ein Menetekel für das Erreichen von Grenzen, hinter denen ein gefährliches Land der Ungewißheit liegt. Wird man beherrschen, was man machen kann, fragen oft Menschen, die schon durch die Begleit- und Folgeerscheinungen der Kerntechnik verunsichert sind. Ein neues prometheisches Zeitalter, eine Sisyphusarbeit, eine Selbstzerstörung verblendeter Zauberlehrlinge? Bei alldem bleibt angesichts des neuen Schubes der Hochtechnologien, zu denen ja auch noch die digitale Informationstechnik mit ihrer Datenflut gehört, das Bewußtsein einer Schwelle, auf welcher man gern eine Weile einhalten und nachdenken möchte, ehe man sie überschreitet. Und in der Tat hat es ein solches Verweilen auf Schwellen (Moratorien) in manchen Fällen gegeben. Aber unser modernes Verbundsystem von Wissenschaft, Technik und Ökonomie entfaltet starke Kräfte der Vorwärtsbewegung, die Grenzen konventioneller Techniken im Bereich von Krankheiten (Erbkrankheiten, aber auch Krebs, Immunschwächen wie z. B. Aids) sind nicht zu übersehen, in den Problemen der weltweiten Ernährung und der Entsorgung umweltbelastender Schadstoffe liegen Bedürfnisse vor, die nach neuen Angeboten aus Wissenschaft, Technik und Industrie rufen. Die Zeit der Bedenklichkeiten in Fragen der Sicherheit und der Manipulation am Menschen in den achziger Jahren ist inzwischen durch die Sorge abgelöst worden, Deutschland oder auch Europa könnten den Anschluß verpassen. Nachdem die Schwelle überschritten ist, entsteht eine Art Goldrausch: alle rennen in scharfer Konkurrenz, um ihre Claims abzustecken. Manche bleiben dabei auf der Strecke.

Unsere Welt wird bald, nicht nur auf diesem Gebiet, nicht mehr so sein, wie sie vorher war. Haben die Menschen nur Angst vor dem Neuen und Ungewohnten, wenn sie sich gegen manche Entwicklungen der Gentechnik – vor allem in Fragen der Ernährung, der Sicherheit und der Diagnostik – zur Wehr setzen? Wer die Dinge so sieht, macht es sich entschieden zu einfach. Mit dem Fortschritt wächst auch der Problembestand, und dieser darf nicht einfach von der Woge des Fortschrittes überrollt werden, die Probleme sind vielmehr fallweise zu überprüfen. Dafür gibt es Gesetze und Kontrollinstitutionen, in Deutschland z. B. das Gentechnikgesetz (ein Fortschrittförderungs- und Sicherheitsgesetz), das Embryonenschutzgesetz zum Schutz frühen menschlichen Lebens, Ethikkommissionen wie z. B. die Zentrale Ethikkommission der Bundesärztekammer, welche Forschungsprojekte mit klinischen Versuchen (z. B. für die Gentherapie) überprüfen. Die einen beklagen, daß solche Gesetze und Institutionen eine Quelle bürokratischer Forschungsbehinderung seien (so jüngst die Deutsche Forschungsgemeinschaft in einem Plädoyer für mehr Forschungsfreiheit); die anderen sehen darin unzureichende kosmetische Begleitregulierungen, welche weder die eugenischen Folgewirkungen der Gentechnik am Menschen, noch die fortschreitende Manipulierung von Lebewesen, noch den Gentransfer in die Umwelt, noch das Unterlaufen der Selbstbestimmung in der Ernährung verhindern können.

Wer sich wie die Institutionen, an denen ich beteiligt bin (das Tübinger Zentrum für Ethik in den Wissenschaften, das europäische Netzwerk für biomedizinische Ethik und die Beratergruppe der Europäischen Kommission in Brüssel (Ethische Implikationen der Biotechnologie), mit *Ethik* in der Biomedizin und in der Biotechnik beschäftigt, wird einerseits nicht viel von der Erhaltung bürokratischer Dschungel (die auch Ethikprojekte betreffen können) halten, andererseits aber auf dem nur mit vielfältiger Sachkompetenz und mit offenem gesellschaftlichen Diskurs anzuwendendem Grundsatz bestehen: man soll Probleme nicht so lösen, daß die Probleme, die durch Problemlösung entstehen, größer sind als die Probleme, die gelöst werden. Problemlösungen sehen oft in einer isolierten Laborwelt anders aus als im Zusammenhang mit ökologischen, sozialen, psychologischen und ethischen Fragen. Sie müssen sich also einem breiten gesellschaftlichen Diskurs, einer genauen Technikfolgenabschätzung und den sozialethischen Kriterien der Verantwortung stellen. Die Menschenrechte, der Rechtsstaat, weltweite Codices der Berufsethik (z. B. für Ärzte) sind hier herausgefordert, ihre praktische Wirksamkeit zu zeigen. Auf der anderen Seite gibt es neuere Versuche der Veränderung unserer „wertkonservativen" Moralkriterien. Die einen betreiben die *Lockerung*: die Freigabe frühester menschlicher Lebensformen, die Keimbahnzellenmanipulation unter Voraussetzungen einer relativen Sicherheit der Beherrschung, die Verbesserung des Erbgutes über Krankheitsindikationen hinaus, die Verhinderung von „Diskriminierung" gentechnischer Produkte, die Erweiterung von „erlaubter" Gentechnik zu Beteiligungspflichten für alle Länder: wer Zutritt haben will, soll zahlen. Die anderen betreiben die *Verschärfung*: Pflanzen und Tiere sollen besser geschützt werden, Ungewißheiten hinsichtlich der Folgen sollten erst fallweise aufgeklärt werden, technische und ökonomische Entwicklungen sollten erst ihre Nachhaltigkeit (Gesundheitsverträglichkeit, Umweltverträglichkeit, Sozialverträglichkeit, Friedensverträglichkeit) beweisen, die Grenzen zwischen Korrektur und eugenischer „Verbesserung" sollten genauer bestimmbar sein. Zwischen diesen auseinanderstrebenden Tendenzen der Prioritätensetzung bewegen sich *„wertkonservative"*

Positionen, denen es vor allem auf Erhaltung der menschlichen persönlichen Selbstbestimmung gegen die Manipulation der Interessen durch fragwürdige Bedarfsweckung ankommt. Menschwürde gegen Interessenmoral. Unter „Interessenmoral" ist dabei nicht nur zu verstehen, daß sich Interessen einseitiger und fragwürdiger Art durchsetzen, z. B. Interessen schneller Kommerzialisierung der Wissenschaft, sondern auch, daß die Gentechnik in den Sog der üblichen Bewertung von Interessen gerät: die Nachfrage wird dann nicht abgerufen, sondern, oft durch zu euphorische Versprechungen, erst gemacht.

Wenn über die Verantwortung der Gentechnik im öffentlichen Diskurs gesprochen wird, sind zwei Mißverständnisse abzuwehren: erstens, der öffentliche Diskurs ersetze die Ethik oder entscheide über sie. Man erkundet, was die Menschen wollen, wenn man sie zum Nachdenken über Zukunftsfragen ermuntert und meint dann zu wissen, was moralisch richtig ist. Dabei verwechselt man Akzeptanz mit Moral und unterstellt die Moral der Politik bzw. der politischen Machbarkeit. Wir haben aber sowohl in der Ethik als auch im Verfassungsrecht Grundsätze, die nicht zur Disposition stehen.

Das zweite Mißverständnis: man verwechselt ethische Richtigkeit mit praktischen Kompromissen, die durch Interessenausgleich gefunden werden. Solche Kompromisse wird es immer wieder geben. Eine Ethik jedoch, die sich bloß als Interessenperspektive in Kompromißverhandlungen versteht, würde diesen Namen nicht zu Recht tragen.

Ethik muß zunächst auf kategoriale Klarheit, stringente Begrifflichkeit und argumentative Konsistenz achten und sich auf diese Weise in öffentliche Diskurse über Regelungsbedarf einbringen.

In einzelnen Fragen, z. B. bei der Kennzeichnung gentechnisch veränderter Nahrungsmittel (sog. „Novel Food"), ringen solche Positionen miteinander um einen Kompromiß, der nur eine Teilverwirklichung ihrer moralischen Prioritäten zuläßt. Möglicherweise ärgert dieser Kompromiß deshalb am Ende alle Betroffenen. Als Beispiel sei das Ergebnis der Brüsseler Beratergruppe zur Kennzeichnungspflicht genannt: oberstes Prinzip ist das Selbstbestimmungsrecht und damit das Informationsrecht der VerbraucherInnen; die Informationen sollen direkt über Etiketten und indirekt (in spezifischen Fällen) über Datenbanken zugänglich sein; Produktveränderungen sind nicht nur ihrer Art, sondern auch ihrer (gentechnischen) Herkunft nach zu kennzeichnen. Es muß sich freilich um erfaßbare Veränderungen halten (wie z. B. bei der sog. Gentomate). Bei unveränderten Produkten, bei deren Herstellung gentechnische Verfahren eingesetzt wurden, liegt die Kontrolle auf der Prüfung der Zulässigkeit dieser Verfahren selbst. Wer über die Kennzeichnung der Produkte die Kontrolle der Herstellungsverfahren durch die VerbraucherInnen wünscht, dem ist eine solche Regulierung zu wenig; wer vor allem an effektivem und kostengünstigem Freihandel interessiert ist, dem geht eine solche Regulierung zu weit. Das ändert aber nichts an der Verantwortung aller VerbraucherInnen, die Etiketten und die Datenbanken zu prüfen sowie sich über Herstellungsverfahren zu orientieren.

2
Was ist alarmierend an der Entwicklung der Bewertung der Gentechnik im öffentlichen Diskurs?

a) Die Deklaration der Bioethik-Kommission der UNESCO (Entwurf)
Der letzte Entwurf der UNESCO-KOMMISSION nennt das menschliche Genom ein „Patrimonium" der Menschheit. Gemeint ist aber nicht das individuelle Genom, sondern die gemeinsame Erbinformation. Die Menschenwürde betrifft aber jeden Menschen einzeln. Das Verhältnis von kollektiven und individuellen Schutzgütern bleibt ungeklärt. Fragwürdig ist, auch, daß die Erklärung Staaten der Dritten Welt zur Kostenbeteiligung an der Genomforschung bewegen will. Gendiagnostik und Gentherapie werden zunächst als zulässig betrachtet. Unter der Hand verwandelt sich diese Zulässigkeit in einen Anspruch und dann in eine Pflicht zu weltweiter Verteilung bzw. Beteiligung.

Die Erklärung reiht ferner Kriterien wie Menschenwürde, Forschungsfreiheit und Wirtschaftsförderung nebeneinander statt nacheinander. Damit wird der Übergang zur Interessenmoral (einseitige Interessen; Förderung der Nachfrage) bewerkstelligt.

b) Das ist auch ein Problem des am 26. 9. 96 von der Parlamentarischen Versammlung des Europarates angenommenen Textes einer europäischen Bioethik-Konvention, dessen neueste Fassung sich in der Präambel immer noch nicht so liest, als ob die Würde über den Interessen stünde. Der moralischen Kriterien der Menschenwürde, der gegenseitigen Anerkennung, der leiblichen Unversehrtheit und einer menschengerechten Umwelt stehen jedoch nicht neben, sondern über den Einzelinteressen.

In der Frage des Lebensschutzes gibt es im Text nur dehnbare Formelkompromisse, (z. B. zu den Embryonenversuchen und zum Schutz der Keimbahnzellen). Schließlich sind in der Frage der „fremdnützigen" Versuche an geschäftsunfähigen Personen weder die Indikationen präzis geklärt, noch findet ein Verständigungsversuch mit den Behindertenvertretern darüber statt, welche Regelung von möglichen Betroffenen her als zustimmungsfähig erachtet werden könnte. Der Begriff des „Heilversuches" (statt des fremdnützigen Experimentes) könnte hier vielleicht helfen.

In jedem Falle gilt für die Entstehung von Regelungen das Diskursgebot: Die Partizipation und die demokratische Meinungsbildung dürfen nicht am Ende von Papieren stehen, sie müssen ihre Entstehung von Anfang an begleiten.

c) Die Denkschrift der Deutschen Forschungsgemeinschaft für Forschungsfreiheit ist ein wichtiges Dokument, das genaues und differenziertes Studium verlangt. Aber die Presseerklärung bei der Vorstellung des Dokumentes zählte „Embryonenschutz" unter „Interessen" und setzte Regulierungen mit Forschungsbehinderungen gleich. Menschenwürde und Lebensschutz sind in unserem Staat nicht mit dem „Schutz anderer Interessen" gegenüber einem Interesse an Forschungsfreiheit gleichzusetzen. Der Kampf gegen Bürokratie, die allseits Sympathie findet, darf nicht mit dem Anspruch auf Deregulierung verwechselt werden. Der schon bei einer Stellungnahme der DFG zur Gentherapie verkündete Satz „Forschungsbehinderung ist unethisch" ist in dieser globalen Formulierung unsinnig, denn auch die Wissenschaftler sind sich ja darüber im klaren, daß Verantwortung bedeuten kann, auch einmal etwas *nicht* zu machen.

d) Im öffentlichen Diskurs werden pränatale Gendiagnostik und somatische Gentherapie (trotz des schleppenden Vorwärtsganges und ungelöster Probleme) weitgehend akzeptiert. Gendiagnostik und Gentherapie sind Anwendungsfelder der Gentechnik am Menschen, bei denen wir gründlich unterscheiden müssen, was wir für die Zukunft wollen, bevor wir unter Druck geraten, nur noch über kosmetische Begleitmaßnahmen zu sprechen. Möglichst viele Menschen zu informieren und an der Debatte zu beteiligen, ist ebenso wichtig, wie sich über die Realistik der Ziele und die Zulässigkeit der Mittel auf dem Laufenden zu halten.

e) Gentechnik und Umwelt, Gentechnik und Ernährung sind nicht nur Fragen der Sicherheit, sondern auch Fragen unserer Freiheitskultur. Die Menschen müssen wissen, wie produziert und was ihnen angeboten wird, damit sie aus eigener Verantwortung und eigenem Risiko sich dazu stellen können. Die DFG sagt dazu im Vorwort ihrer Denkschrift: „Der international zu beobachtende Trend, Wissenschaft und Forschung als bloße Wirtschaftsfaktoren zu betrachten, Wissen möglichst rasch und gewinnbringend in (Privat- und Staats-) Eigentum zu verwandeln, statt die Möglichkeiten zur Entstehung neuen Wissens in den Freiheitswurzeln der Gesamtkultur eines Landes (oder auch eines Kontinentes) zu suchen, die neuesten Versuche, nun auch das freieste aller Güter, die wissenschaftlich anregende, wechselseitige Information zu kommerzialisieren, zu proprietarisieren und zu monopolisieren, sind nur Symptome dieses nicht zu unterschätzenden Entwertungsprozesses."

f) In der internationalen Diskussion kann man beobachten, daß neue Ethiken jenseits der Menschenwürde gesucht werden. Unter Stichworten wie „Harmonie mit der Natur" (Asien), Kampf gegen den „Speziesismus" (der die Zugehörigkeit zur Gattung Mensch als zureichendes Kriterien für Würde und Unantastbarkeit betrachtet) und berechenbaren „Lebensqualitäten", die den Lebenswert zu einem mathematischen Kalkül machen, wird die moralische Kultur, die wir mühsam genug errungen haben und zu behaupten versuchen, fortschreitend entwertet.

3
Die Rolle von Ethikzentren und Beratergruppen für den öffentlichen Diskurs

3.1
Zur Unterscheidung von Ethikzentren, Ethikkommissionen und Beratergruppen

a) Es gibt Ethikzentren unterschiedlichen Typs und unterschiedlicher Finanzierung. Soweit ich weiß, ist allein das Tübinger Zentrum für Ethik in den Wissenschaften rein staatlich-universitär (in Deutschland). Gemeinsam ist den Ethik-zentren oder Ethikinstituten die Konzentration auf Ethik-Forschung im inter-disziplinären Rahmen und in Zusammenarbeit mit Technikfolgenabschätzung. Dazu kommen je nachdem Aufgaben in der Weiterbildung und in der Lehre. Politikberatung mit Expertisen kann sich dabei fallweise ergeben. Forschung unterliegt der Öffentlichkeit und ist, unter der Voraussetzung ihrer Freiheit und Unabhängigkeit, informations- und rechenschaftspflichtig. Dies gilt auch für Ethik-Forschung. Ethik wird hier als Reflexionstheorie der Moral verstanden, Moral als konkrete Regulierung auf der Basis von ethischen Kriterien.

b) Ethikkommissionen an medizinischen Institutionen dienen der konkreten Anwendung von Regulierungen. Sie sind beratende Instanzen für Verfahren zur Normenkontrolle. De facto sind sie nicht öffentlich. Es gibt aber auch teilöffent-liche (Protokolle werden zugänglich gemacht) Kommissionen wie z. B. die ZKBS in Deutschland.

c) In Beratergruppen (advisory committees) werden Personen mit ethikrelevanter Kompetenz zusammengezogen, die im Ideal unter Partizipation betroffener Gruppen und der Öffentlichkeit Vorschläge über Probleme unterbreiten, die zu beachten sind (points to consider), und Empfehlungen für Handlungen, Regulie-rungen und institutionelle Bedürfnisse an die politische Legislative und Exeku-tive richten (opinion, recommendation).

3.2
Praktische Ethik und Beratung am Beispiel der GAEIB: Group of Advisers „Ethical Implications of Biotechnology" bei der Europäischen Kommission in Brüssel.

Die GAEIB ist eine bei der Exekutive angesiedelte Gruppe von neun Beratern/Be-raterinnen aus neun verschiedenen EU-Ländern, unter denen molekularbiologi-sche, medizinische, juristische und ethische Kompetenz vertreten ist. Ich gehöre der Gruppe seit 1994 an.

a) Eine unabhängige Beratergruppe wie die GAEIB kann sich ihre Themen auch selber stellen. Die politische Nachfrage hat jedoch Vorrang in der Themenaus-wahl und in der Themenbrisanz. Welches Thema auch immer Gegenstand der Beratung wird, es hat zugleich seine politisch sensible Stelle, um welche Ausein-andersetzungen so geführt werden, daß unterschiedliche ethische Einsichten nicht mehr in einen rein wissenschaftlichen, sondern in einen strategischen Dis-kurs geraten. Das Dilemma zwischen moralischen Kriterien und politischem Kompromiß bedarf stets der Aufklärung, damit der öffentliche Diskurs sich da-von ein Bild machen kann.

Bei einer Stellungnahme zur Gentherapie (GAEIB 1994) entwickelt sich z.B. die Keimbahnzellentherapie zu einem neuralgischen Punkt. Die Empfehlung, sie „derzeit" („at the present time") zu unterlassen, ist ein Formelkompromiß, weil das Dossier über die Gründe und den Zeitfaktor jederzeit wieder eröffnet werden kann. Zwei Positionen haben sich hier geeinigt: die Position, die die abstrakte Zulässigkeit („as such", „in itself", „in principle") der Keimbahnzellentherapie in den Vordergrund stellt, und die Position, die einen derart kontextlosen und sicherheitstechnisch abgesättigten Zustand nicht für realistisch hält. Über die abstrakte Zulässigkeit wird die Sicherheitsfrage, wenn man die Prognose realistisch hält, zu einer relativen. Man kann sich fragen, ob es für eine Politikberatung nicht zuträglicher wäre, beide Positionen als argumentative Alternativen darzustellen. Daß dies nicht geschieht, enthält wiederum strategische Momente. Daraus wird deutlich, daß in einer ethischen Politikberatung politische Naivität nicht am Platze ist. Wissenschaftliche Rationalität in der Ethik verlangt hier rationale Kontrolle der strategischen Implikationen.

b) Bei der in der Europäischen Union derzeit verhandelten Frage der Patentierung von Lebewesen und Teilen des menschlichen Körpers („legal protection of biotechnology invention") gewinnt man den Eindruck, daß ein politischer Wille zur weitreichenden Patentierung tendiert. Man sucht dafür die für die Patentierung passenden Begründungen. Dabei ist einsichtig, daß Erkenntnisse von Prozessen, die als solche nicht bereits in der Natur vorkommen und die wirtschaftlich verwertbare Ergebnisse erbringen, einerseits geschützt und andererseits veröffentlicht werden sollen. Dazu, meint man, wäre die Patentierung ein erfolgversprechendes Mittel. (Die Deutsche Forschungsgemeinschaft ist in ihrer Denkschrift über „Forschungsfreiheit" ganz anderer Meinung.) Freilich muß der Gegenstand des Patentes dem bewährten Kriterium einer „Erfindung" im Gegensatz zu einer bloßen „Entdeckung" entsprechen, und dies führt zu unpassenden Konstellationen: ist z. B. der Wissenschaftler Erfinder eines transgenen Tieres oder gar sein „Schöpfer"? Können Zellkulturen und Gewebe, die im menschlichen Körper vorkommen, wenn sie in der Retorte verändert werden, im „natürlichen" Zustand als nichtpatentierbar, nichtkommerzialisierbar eingestuft werden, im manipulierten Zustand aber als patentierbar? Die Vorschläge für eine kohärente Unterscheidung zwischen „Natur" und „Kunst" machen den Eindruck gewundener Subtilitäten. Der Höhepunkt ist erreicht, wenn der EC-Kommissionsentwurf für das europäische Parlament (Dez. 95, April 96) von einer „biologischen Materie" spricht, die sich von einer „lebenden Materie" unterscheiden soll. Die kategoriale Unterscheidung ist hier jedoch nicht der Bezug auf „Lebendigkeit", sondern die Unterscheidung von Retorte und „Natur". „Natur" wird aber hier nicht im üblichen Sinne von biologischen Gesetzen verstanden – diese gelten ja auch in der Retorte! – sondern im Sinne einer Ursprungsidentität. Diese soll sich von einer „neuen" manipulierten Identität, die sodann als „Erfindung" markiert werden kann, unterscheiden. Es ist jedoch nicht so, daß eine Veränderung, welche die Identifizierbarkeit der ursprünglichen Materie nicht aufhebt, eine neue Identität begründet. Mit anderen Worten: die Unterscheidung beruht auf einem Trugschluß.

c) Bei der Frage der Kennzeichnung gentechnisch veränderter Nahrungsmittel („labelling food") will man zwar dem Verbraucher-Informationsrecht Vorrang vor allen anderen Gesichtspunkten einräumen, aber man spaltet die Information und ihre Kanäle. Die „substantial change" am Produkt ist bestimmbar und führt dann zur Etikettierung der Produktveränderung *und* ihrer Herkunft. Die gentechnische *Herstellung* ohne Produktveränderung fällt jedoch unter die Moral der Sicherheit, nicht unter die Moral des Konsumentenrechtes, so daß hier nicht etikettiert zu werden braucht. Die einen benutzen den Unterschied von Produkt und Herstellung, um eine eingeschränkte Etikettierung ethisch zu begründen, die anderen benutzen die Einheit des Produktionszusammenhanges in der Hoffnung, mittels der Etikettierung bremsend in die Herstellung eingreifen zu können. Ethisch gesehen geht es jedoch nicht um solche Interessen und um ihren Ausgleich („Kompromiß"), sondern das Kriterium des Informationsrechts über Produkt *und* Herstellungsweise. Die GAEIB war in ihrer Stellungnahme (Juni 1995) eindeutig von diesem Kriterium ausgegangen. Dies führte zur Befürwortung einer, wenn auch nicht ausnahmslosen, so doch *umfassenden* Etikettierung. Davon sollten in jedem Fall Produkte wie die „Gentomate" betroffen sein, bei welchen im Produkt eine neue Qualität (gentechnisch verändertes Erbgut oder entsprechende Proteine) enthalten ist. Bei der Pressekonferenz stellte jedoch Kommissar Martin Bangemann die Stellungnahme falsch vor: Gengemüse müsse nicht etikettiert werden; dies wurde zur Presse-Schlagzeile, und die politischen Folgen waren, trotz einer Richtigstellung durch die GAEIB (s. Anhang), nicht mehr rückholbar. Dies ist ein Beispiel dafür, mit welchem politisch instrumentalisierenden Umfeld ethische Politikberatung rechnen muß.

4
Sind Verbesserungen möglich?

a) Das Ethos der Ethikberatung
Wenn man mich angesichts meiner vorhergehenden Beobachtungen fragt, ob ich von der Unabhängigkeit ethischer Beratung dennoch überzeugt sei, so antworte ich: ich halte diese Unabhängigkeit für möglich und beanspruche sie für mich. Es muß nur klar sein, daß Unabhängigkeit nicht darin besteht, daß Einflüsse und Gefälle bis hin zu Druck- und Trickmitteln abwesend sind, sondern darin, diese Einflüsse wahrzunehmen und sich zu ihnen moralisch zu verhalten. Die unabhängige Ethikberatung setzt ein Ethos voraus, das belastbar ist, d.h. das im Sinne einer Bemerkung von Jürgen Habermas unter Streßbedingungen in der Lage bleibt, seinen Maximen zu folgen.

b) Öffentliche Diskurse:
Die Kompetenzebene und die öffentliche Partizipationsebene wirken oft wie eine Zweiklassengesellschaft: die Kompetenz bestimmt die Weise der Partizipation. Dabei bleibt offen, was im ethischen Sinne eigentlich „Kompetenz" wäre. Ich hielte es z.B. für richtig, die Vertretungen geschäftsunfähiger Personen die Paragraphen über Versuchsprotokolle mitformulieren zu lassen, weil sie hier eine Kompetenz einzubringen haben, statt sie nur via Öffentlichkeit indirekt an der Entwurf-Debatte zur Bioethik-Konvention zu beteiligen.

Die Kontrolle durch den öffentlichen Diskurs ist die wichtigste Forderung für eine Verbesserung. Die Protokolle von Normkontrollverfahren und von Beratergruppen sollten ebenso zugänglich sein wie die Forschungsprojekte von Ethikzentren. Ein Muster für die Öffentlichkeitsarbeit eines Ethikzentrums ist das Hastings-Center in New York, das seine Fallbesprechungen immer im Beisein von Presse durchführt. Die sog. Konsensuskonferenzen in Dänemark und Großbritannien, bei denen eine „Jury" von Laien das Expertenwissen abrufen und umsetzen darf, sind ebenfalls ein interessantes Modell.

c) Advokatorische Diskurse

Advokatorische Diskurse müssen auf jeden Fall eingerichtet werden, da sich nicht alle in gleicher Weise und mit gleicher Wirkung artikulieren können. Für Beratungsgruppen sind Basisstrukturen zu fordern, welche die Mitarbeit ihrerseits wieder auf einen Diskurs stellen, in welchem Kompetenz und Partizipation gleich wichtig sind (soviel Partizipation wie möglich, soviel Kompetenz wie nötig).

d) Ethikberatung nicht ohne Ethikforschung

In Ethikzentren ist die Distanz zu Tagesfragen wegen der Forschungsaufträge größer als in Beratergruppen. Dennoch haben sie eine Rolle im öffentlichen Diskurs, denn Ethikberatung kann es nicht ohne Ethikforschung geben. Hier spielt das Konzept der interdisziplinären Zusammenarbeit eine große advokatorische und stellvertretende Rolle. Dieses Konzept verlangt sehr viel von den Beteiligten, Engagement einerseits, Toleranz andererseits. Für das Engagement auf dieser Seite sollten anderswo Erleichterungen geschaffen werden, ein bisher unübliches Verfahren.

Das Tübinger Beispiel lehrt, daß Forschungspraxis und Beraterpraxis in der Ethik wie in der Technikfolgenabschätzung nahe beieinander liegen sollten. Der Beraterberuf ohne Forschungskontakt erzeugt bloß ein Multifunktionärswesen. Umgekehrt braucht auch die Ethikforschung die Öffentlichkeit als Herausforderung, als Indikator von Fragen, die Argumentationspotential eröffnen, als Test für Antworten, die oft mit den Methoden der Reduktion und Isolierung von Kontexten gefunden werden müssen. Die Menschen, die in Ethikzentren zusammenarbeiten, sind keine Bewohner des Elfenbeinturmes. Ob aber ihre langfristigen Projekte jene „Nachhaltigkeit" bewirken, die heute ein Maßstab des humanen Fortschritts ist, muß offen bleiben.

Anhang: Pressemitteilung der Beratergruppe „Ethische Aspekte der Biotechnologie"

Ethische Aspekte der Etikettierung von Nahrungsmitteln, die mit Hilfe biotechnologischer Methoden hergestellt werden

Im Anschluß an die Pressekonferenz am 5. Mai gab es Mißverständnisse in deutschen Zeitungen über die Vorschläge der Beratergruppe. Insbesondere sind folgende Punkte zu erläutern:

1. Ethische Prinzipien:

- Erste ethische Priorität hat die Sicherheit der Produktion von Nahrungsmitteln. Nur Produkte, deren Sicherheit garantiert ist, können in den Verkehr gebracht werden.
- Das Recht des Verbrauchers auf Informationen ist ein ebenso grundlegendes ethisches Prinzip in Europa, das es ihm ermöglicht, eine informierte Entscheidung über den Kauf eines Nahrungsmittels zu fällen.

2. Empfehlungen der Beratergruppe:

- Zusätzlich zu den derzeit gültigen gesetzlichen Vorgaben zur Etikettierung von Nahrungsmitteln ist die dem Verbraucher zur Verfügung stehende Information folgendermaßen zu erweitern: Alle Nahrungsmittel, die durch moderne biotechnologische Methoden substantiell verändert wurden, müssen so etikettiert werden, daß die Verwendung dieser modernen Techniken kenntlich gemacht wird.
- Da Verbraucherentscheidungen auch auf kulturellen oder religiösen Erwägungen beruhen können, empfiehlt die Gruppe darüber hinaus klare Angaben über Möglichkeiten, ergänzende Informationen zu beziehen, beispielsweise durch kostenlose Telefonauskünfte, Informationsnetzwerke und Zugang zu Datenbanken.

Diese neuen Schritte zur Berücksichtigung der Verbraucherrechte sind jedoch nicht das einzige Mittel, um informierte Verbraucherentscheidungen zu begünstigen. Darüber hinaus ist es unerläßlich, daß die E. U. die öffentliche Meinungsbildung dadurch fördert, daß durch entsprechende Programme möglichst objektive Einsichten in die Chancen und Grenzen biotechnologisch hergestellter Nahrungsmittel eröffnet werden.

Das Verantwortungssubjekt für gentechnische Interventionen: Zum Spannungsverhältnis von institutioneller und individueller Verantwortungswahrnehmung

C. Hubig

„Die" Gentechnik ist ein zur Zeit geradezu favorisiertes Problemfeld für ethische Diskussionen. Während für andere Hochtechnologien (Informations- und Kommunikationstechnologien, Energiebereitstellungstechnologien/Kernenergie, Verkehrstechnologien und Umwelttechnologien) die Stimmen der Ethiker eher einen begleitenden Diskurs ausmachen, der relativ gut integriert ist in die Diskurse der entsprechenden Technikgestaltung, politischer Techniksteuerung sowie entsprechende „Bürgerdiskurse", die sich mit Fragen der Akzeptabilität beschäftigen, finden wir für die Gentechnik eine seltsame *Asymmetrie* vor, die das Diskussionsfeld beherrscht.

Der ethische Diskurs ist von einem gewissen Pathos und einer gewissen Grundsätzlichkeit geprägt („Achter Schöpfungstag"), die auf eine spezifische Verzahnung von Technik und Wissenschaft abhebt: daß bestimmte technische Innovationen (z. B. für den Gentransfer) hier in einem besonderem Maße die wissenschaftliche Forschung allererst ermöglichten. Insofern entstehe hier eine spezifisch neue Verantwortungslage. Nirgends sonst würde die Position des Menschen als eines zweiten Schöpfers, der eine neue Natur für seine Forschung und Verwendung herstelle, derart virulent. Der Mensch selbst sowie die ihn umgebende Natur würden zum Objekt eines Zugriffs, der sich qualitativ unterscheide von den Zugriffen, wie sie für andere Hochtechnologien maßgeblich seien. Entsprechend sei eine Veränderung unserer Lebensgrundlagen hier in einer basaleren Hinsicht zu befürchten, als es z. B. in den Bereichen Information, Energie und Verkehr zu erwarten wäre. Fragen der Handhabbarkeit („der Zauberlehrlingseffekt") prägten im Blick auf die Folgelasten zwar auch die anderen Hochtechnologien; gleichwohl habe man es dort mit Entwicklungen zu tun, die gegenüber den sich abzeichnenden Tendenzen der Gentechnik in vergleichsweise minderer Problematik, was die Verantwortbarkeit und Steuerung entsprechender Interventionen angeht, erschiene.

Die Asymmetrie kommt nun dadurch zustande, daß parallel zu – und trotz, vielleicht sogar wegen – dieser Art des Diskutierens die Gentechnologie gleichwohl eine quasi unabhängige und eigenständig-rasante Entwicklung zeitigt. Es handelt sich um eine Querschnittstechnologie, die in vielen Bereichen sich auch im quantitativen Sinne durchsetzt und gerade, weil sie so ungeheuer ausdifferenziert ist, sich zunehmend einer sinnvollen Charakterisierung unter dem Kollektivsingular „Gentechnik" verweigert. Wenn im Bereich der Pharmakologie bereits gentechnisch hergestellte Medikamente mehr als 50 % aller Neuzulassungen ausmachen, wenn, wie geschätzt, um 2010 bei nahezu jedem Lebensmittel die Gentechnik im Entwicklungs- oder Verwertungsprozeß beteiligt ist und bis zum heutigen Zeitpunkt bereits über 1200 Freisetzungsexperimente mit transgenen Pflanzen stattgefunden haben, muten Diskussionen, die davor warnen, die „Büchse der Pandora" (Hans Jonas) zu öffnen, bereits von ihrer Anlage her als überholt an. Ein hektischer Verrechtlichungsprozeß, dessen Unübersichtlichkeit und bürokratische Ausdifferenzierung eher signalisieren, daß er der Entwicklung nachhinkt, zeugt von dem Bemühen, solche Entwicklungen gesellschaftlich handhabbar zu machen, und ist seinerseits im Gegensatz zu vergleichbaren Verrechtlichungsprozessen leider von der ethischen Grundsatzdiskussion weitestgehend unberührt.

Gerade dort, wo ein Problemfeld stark ausdifferenziert ist und unterschiedlichsten Interessen, Absichten und Entwicklungslinien folgend (von der Sequenzierung des humanen Erbgutes bis zur Entwicklung transgen-bakteriell unterstützter Müllverarbeitung) zunehmend seine Homogenität verliert, wird die Grundproblematik (und auch der Grundimpuls) praktischer/angewandter Ethik deutlich. Dieser hat seine Wurzel darin, wie bereits von Aristoteles erkannt wurde, daß *abstrakte* Prinzipien und Handlungsorientierungen hier ihren Bezugsbereich verlieren: Ein solches Prinzip wäre z. B.: „Gentechnische Interventionen dürfen nur zur Verringerung von Leid bei Wahrung der Integrität der Person vorgenommen werden." Was heißt „Leid" (Taubheit, Kurzwüchsigkeit etc.)? Was heißt „Integrität"? Gehört dazu auch die Befähigung, sich mit Leiden auseinanderzusetzen (Bsp. Beethovens Taubheit; bei Diabetes sähe es wohl anders aus)? Was heißt Person (Selbstbewußtsein/Selbstbestimmung oder potentielles Bewußtsein ... etc. als Konstituenten)? Sollten nicht vielmehr im Rahmen sorgfältiger Güterabwägungen und Einzelfallbetrachtungen Rechtfertigungsstrategien entwickelt werden, die den *einzelnen* Problemstellungen angepaßt sind? Im Blick auf diese Aufgabenstellung widmen sich die nachfolgenden Überlegungen lediglich einem Teilproblem, nämlich der bisher unzulänglich behandelten Frage, wer überhaupt Ansprechpartner, Adressat einer Ethik sein soll, die eine Orientierung für den Umgang und die Entscheidungsfindung auf verschiedenen Bereichen gentechnischer Innovationen abzugeben vermag: Wer soll das Subjekt sein, das die Verantwortung übernehmen soll? Aus den Resultaten einer solchen Betrachtung ergeben sich meiner Auffassung nach entscheidende Weichenstellungen für die Behandlung der Frage, welche Kriterien der Bewertung gentechnischer Innovationen überhaupt infrage kommen – Kriterien, die dann ihrerseits einem entsprechenden Rechtfertigungsprozeß zu unterziehen wären.

1
Verantwortung

Die Aufforderung, *Verantwortung* für gentechnische Interventionen auf der Basis der jeweiligen gentechnischen Innovationen zu übernehmen, bezieht sich auf die *Be*antwortung der Frage: „Warum hast du dies getan?": Oft wird eine solche Frage unter technischen Gesichtspunkten dahingehend beantwortet, daß auf die Eignung des eingesetzten Mittels zum Erzielen des entsprechenden Zweckes verwiesen wird. Hier ist jedoch der tiefergehende Anspruch gemeint, das *gesamte* Relationsfeld, in dem die Verantwortungsübernahme steht, zum Thema zu machen. Gefragt wird

- *wer* als Subjekt die Verantwortung trägt,
- *wofür* (als Gegenstand) die Verantwortung übernommen wird (Handlungen, Handlungsermöglichung, Handlungsfolgen etc.),
- *in welcher Hinsicht* bzw. *im Blick worauf* die Verantwortungswahrnehmung erfolgt (Rollenwahrnehmung, Veranlassungen, Durchführung/Realisierung etc.),
- unter welchen *Maßstäben* und unter welchen *Kriterien* diese Verantwortungsübernahme sich in bestimmten Wertungen aktualisiert (Pflichten, Nutzensüberlegungen, Gerechtigkeitserwägungen, Notstandabwägung etc.) und schließlich
- vor welcher *Instanz* (Gott, Natur, Mitmenschen etc.) diese Wertungen ihre letzte Rechtfertigung finden.

Diese elementare Struktur des *mehrrelationalen* Verantwortungsbegriffes, die ihrerseits ergänzungsfähig und ergänzungsbedürftig ist, weist gleichwohl bereits ein mehrfaches Problempotential auf:

- Die Frage nach dem *Subjekt* der Verantwortung verweist uns auf die unterschiedliche Handlungsmacht der Akteure.
- Die Frage nach dem *Gegenstand* der Verantwortung verweist auf die Problematik des Wissens um reale und mögliche Folgen sowie die Kenntnis der relevanten Dimensionen der entsprechenden Handlungsschemata, sofern diese verantwortet werden sollen.
- Die Frage nach der *Hinsicht* der Verantwortungsübernahme verweist uns auf verschiedene, möglicherweise konfligierende Perspektiven, unter denen Verantwortung als eine jeweils bestimmte überhaupt modelliert wird (von der Rollenwahrnehmung und dem Befehlsnotstand bis hin zur individuellen Gewissensträgerschaft).
- Die Frage nach den *Maßstäben* konfrontiert uns mit dem Problem des sogenannten ethischen Pluralismus, der oftmals geradezu als „Killerargument" gegen die Möglichkeit ethischer Überlegungen auf den entsprechenden Anwendungsfeldern eingebracht wird.
- Und die Frage nach der *Instanz*, vor der der Verantwortungsprozeß insgesamt abläuft, konfrontiert uns mit den grundlegenden Fragen weltanschaulicher Prägung und Bindung der beteiligten Akteure.

Angesichts eines derartigen Problemfeldes läßt sich zunächst nur sagen, daß „Verantwortbarkeit" für entsprechenden Handlungen (entweder bezogen auf die Handlungsvollzüge und die gezeitigten Handlungsfolgen und/oder auf die Regeln, die die Handlungsvollzüge leiten) nur dann gegeben ist:

- wenn das Subjekt des Handelns feststeht,
- wenn ein entsprechendes Wissen um den Handlungsvollzug und seinen Folgen unterstellt werden kann,

- wenn eine entsprechende Handlungsmacht für den Ausführenden gegeben
war,
- wenn die Kriterien der Verantwortbarkeit sowohl was die entsprechenden
Perspektiven für ihre Modellierung als auch die Instanzen für ihre letzte
Rechtfertigung betrifft, als „gesichert" gelten können insbesondere hinsichtlich des Pflichtcharakters der entsprechenden Handlungsvollzüge und/oder
der Nützlichkeit der entsprechenden Handlungs*resultate*.

2
Das Subjekt der Verantwortungsübernahme [1]

Überblickt man die entsprechende Literatur, in der ethische Überlegungen gel-
tend gemacht werden, für die Gentechnik, so findet man ein vielfältiges Spektrum möglicher Adressaten, denen unterstellt wird, daß sie in diesem Sinne verantwortlich handeln:
Es reicht von realen (natürlichen) *Individuen* (Arzt, Patient, Landwirt etc.),
die unmittelbare Interessen wahrnehmen, über diejenigen Individuen, die als
Experten privilegiert mit einer entsprechenden gesellschaftlichen Unterstützung
auch *mittelbare* Interessen wahrnehmen (Wissenschaftler, Vormund, Abgeord-
neter etc.) zu den (noch individuellen) *Rollenträgern* (Sicherheitsbeauftragter,
Prokurist/Manager, Richter, Laborant etc.), die entsprechenden Regelwerken
verpflichtet sind, durch die ihre Rolle allererst und ausschließlich definiert wird,
bis hin zu Individuen, die als *Mitglieder* auch *indirekt* Verantwortung für die
Handlungen entsprechender Korporationen tragen (Parteimitglieder, Kirchen-
mitglieder, Krankenversicherungsmitglieder, Mitglieder von Bürgerinitiativen
etc.).
Darüber hinaus lassen sich Subjekte von Planungs-, Entscheidungs- und
Durchführungsprozessen feststellen (z. B. als juristische Personen), die als *gesellschaftliche Organisationen* die Möglichkeitsspielräume der Wahl von entsprechenden Handlungs*mitteln* für Individuen präformieren, gestalten und einschränken (Landesanstalt für Umweltschutz, Umweltbundesamt, Unternehmen
der Wirtschaft, Handelsorganisationen/OECD etc.). Weiterhin finden wir organisierte Korporationen/Institutionen, denen darüber hinaus die Kompetenz zukommt, Orientierungsrahmen für die Wahl individueller Handlungszwecke festzulegen (Parlamentarische Gremien, Rat der EU, Ethikkommissionen, Ausschüsse unterschiedlichster Art etc.). Schließlich treffen wir auf diesem Feld die
Institutionen im eigentlichen Sinne an, denen eine entsprechende organisatorische oder symbolische Verfaßtheit entspricht, und die dezidiert den Rahmen für
die Wahl *möglicher Zwecke* festlegen (Gentech-Gesetz, Bioethik-Konvention,
zentrale Kommission für biologische Sicherheit, die die Einstufungskriterien
verantwortet, Ethikkommissionen mit Genehmigungskompetenz, Beratergruppen, wie diejenige „Ethische Fragen der Biotechnologie" für das EP, der Len-

---

[1] Im nachfolgenden Text werden lediglich aus Gründen der Vereinfachung stellvertretend die
maskulinen Formen verwendet

kungsausschuß Bioethik im Auftrag der europäischen Justizminister/CDBI etc.). Und letztlich finden wir in etlichen ethischen Traktaten „den Menschen" als Ideal, also unabhängig von irgendwelchen Durchschnittsauffassungen beteiligter Subjekte über ihr Menschsein, als entwickeltes *Leitbild*, das entweder seine Gültigkeit durch die entsprechende sittliche Tradition reklamiert, oder aus anderen Gründen eine Anerkennung einfordert: entweder auf der Basis einer bereits als anerkannt erachteten Lebensform oder im Blick auf eine Veränderung von Lebensformen, die dem Anerkennungsanspruch genügen sollen.

Wenn dieses vielfältige Spektrum seine Struktur und seine Festlegungen nicht unter bekenntnishaft oder willkürlich begründeten Entscheidungen (dezisionistisch) finden soll, sondern auf einer möglichst sachlichen und akzeptablen Grundlage, muß m. E. der Weg eingeschlagen werden, verschiedene *Umgangsweisen* mit Technik – hier der Gentechnik – zunächst zu differenzieren und auf diesem Wege die entsprechenden Verantwortungssubjekte zu eruieren.

2.1
Drei Umgangsweisen mit Technik

Wie für die Technik überhaupt, gilt auch für die Gentechnik, daß idealtypisch drei unterschiedliche Umgangsweisen (konkretisiert in unterschiedlichen Handlungsmodellen) für die Gestaltung und Nutzung der Gentechnik zu unterscheiden sind:

Erstens kann Umgang mit Technik besagen, daß technisches Wissen und technische Artefakte als *Werkzeuge* zur Realisierung eines bestimmten Zweckes durch ein entsprechendes Subjekt eingesetzt werden (z. B. einen geeigneten Hobel einzusetzen). Im Vollzug dieses Werkzeugeinsatzes kontrolliert das individuelle Subjekt den Prozeß auf Erfolg, der auch von anderen Subjekten beurteilt werden kann, und führt permanent entsprechende Korrekturen durch. Der Vorgang bleibt transparent und die Abstimmung erfolgt bei oder zwischen natürlich-individuellen Subjekten. So kann im Bereich der Gentechnik die Herstellung eines genetischen Fingerabdrucks für kriminologische Zwecke, die Realisierung einer enzymatischen DNA-Spaltung, das Ausprobieren einer Genfähre oder ein Test mittels einer DNA-Sonde als Werkzeugeinsatz im weitesten Sinne modelliert werden.

Zweitens – in quantitativ repräsentativerer Form – findet Umgang mit Technik dahingehend statt, daß – entsprechend dem komplexen und spezialisierten Wissensstand unserer Hochtechnologien – Umgang mit Technik als Bedienen/Auslösen von *Maschinen* respektive Anwendung von Methoden, bestimmten *Schemata* folgend, modelliert werden muß: Hier verhält es sich nicht mehr so, daß ein individuelles Subjekt ein von ihm gekanntes und kontrolliertes Mittel zur Realisierung eines Zweckes direkt einsetzt, sondern es wird dadurch aktiv, daß es einen *Prozeß* entsprechend einem bestimmten Schema (z. B. als maschinellen Ablauf) lediglich noch *auslöst* (z. B. bereits beim Drücken der „Öko-Taste" einer Waschmaschine). Dabei verwendet es Wissen und Fertigkeiten, die von anderen (ihm möglicherweise anonymen) Subjekten in langwierigen Entwicklungsprozessen bereitgestellt wird; es kennt in vielen Fällen nicht mehr die Binnenstruktur des ausgelösten Prozesses und der durch ihn induzierten Nebenfolgen; es vertraut auf die Triftigkeit der Wirkung, was die Zweckrealisierung betrifft und begibt sich in eine gewollte Abhängigkeit von einem Know how, das nicht nur die Zweckrealisierung selbst, sondern in vielen Fällen auch die Kontrolle über den *Grad* der Zweckrealisierung, die dadurch geprägte *Rückmeldung* über den Erfolg und selbst dessen, oftmals meß-instrumentell vermittelte, *Bewertung* betrifft. Ein Verständigungsprozeß in entsprechenden Krisensituationen des Versagens der ausgelösten Prozesse kann vielmals nicht mehr als Prozeß zwischen natürlichen Individuen stattfinden, sondern muß durch komplexe Verfahren der allererst notwendig gewordenen Wissensbeschaffung (z. B. Programmierungsfehler), der Validierung der Quellen, des Vergleiches mit ähnlichen Prozessen und ihrer Entwicklung etc. ermöglicht werden. (So wissen viele nicht, daß bei manchen „Öko-Tasten" der Wasserverbrauch sinkt, der Stromverbrauch jedoch steigt, weil der Waschprozeß länger dauert.) Die Autonomie des auslösenden Subjektes ist also in vielerlei Hinsicht *eingeschränkt* und damit natürlich auch die Kompetenz, Verantwortung zu übernehmen. Im Bereich unserer technisch geprägten Welt verwenden wir andauernd fremdes Wissen und fremde Bewertungen über den günstigsten Weg der Realisierung eines Zweckes; erst recht gilt dies für das Experimentieren und Herstellen im Bereich von Hochtechnologien. Für das Feld der Gentechnik käme ein entsprechendes Handlungsmodell zum Tragen beispielsweise beim Einsatz somatischer Gentherapie, bei der vielerlei Wissen zusammenläuft und Anwendung erfährt. Auch für Freilandversuche gilt ähnliches: Hier muß Wissen aus den unterschiedlichsten Bereichen als gesichert vorausgesetzt werden, was immer wieder zu den einschlägigen Überraschungen führt, beispielsweise zu dem kürzlich erstmals festgestellten horizontalen Gentransfer im Kontext von Freilandversuchen. Dieses Risiko tangiert auch die Beurteilung bestimmter Verfahren somatischer Gentherapie, insbesondere, was die Möglichkeit eines Gentransfers in die Keimbahn anbetrifft. Denn bisher wurde im wesentlichen die Beurteilung somatischer Gentherapie unter anderen Kriterien und in deutlicher Abgrenzung von der Keimbahnintervention gerechtfertigt. Insgesamt läßt sich jedoch sagen, daß der Rechtfertigungsmodus für diese zweite Art des Umgangs mit Technik bzw. Gentechnik sich noch über konkrete Abstimmungen und Beratungen durch die beteiligten Individuen (Arzt, Patient etc.) und Korporationen in Angriff nehmen läßt, solange die Auswirkungen auf künftige Generationen begrenzbar erscheinen.

Solcherlei gilt nicht mehr, wenn – drittens – der Umgang mit Technik als *Agieren in einem System* oder „Supersystem" (Arnold Gehlen) modelliert werden muß. In solchen Supersystemen wirken wissenschaftliche, technische, ökonomische und soziale Determinanten ineinander und aufeinander. Ein unhomogenes Feld von „Stellgrößen" bzw. entsprechenden Regelkreisen prägt letztlich die Relation des entsprechenden Systems zu seiner Systemumwelt und ihre Entwicklung. Dies gilt insbesondere auch im Blick darauf, daß Systeme ihrerseits binnenstrukturiert sind in komplexe Konstellationen von Subsystemen. Wenn so etwa Gentechnik als ein bestimmtes, von den entsprechenden Determinanten getragenes Teilsystem des Technikeinsatzes betrachtet wird, so zeigt ein genauerer Blick, daß ein ganze Reihe von (jeweils funktional bestimmten) Supersystemen dieses System binnenstrukturieren, wie etwa die Supersysteme der Nahrungsverschaffung, der Heilung, der Entsorgung etc. Diese sind ihrerseits strukturiert: So stellt beispielsweise das System der Schädlingsbekämpfung eines von vielen im Bereich der Nahrungsbereitstellung dar und innerhalb dieses Subsystems wiederum die gentechnisch induzierte Schädlingsbekämpfung ein Subsystem neben weiteren. Und so stellt im Bereich der Heilung die Präventionsmedizin ein Subsystem dar; innerhalb dieser Präventionssysteme spielt die Gentechnik (etwa im Blick auf die Möglichkeit prädiktiven Testens) eine gänzlich andere Rolle als beispielsweise in dem Subsystem der intervenierenden Heilung, wo sie als Subsystem ‚Somatische Gentherapie' eine Rolle spielt. Umgekehrt ließe sich das Subsystem der Prävention möglicherweise durch umstrittene Verfahren der Keimbahntherapie erweitern. Und so stellt im System der Entsorgung das Deponieren ein entsprechendes Subsystem dar, innerhalb dessen (als ein Sub-Subsystem) diejenige Müllverarbeitung, wie sie durch transgene Mikroorganismen ermöglicht ist, Anwendung finden könnte. Da für jedes Subsystem und jedes Sub-Subsystem die eigene Existenz durch eine entsprechende funktionale Vorgabe definiert ist, ergeben sich Systemkonkurrenzen, wenn gleiche funktionale Vorgaben durch verschiedene Systeme befriedigt werden. Deshalb erscheint dementsprechend für jedes System der Kreis konkurrierender Systeme bereits als Systemumwelt, die die Existenz dieses Systems tangiert. Entsprechend gilt, daß die Favorisierung eines Systems nicht bloß von außen durch die entsprechende Rechtfertigung der funktionalen Erfordernisse entstehen kann, sondern auch dadurch, daß ein System sich „selbst fortschreibt": Indem in dem entsprechenden System agiert und entsprechend auf die Umwelterfordernisse reagiert wird, bestärkt („affimiert") sich das System selbst im Zuge seiner Ausdifferenzierung und Immunisierung gegen entsprechende Umweltkonkurrenz. Dadurch steigen aber wiederum die Amortisationslasten für diejenigen Leistungen, die zum Systemerhalt bisher erbracht wurden angesichts der Endlichkeit unserer Ressourcen. Es entsteht eine „Eigendynamik" des Systems – es scheint sich unserem Einfluß zu entziehen. Bei jedem Agieren *in* einem System ist demzufolge abzuwägen zwischen der Effektivierung der systemischen Ertragsleistung einerseits und der Verstellung von Alternativen bzw. dem Abhängigwerden von den sogenannten „Sachzwängen" als *Systemzwängen*, gerade dem Druck, daß sich Investitionen (jeder Art) amortisieren müssen. So stellen sich hier für die entsprechenden Individuen die höchsten Einschränkungen im Blick auf die Systemgestaltung und Gesamtsystemarchitektur ein; das kann durchaus einhergehen mit einer entsprechenden Perfektionierung der Gratifikationen für alle, die im System arbeiten. Wer kann aber dann als verantwortliches Steuerungssubjekt für Systemarchitekturen gelten? Nicht einmal die „Gesellschaft" insgesamt oder ihre großen Subsysteme wie Wirtschaft, Bildung, Recht, Wissenschaft, Religion etc. lassen sich prima facie als solche Subjekte ausmachen, weil in diesen großen Systemen die entsprechende Systemleistung von Subsystemen nach ganz unterschiedlichen funktionalen Erfordernissen –konkurrierend – bewertet wird. Niklas Luhmann hatte unter Hinweis auf diesen Sachverhalt die Unmöglichkeit einer systemüberschreitenden ökologischen Kommunikation behauptet. Gleichwohl bleibt aber zu fragen, inwieweit nicht durch eine entsprechende Gestaltung der Möglichkeiten institutionellen und organisatorischen Handelns die Brisanz dieses Steuerungs-, Verantwortungs- und Bewertungsproblems gemildert werden kann.

3
Individuelles und institutionelles Handelns

Wir haben gesehen, daß insbesondere hinsichtlich der Umgangsweisen zwei und drei die Kompetenzen natürlicher Individuen als Handlungssubjekten in vielerlei Hinsicht überfordert sind. Gesellschaftliche Institutionen und Organisationen finden gerade im Blick auf diesen Befund die (anthropologische) Rechtfertigung ihrer Existenz: Der *Macht*anspruch, der von ihnen ausgeht, ist unter anthropologischen Gesichtspunkten einzig gerechtfertigt durch die Funktion der *Entlastung*, die sie dahingehend anbieten, daß sie entsprechendes individuelles Agieren allererst *ermöglichen*. Dies bezeichnete Arnold Gehlen als „Hintergrunderfüllung". Angesichts der Komplexität unserer Umwelt strukturieren Institutionen und Organisationen unsere Handlungsfelder unter dem Gesichtspunkt von Vorsorge und Langfristigkeit. Sie erstellen bestimmte Angebote (Bildungsgänge, Fahrpläne, Alterssicherung) und schränken uns zugleich auf diese Angebote ein. Idealtypisch läßt sich diese Ermöglichung begreifen als Ermöglichung entsprechender Findung von Handlungs*zwecken* unter dem durch die *Institutionen* erbrachten Angebot von Zweck-Kandidaten; die Leistung gesellschaftlicher *Organisationen* im engeren Sinne besteht darin, ein Angebot möglicher *Mittel* bzw. möglichen Mitteleinsatzes für die Individuen zu erstellen (analog zu den obigen Beispielen: durch die Organisationen des Schul- und Prüfungsausschusses, die Bahn-AG, die Rentenversicherung).

Wenn für unser Problemfeld ein individueller Handlungsprozeß durch die Instanzen

- wissensmäßige Erfassung des Problems und möglicher Lösungen,
- Präferieren entsprechender Lösungsstrategien,
- Rechtfertigen der entsprechenden Präferenzen,
- Entscheiden über das in Anschlagbringen einer entsprechend gerechtfertigten Präferenz im konkreten Fall, und schließlich
- Durchsetzen der Problemlösung und ihrer Realisierung,

zu charakterisieren ist, so lassen sich analog hierzu die entsprechenden *institutionellen* und *organisatorischen* Leistungen folgendermaßen aufschlüsseln:

- Im Problembereich „Wissen" wird die Zweckfindung durch die Vorgabe von Wissens- und Bildungs*zielen*, operationalisiert in entsprechenden F- & E-Programmen, durch *Institutionen* vorgegeben. Ermöglicht wird die Realisierung dieses Prozesses durch *organisierte* Wissensaquisition (von der Risikoforschung bis zur Ökobilanzierung) in den Forschungseinrichtungen.

– Für den Bereich „Präferieren" gilt: *Institutionen* geben durch Recht, informelle Wertvorgaben sowie Kodizes (z. B. Standeskodizes) „Wertkataloge" vor, die den Möglichkeitsspielraum des Präferierens eingrenzen; die *organisierten* Prozesse der Rechtsprechung, der Richtlinienerstellung, des Verordnungswesens, des Inkraftsetzens von Normen, Anleitungen sowie der Verfahren der Beweislastverteilung gibt Individuen *Mittel* an die Hand, ihre Präferenzen den entsprechenden Testverfahren auszusetzen. So stellt der § 34 der Gentech-Nov. durch die Festlegung der primären Ursachenvermutung bei Schäden durch Gentech-Produkte beim Produkt einen entsprechenden Rahmen vor.

– Im Bereich „Rechtfertigen" ergibt sich eine *institutionalisierte* Orientierungsleistung aus dem Anspruch ethischer Theorien, unter Absehung von konkreten situativen Verfaßtheiten die Akzeptabilität bestimmter Handlungsstrategien zu modellieren. Die Erwägungen finden im Rahmen eines „idealen Diskurses" statt, der die Möglichkeit unterschiedlichen Rechtfertigens vorstellt. Dieser bedarf aber seiner Anwendung auf den konkreten Fall, was durch diese institutionelle Leistung selbst jedenfalls nicht erbracht wird. Sich zu bestimmten Prinzipien und Werten zu bekennen, bedeutet noch nicht, Klarheit über ihre Anwendung im konkreten Fall zu erzielen. (Ich kann ein Bildungssystem rechtfertigen ohne zu entscheiden, welchen Bildungsgang ich einschlage. Ich kann gegen Apartheit sein, ohne über eine Strategie zu ihrer Bekämpfung zu verfügen.) Die *organisatorische* Umsetzung beim Versuch, diesem Anspruch nachzukommen, kann nur in *realen* Diskursen stattfinden, die über die *Akzeptabilität* einer Maßnahme hinaus die *Akzeptanz* dieser Maßnahme durch konkrete Subjekte im konkreten Fall zum Thema haben. Für die Entscheidungs-*Organisation* wird hier den Individuen ein entsprechendes Forum bereitstellt. Dabei kann ein deutliches Konfliktpotential zwischen institutionellen Vorgaben und Erträgen organisatorischen Handelns entstehen, was sich z. B. daran spiegelt, daß höchstrichterlich im Verweis auf eine institutionelle Vorgabe eine im realen Diskurs gefundene Akzeptanz verworfen werden kann bzw. einzufordern ist.

– Für den Bereich „Entscheiden" gilt: Angesichts der Tatsache, daß es keine „vollkommene" Entscheidung geben kann, da jede Entscheidung ein Verwerfen aller Entscheidungsalternativen voraussetzt, wird der Prozeß des Entscheidens *institutionell* erleichtert, indem Leitbilder tradierter Sittlichkeit sozusagen als inhaltliche Entscheidungs*schemata* vorgegeben werden, und der Entscheidende sich zu diesen Leitbildern in ein Verhältnis der Identifizierung oder Distanz setzen kann. *Organisatorisch* wird diesem Prozeß entsprochen durch Rollenzuweisung an bestimmte Individuen. Rollen sind generalisierte Verhaltensansprüche. Auch durch Verfahren der Verantwortungteilung und die Bereitstellung entsprechender Mittel, mit den Rollen umzugehen bis hin zu entsprechender Appellationsinstanzen für Konfliktfälle, wird dem entsprochen.

– Für den Bereich „Durchsetzen" ist ersichtlich, daß *Institutionen* Durchsetzungsprozesse erleichtern, indem sie bestimmte Werthaltungen befördern und ihre Propagierungsmacht einzusetzen vermögen auch zum Zwecke, unpopulären Maßnahmen eine Realisierungschance zu geben bzw. einem gutbegründeten Wertwandel auch eine entsprechende gesellschaftliche Resonanz zu verschaffen. Dies ist zu beobachten beispielsweise im Bereich der Geltendmachung von ökologisch orientierten Entscheidungen, denen ohne institutionellen Hintergrund (Parteien, Kirchen) das Schicksal des Sektierertums nicht erspart geblieben wäre. Desweiteren stellen die gesellschaftlichen *Organisationen* (insbesondere die Kontroll- und Prüfbehörden) eine Realisierungsmacht dar, die als Exekutive im weitesten Sinne den Bereich individuellen Handelns in bestimmten Feldern allererst herstellt, in anderen Feldern verstärkt und, was nicht übersehen werden soll, in bestimmten Bereichen (Prohibition) verunmöglicht, wenn dies in einem entsprechenden allgemeinen Interesse (s. dazu unten) liegen sollte.

An dieser Stelle ist festzuhalten, daß das Disponieren von Institutionen und Organisationen sich immer nur auf *Möglichkeitsspielräume* bezieht und daher individuelles Handeln nicht *ersetzen* kann oder darf. Insbesondere gilt dies auch im Blick auf das verschiedentlich vorgetragene Argument, daß die Verstärkung institutioneller Handlungsgefüge dazu führen könne, daß Individuen in voreiliger Entlastungsabsicht ihre Verantwortung an Institutionen und Organisationen delegieren. Vielmehr ist dagegen zu setzen, daß eine solche Delegation dem gravierenden Fehler unterliegt, die Verantwortung für die *Ermöglichung* von Verantwortungswahrnehmung zu verwechseln mit dieser Verantwortungswahrnehmung selbst, die nur individuell erfolgen kann. Außerdem würde dann die Notwendigkeit übersehen, daß das Gefüge institutionellen und organisatorischen Handelns seinerseits der Gestaltung durch Individuen in Mitwirkung und Kooperationszusammenhängen mit anderen Individuen bedarf, jedes Individuum also auch über den Umweg entsprechender Institutionen- und Organisationengestaltung individueller Verantwortung nachkommt.

Der Eindruck, daß die Wahrnehmung von Verantwortung in einem harmonischen Verhältnis von individueller, institutioneller und organisatorischer Subjektträgerschaft stattfinden könne, muß allerdings getrübt werden. Dies liegt im wesentlichen darin begründet, daß institutionelles und organisatorisches Handeln in einem deutlichen Spannungsverhältnis zueinander stehen, wie es sich auch im Bereich der Gentechnik beobachten läßt, wobei die Rolle einer Vermittlungsinstanz in diesem Spannungsverhältnis Individuen zufällt. Organisationen werden getragen durch ihre Mitglieder. Organisatorisches Handeln ist daher nicht bloß dem Erfüllen des entsprechenden funktionalen Erfordernisses verpflichtet und auf dieses ausgerichtet, sondern verständlicherweise dient es auch der Eigengratifikation derjenigen Mitglieder, die die Organisation bilden bzw. in ihr arbeiten. Dies erklärt, warum Organisationen an ihrem Selbsterhalt bzw. der Ausdehnung ihrer Wirkungsmacht interessiert sind möglicherweise auch unabhängig oder entgegen den ursprünglichen Zielen, auf die sie ausgerichtet waren oder sind. Organisationen unterliegen insofern einer deutlichen *Gegenwartspräferenz* und sind orientiert auf gegenwärtig und kurzfristig zu erzielende Gratifikation. Demgegenüber kann sich institutionelles Handeln, erst recht wenn es relativ anonym, d. h. auf bloß symbolischer Ebene (Gesetzestexte, Kodizes etc.) aktualisiert ist, *zukunftspräferierend*, d. h. einer „Fernerfüllung" (Hans Jonas),

„Hintergrunderfüllung" (Arnold Gehlen), Zukunftsgratifikation verpflichtet sehen. Das setzt allerdings voraus, daß der organisatorisch-lobbyistische Intervention bei der Formulierung der entsprechenden Ausrichtung der institutionellen Maßnahmen nicht die Priorität zukommt. Der Konflikt zwischen Gegenwartspräferenz und Zukunftspräferenz artikuliert sich deutlich am sogenannten Bürokratieproblem. Für die Gentechnik läßt sich beobachten, daß im Blick auf eine Gegenwartsgratifikation einerseits bestimmte Entwicklungen schnell vorangetrieben werden, wenn sich die entsprechenden Gewinne erwarten lassen, andererseits von anderen Organisationen im Ausbau ihrer Befugnisse Regelwerke und bürokratische Hemmnisse aufgebaut werden, die auf den ersten Blick eher der Steigerung der entsprechenden Organisationenkompetenz zu dienen scheinen als daß sie sachgemäß wären. Umgekehrt lassen sich aber auch unter dem Gesichtspunkt institutioneller Verantwortungswahrnehmung im strengen Sinne sowohl die Beschleunigung bestimmter Entwicklungen rechtfertigen (z. B. zur Wahrung von Standortsicherung bzw. Standortvorteilen), andererseits aber auch prohibitive Maßnahmen (Keimbahntherapie etc.) gut begründen. Der Konflikt durchzieht Verbände (pharmazeutische Industrie, Ärzteverbände, politische Gremien) insofern, als diese sowohl eine organisatorische als auch eine institutionelle Seite aufweisen, und er kann entsprechend als Binnenkonflikt zwischen unterschiedlichen Organisationen oder konfligierenden institutionellen Vorgaben (Werten) erscheinen. In dieser spannungsreichen Situation sind die individuellen Subjekte aufgefordert, Verantwortung in einem Sinne zu übernehmen, der zwischen den existierenden Konflikten zu regulieren vermag. Dabei sind sie insbesondere aufgefordert, die Grundlagen der Existenz entsprechender institutioneller Vorgaben bzw. organisatorischer Verfaßtheiten zu wahren, also zu vermeiden, daß sich Organisationen verselbständigen und nur noch ihrem Eigenzweck dienen sowie, daß sich institutionelle Vorgaben von ihrer eigentlichen Rechtfertigungsbasis, eine Vorsorge- und Hintergrunderfüllung zu garantieren, in lobbyistischer Absicht entfernen. Das ist der Grund auch, warum ein gesellschaftliches oder staatliches Gefüge nicht per se dafür sorgen kann, daß die Grundlagen seiner eigenen Existenz erhalten bleiben. Individuelle Subjekte organisieren den Vermittlungsprozeß zwischen organisatorischen und institutionellen Zielkonflikten in demokratischen Gesellschaften in den entsprechenden parlamentarischen Prozessen. Diese parlamentarischen Prozesse sind jedoch ihrerseits institutionell und organisatorisch geprägt, sollen sowohl dem kurzfristigen Machterhalt auf der Basis einer kurzfristig orientierten Akzeptanzbeschaffung dienen, als auch der Wahrung von Akzeptabilität im Blick auf Verfassungsgrundsätze, deren Relevanz sich nicht nur auf die für eine Generation überschaubaren Zusammenhänge bezieht. Insofern dürfen die parlamentarischen Vermittlungsprozesse, in denen Individuen involviert sind, der Ergänzung durch Prozesse, in denen die erwähnten Nachteile weniger gravierend wirksam werden. In diesem Sinne werden neuerdings verstärkt sogenannte *Diskurse* gefordert, organisierte Diskussionen, in denen eine langfristige Abwägungs- und Beratungsarbeit erbracht wird, die durch hohe *Transparenz* gekennzeichnet ist und im *offenen* Streit die unterschiedlichen Expertenvoten aufeinander führt, die in ihrer Unterschiedlichkeit oft durch die jeweilige organisatorische Einbindung oder institutionelle Festlegung der entsprechenden Experten begründet ist. Diese demokratische Verantwortungswahrnehmung durch individuelle Subjekte in einem *weiterem* Rahmen begleitet die parlamentarischen Prozesse insofern auch inhaltlich, als über das bloße Wahlverhalten hinaus der durch die entsprechende Transparenz erreichte Beitrag zur politischen Willensbildung auch längerfristige Prozesse des Umdenkens initiieren und auf diese Art und Weise einen gewissen „Druck" auf die parlamentarischen Gremien zur Folge haben kann. Darüber hinaus obliegt es Individuen jedoch auch, bei konkreten Entscheidungen in jenem skizzierten Konfliktfeld individuell Verantwortung wahrzunehmen: Im Abwägungsprozeß ist zu klären, ob die entsprechenden organisatorischen oder institutionellen Vorgaben mit den ideellen Werten und anerkannten Instanzen der Verantwortungswahrnehmung Schritt gehalten haben, wodurch sich ein Impuls zur Umgestaltung der entsprechenden institutionellen und organisatorischen Verfaßtheiten ergeben kann. Wir werden, nachdem wir einen genaueren Blick auf das geforderte „Diskurswesen" geworfen haben, sehen, daß sich genau diese Impulse auf den verschiedenen Ebenen in der – wenn auch in hohem Maße unvollkommenen und kritikwürdigen – „Bioethik-Konvention" als einem ersten Versuch spiegeln.

4
Verantwortungswahrnehmung im Diskurs

4.1
Typen von Dissensen

Die gerade skizzierten Konflikte stellen die Außenseite von grundlegenden Dissensen dar, für die eine Ethik, die abstrakte Prinzipien vorstellt, – wie eingangs gezeigt – keine einfach handhabbaren Lösungen bereitstellt. Wir sind konfrontiert mit einem Problemfeld von Dissensen, die im wesentlichen auf fünf Ebenen liegen:

Auf einer ersten Ebene finden wir konfligierende *Grundnormen*. Als ein solcher Grundkonflikt erscheint in vielerlei Färbung derjenige zwischen der Wahrung von *Autonomie* (Freiheit) und dem Erzielen von *Wohlfahrt* (Gewährleistung der Erfüllung von Grundbedürfnissen). Wie Immanuel Kant bereits konstatierte, kann ein Konflikt dadurch auftreten, daß die Gewährleistung eines hinreichenden Minimums an Wohlfahrt uns ja allererst in den Zustand der Moralitätsfähigkeit versetzt. Insofern gibt es auch eine „Pflicht zur Wohlfahrt", die möglicherweise mit derjenigen einer Realisierung von Autonomie in Widerstreit geraten kann, wenngleich sie als deren Bedingung ihr grundsätzlich zu- bzw. untergeordnet ist. Der Verweis auf Autonomie, unter dem die Lizenz zu einer Therapie an der Keimbahn bestritten wird, kann mit dem Hinweis relativiert werden, daß die Abwendung unerträglichen Leides, wenn sie anders nicht erreicht werden kann, doch allererst die Möglichkeit zu einer gewissen Autonomie und einem Leben in Menschenwürde bereitstellt. Der Konflikt ist derjenige zwischen Wahrung einer Freiheit *von* externer Determination (Autonomie) und der Gewährleistung einer relativen Freiheit *zu* ... (der Wahrnehmung von Handlungsspielräumen und Handlungsoptionen überhaupt). Entsprechend gilt dieser Konflikt beim Abwägen über die Zulässigkeit von Therapien an Kindern, Unmündigen oder für solcherlei Interventionen, die Auswirkungen auf zukünftiges Leben bzw. die Umwelt zukünftigen Lebens haben. Eine konsequente Verlängerung dieser Konfliktstellung läßt sich beobachten bei den Überlegungen, die sich mit der Frage beschäftigen, inwiefern eine durch Menschen realisierte Evolutionsveränderung (z. B. Reduzierung der Artenvielfalt, transgene Organismen, Veränderung der Ökosphäre) zukünftigen Individuen die Möglichkeit entzieht, sich zu einer Natur in ein Verhältnis zu setzen, wie es uns möglich war. Eine „Manipulation" der Evolution in globalem Maßstab, die den Transformationsprozeß der „ersten" Natur zur „zweiten" Natur soweit radikalisiert, daß jene erste Natur überhaupt nicht mehr erkennbar oder disponibel wäre, wird unter Autonomieargumenten kritisierbar.

Ein zweites Konfliktfeld ist dasjenige zwischen konkreten, *abgeleiteten* Pflichten untereinander, die ihre Wurzel durchaus in demselben gerechtfertigten Grundprinzip haben können, beispielsweise der Erhaltung von Gesundheit: Hier können Chancenwahrnehmung und Risikovermeidung untereinander konfligieren, je nach dem, als wie gravierend die entsprechenden Nebenwirkungen eingeschätzt werden, um das erzielte Resultat unter einem zu hohen Aufwand und geradezu dem Gesamtzweck zuwiderlaufend erscheinen zu lassen. Es ist dies das Feld der Güterabwägung, die jedoch durchaus in vielen Bereichen in einem überschaubaren Rahmen unter Beteiligung der ausfindig zu machenden Betroffenen oder ihrer Stellvertreter geführt werden kann (somatische Gentherapie etc.).

Ein drittes Konfliktfeld kann entstehen, wenn im *Beurteilungsprozeß* des Einzelfalles unterschiedliche *Wertungen* der Problematik selbst stattfinden, insofern beispielsweise, als ein bestimmter Gentransfer als naturanalog oder anthropogen erachtet wird, und daher jeweils ein völlig unterschiedlicher Rechtfertigungsbedarf überhaupt behauptet wird. Der Verweis beispielsweise auf die Tatsache, daß bestimmte Mikroorganismen ihre Wirtspflanzen durch Gentransfer den eigenen funktionalen Erfordernissen dienstbar machen ohne Ansehung des weiteren Schicksal der Wirtspflanze, kann als „natürlicher" Prozeß, der uns als Element der Gesamtevolution ebenfalls zustatten kommen kann, deklariert werden. Dagegen steht die Auffassung, daß eine entsprechende Intervention auch qualitativ vom motivierenden Hintergrund abhängig zu machen wäre und daß bei diesem – für menschliche Wesen – andere Orientierungssysteme in Anschlag zu bringen sind als eine entsprechende „instinktmäßige" Programmierung. Eine solche Einschätzung steht und fällt mit derjenigen des Menschen in der Evolution überhaupt, wodurch Konflikte etwa zwischen einer evolutionistischen Moraltheorie und einer am Prinzip der Menschenwürde orientierten Pflichtethik entstehen. Das bedeutet nicht, daß solche Konflikte nicht lösbar wären, etwa auf dem Wege, daß man unter evolutionistischen Argumenten bestimmte *Grenz-* und *Rahmen*bedingungen für den Spielraum menschlichen Handeln, das seinerseits anderen Maßstäben unterliegen sollte, zu formulieren versucht (Hans Mohr).

Ein viertes Konfliktfeld betrifft *Erlaubnisse* bezüglich der Forschung auf bestimmten Gebieten sowie der Therapie beispielsweise an Unmündigen. Solche Erlaubnisse werden insbesondere dann brisant, wenn eine entsprechende explizite Anerkennungsbasis fehlt, weil der Zustand der Personalität der Betroffenen ihre Akzeptanz nicht zu formulieren erlaubt. Auch werden Erlaubnisse dann problematisch, wenn angesichts einer möglichen Neutralität oder Immunität der Betroffenen (z. B. Embryonen oder Verstorbenen) Interventionen geplant werden, die aber die Wertgefühle *mittelbar* Beteiligter tangieren bzw. möglicherweise deren Risikoempfinden (vgl. die Diskussionen um die Lizenz zur Organextransplantation) berühren.

Schließlich lassen sich Konflikte auch im Bereich der Wahrnehmung sogenannter *„supererogatorischer"* Pflichten erkennen, also Pflichten, denen nicht ein unbedingter Sollensanspruch innewohnt, sondern deren Befolgung besondere Verdienste begründet. Was z. B. Humanexperimente unter der Zustimmung der Beteiligten angeht, wird diese Fragestellung insofern virulent, als durchaus zu problematisieren ist, ob eine hinreichende Kompetenz bei der Problemsicht, bei der Verfügung über ausreichendes Wissen und im Blick auf die Absenz externer, möglicherweise unbewußter Zwänge durch traditionale, emotionale oder religiöse Bindungen, vorliegt.

Das Problemfeld der Dissense ist also vielfältig, was bereits signalisiert, daß einfache Lösung nicht in Sicht sein können.

4.2
Dissensmanagement

Ich hatte verschiedenerorts vorgeschlagen, angesichts dieser tiefgreifenden Problematik die vorschnelle Orientierung von Diskursen auf die *Bildung von Konsens* im konkreten Falle zu verabschieden zugunsten der Herstellung „höherstufiger Konsense" darüber, inwieweit ein wie auch immer begründeter Dissens unter entsprechenden individuellen Subjekten im strittigen Fall *„aushaltbar"* ist *bzw. zugelassen werden kann*. Diese Leitidee eines sogenannten *Dissensmanagements* kann m. E. auch für einige strittige Fragen der Gestaltung gentechnischer Interventionen fruchtbar gemacht werden. Sie erlaubt einerseits, Grundsatzerwägungen in bestimmten Fällen zurückzustellen, insbesondere wenn wenig Aussicht auf Einigung in den Grundsätzen besteht, in anderen Fällen, strittige Optionen für Lösungen in konkreto zu problematisieren zugunsten einer Erinnerung und eines Appells an gemeinsame Grundüberzeugungen, deren in Anschlagbringen möglicherweise das Problem entschärfen kann.

Ohne Anspruch auf Vollständigkeit kann Dissensmanagement im Bereich der Gentechnologie möglicherweise auf fünf Strategien zurückgreifen, die uns entsprechenden Lösungen näher zu bringen vermögen:

Unter der Strategie einer *Reindividualisierung* kann angestrebt werden, die Entscheidungskompetenz in den Bereich individuellen Handelns zurückzuführen, was in gewisser Hinsicht einer Liberalisierung der Entscheidungspraxis und der Entscheidungsrechtfertigungspraxis entspricht. Für die Gestaltung prädiktiver Gentests[2], die Durchführung somatischer Gentherapie sowie die Notfallintervention in einer individuellen Krisensituation kann auf den konkreten Anerkennungsprozeß, die konkrete Anerkennungsbasis, beteiligter Individuen verwiesen werden. Dies gilt auch für den Umgang mit gentechnisch hergestellten Lebensmitteln, soweit einer Kennzeichnungspflicht genüge getan ist, weil in der Nahrungsmittelversorgung Präferenzen durchaus differieren können was die Risikoeinschätzung betrifft etwa zwischen Allergikern oder in anderer Hinsicht mit Mangelproblemen Befaßten.

Eine zweite Strategie, diejenige der *Problemrückverschiebung*, kann dazu führen, daß radikale Kontroversen dadurch entschärft werden, daß man sich des „eigentlichen" Problems, über das Konsens besteht, entsinnt und entsprechend andere Lösungsstrategien ins Auge faßt. Beim Streit über die Zulässigkeit einer Nutzpflanzenoptimierung durch gentechnisch erreichte Herbizidresistenz einschließlich des Folgeproblems der notwendigerweise zu veranstaltenden Freilandversuche kann darauf verwiesen werden, daß unsere Nahrungsmittelversorgung im wesentlichen an Organisations- und Distributionsproblemen leidet, wie sie die Agrarwirtschaft und ihre Steuerung betreffen. Erst wären solche Optimierungsspielräume auszuschöpfen, ehe man auf entsprechend problematische Gentech-Interventionen rekurriert. Dasselbe gilt für den Einstieg in die durch transgene Mikroorganismen realisierbare Deponatverarbeitung im Bereich der Entsorgung, wenn die Möglichkeiten der Deponatvermeidung keineswegs ausgenutzt und die entsprechenden Anreizsysteme hierfür immer noch unterentwickelt sind.

Ein *Entscheidungsaufschub* (Moratorium) kann Konflikte dadurch entschärfen, daß das entsprechende Defizit an Wissen, das in seiner unterschiedlichen Verteilung die differierenden Gutachten (Expertendilemma) charakterisiert, selber zum Gegenstand wird. Dies kann dazu führen, daß bestimmte Freilandversuche aufgeschoben oder daß der Einsatz oder die Herstellung bestimmter transgener Organismen vertagt wird, im allgemeinen Interesse gerade derjenigen, die an einer möglichen Nutzung dieser Strategien weiterhin interessiert sein können. Ein solcher Entscheidungsaufschub sollte seine Charakterisierung als Artikulation von „Technikverhinderung" verlieren unter Hinweis darauf, daß es gerade im Interesse möglicher Befürworter einer Strategie liegt, deren Reifung insoweit abzuwarten, als bestimmte Risikohypotheken nicht mehr zu befürchten sind bzw. Gratifikationen sich deutlicher herausstellen.

In einem vierten Bereich können sich solche Sichtweisen durchaus radikalisieren und verdichten, bis sie zur *Prohibition* bzw. der Befürwortung prohibitiver Maßnahmen führen. Unter Hinweis auf zuvor allgemein anerkannte Kriterien der Rechtfertigung als auch die Instanzen, vor denen die Rechtfertigung erfolgen sollte, lassen sich bestimmte Felder möglicher Forschung und möglichen Technikeinsatzes von vornherein *tabuisieren*. In der gegenwärtigen Diskussion findet dies statt im Bereich möglicher Keimbahntherapie im Embryonenschutz, bei der Wahrung von Sicherheitsauflagen, unter der Respektierung von Tierschutz (z. B.

---

[2] Dies würde kommerzielle Testhits einschließen, wie im Szenario von Bayertz et al., TA-Bericht: Genomanalyse (Mannheimer Forum 95/95), diskutiert.

im Blick auf die Modi der Verabreichung von RBST) sowie beim Verbot der Realisierung bestimmter anderer gentechnischer Interventionen (Hybridorganis-
men). Prohibitive Maßnahmen dienen – und dies zeigt, daß die entsprechenden
Dissensmanagementstrategien nicht nebeneinander stehen, sondern in unterschiedlicher Weise aufeinander bezogen sind – der Begrenzung *anderer* Strategien, beispielsweise derjenigen der Reindividualisierung. Deren Grenze ist dann
erreicht, wenn durch das Offenhalten individueller Entscheidungsspielräume die
Basis gesellschaftlicher Wohlfahrt oder anerkannte grundlegende Maßstäbe
nachweisbar verletzt werden. Gleichzeitig krankt aber in pragmatischer Hinsicht
jede prohibitive Maßnahme daran, daß sofort von den Interessierten Umge-
hungsstrategien entwickelt werden, wie sie, was Entsorgungsauflagen angeht,
durch die problematischen End-of-the-pipe-Technologies bereitgestellt werden
oder durch die Verlagerung von Produktionsstandorten und Entwicklungsinsti-
tuten ermöglicht sind, eine Verlagerung, die sich die weltweit unterschiedlichen
Standards des Problemempfindens in Abhängigkeit von den kulturell differierenden Lebensformen und Maßstäben zunutze machen.

Die am meisten praktizierte Dissensmanagementstrategie des *Kompromisses*
greift zwar in pragmatischer Hinsicht am effektivsten, meistens dadurch, daß
Ausnahmeregelungen in Anschlag gebracht werden, beispielsweise Lizenzen zur
Herstellung spezifischer Herbizidresistenzen in Dritte-Welt-Ländern, allgemein
also qua Regionalisierung der Fragestellung in Abhängigkeit von regional vali-
dierten Güterabwägungen. Sie krankt aber ihrerseits daran, daß jeder Kompromiß die Nachteile der am Kompromiß beteiligten Kandidaten für entsprechende
Lösungen lediglich fortschreibt und dabei Gefahr läuft, die entsprechende
Grundproblematik aus dem Auge zu verlieren.

Eine Berücksichtigung der unterschiedlichen Möglichkeiten, Dissense einer
Lösung zuzuführen, scheint mir eine adäquate Reaktion auf die Inhomogenität
und Disparität des Problemfeldes insgesamt zu sein, so daß als eigentlicher Er-
trag der entsprechenden Diskurse die Festlegung auf eine entsprechende und
konkrete *Strategie*, wie mit den differierenden Meinungen in einem konkreten
Problemfeld umzugehen sei, liegen sollte. Ein Diskurs über die *grundsätzliche*
Zulässigkeit von Gentechnologie angesichts der Thesen von Hans Jonas scheint
mir genauso obsolet wie ein Diskurs, der im Falle einer konkreten Problematik
eine Lösung herausarbeitet und dann paradigmatischen Charakter für das *gesamte* Problemfeld beansprucht.

5
Exkurs: Typen institutioneller/organisatorischer Verantwortungs-
wahrnehmung im Bioethik-Konventions-Entwurf

Angesichts der eingangs beklagten Entwicklung, daß die Entwicklung der Gentechnik, die rechtliche Regulierung der einhergehenden Konflikte und die Recht-
fertigungsbemühungen auf dem Gebiet der Ethik weitgehend disparat nebeneinander herlaufen und sich asymmetrisch zueinander verhalten, stellt der Entwurf
zu einer Bioethik-Konvention bei aller Unzulänglichkeit und Kritikwürdigkeit,

sowohl was das Verfahren seines Zustandekommens als auch was konkrete Inhalte betrifft, doch insofern einen ersten Fortschritt dar, als ersichtlichermaßen relevante Gesichtspunkte aus allen drei Bereichen zusammengeführt werden und der Versuch stattfindet, einen Orientierungsrahmen, der allgemein anerkennungsfähig sein soll, zu erstellen. Insbesondere ist zu begrüßen, daß (Art. 23) der Konventionsentwurf explizit ein „work in progress" initiieren soll und sich nicht als abschließenden Kodex erachtet: „Die Vertragsstaaten sorgen dafür, das die von den Entwicklungen in Biologie und Medizin aufgeworfenen grundlegenden Fragen zum Gegenstand einer *geeigneten öffentlichen Diskussion,* vor allem im Licht der entsprechenden medizinischen, sozialen, wirtschaftlichen, ethischen und rechtlichen Implikationen, gemacht werden und daß über deren mögliche Anwendung geeignete Konsultationen stattfinden." Hervorzuheben ist zweierlei: Erstens werden diejenigen Gesichtspunkte, die die Basis moralischen Abwägens überhaupt garantieren, in eine Reihe gesetzt mit der Betrachtung der Bedingungen dieser Abwägung („sozial, wirtschaftliche" mit „rechtlichen, ethischen"). Zweitens wird eine Problemsensitivität erkennbar im Blick auf die Anwendung, die keinesfalls in strikter Subsumtion sich sozusagen automatisch ergibt, sondern lediglich auf der Basis geeigneter Konsultationen reguliert werden kann, indem die Wertkonflikte ausgetragen werden.

In der Konvention selber lassen sich Bezüge auf Instanzen institutioneller/rechtlicher Rechtfertigung, organisatorischer Realisierungsvorgaben und schließlich des Diskurses als Regulationsinstanz erkennen.

Basis einer institutionellen Orientierung sind: Menschenwürde als Grundrecht (Art. 2), Reglementierung medizinischer Forschungsmöglichkeiten (der zu Recht inzwischen gestrichene Art. 6, der die Forschung an Unmündigen unter bestimmten Bedingungen zuließ), die Rahmenvorgaben für die Mitteilbarkeit von Testresultaten (Art. 18), die Festlegung notwendiger Sanktionen (Art. 21), das Einräumen der Möglichkeit, weiterreichende Schutzmaßnahmen zu ergreifen (Anm. 62). Organisatorische Vorgaben finden ihre Begründung im Offenhalten der Zugangsmöglichkeit für Jedermann zu den entsprechenden Maßnahmen und ihren Resultaten (Art. 4); in der Realisierung des Mitteilungsmodus für Tests (Art. 18), in der Festlegung der Rolle der Vertreter in den Problemfällen, in denen paternalistische Entscheidungsfindung nicht umgangen werden kann (Behörden etc.). Schließlich wird gefordert, daß „Ethikkommissionen" als Träger eines bestimmten Diskurses zu konstituieren sind, der interessanterweise über zwei Problemfelder zu befinden hat, die durch die vorgegebene Verantwortungswahrnehmung durch Institutionen und Organisationen nicht hinreichend strukturiert werden können: einmal die Verantwortbarkeit von Maßnahmen im Blick auf *grundsätzliche* Rechtfertigungsprinzipien, deren Widerstreit sich in unterschiedlichen Leitideen, insbesondere dem Begriff von Krankheit überhaupt spiegelt (Anm. 110); zweitens in *konkreten* Abwägungen zur Verantwortbarkeit im Umgang mit Nebenwirkungen, insbesondere Nebenwirkungen für die Keimbahn (Art. 22, Anm. 111). Weite Aspekte und Spielräume der Verantwortungswahrnehmung, die individuelle Entscheidungen nicht obsolet werden läßt, sondern lediglich deren Rahmen thematisiert, obliegen also einem Vermittlungsgremium, das unter dem Namen „Ethikkommission" allerdings nicht bloß Ethiker selbst, sondern auch Juristen, Vertreter der Betroffenen, der gesellschaftlich relevanten Gruppen etc. zusammenführt zu einer Beratung, die ihre Legitimation einzig durch die *Transparenz* ihrer Durchführung und den Anspruch, *öffentlich* akzeptable Richtlinien vorzuschlagen, erhält. (Diskurse sind niemals durch ihre Zusammensetzung, die immer willkürlich bleibt, legitimiert.) Darüber hinaus können Ethikkommissionen in krisenhaft geprägten Einzelfällen, wenn auch nicht in vollkommener Weise, so doch in Ergänzung der individuellen Verantwortungswahrnehmung den entsprechenden Abwägungsspielraum vorstrukturieren. Ein solches Diskursmodell kann sich einzig *pragmatisch* legitimieren. Es ist mit aller Unvollkommenheit behaftet, mit der jeder konfrontiert wird, der die Festlegung auf eine Grundorientierung und den naiven Glauben an direkte Umsetzbarkeit von Prinzipien auf die Praxis aufgegeben hat, und sich als Suchender begreift, was Ausgangspunkt und Voraussetzung für jegliche Verantwortungswahrnehmung ist. Indizien für ein solches Suchen sind bei vielen Apologeten und Predigern leider nicht zu erkennen.

6
Diskursmodelle und „Umwegethik"

Wenn Diskurse ihre Rechtfertigung in ihrer *Verfahrensweise* finden, weil Prinzipien allein nicht weiterhelfen, so kommt ihrer Architektur und ihrem Verfahrensmodus besondere Bedeutung zu. Dies soll exemplarisch an drei Diskursformen betrachtet werden:

Das Diskursmodell der Stuttgarter Akademie für Technikfolgenabschätzung, der inzwischen internationale Bedeutung zukommt, basiert auf einer Stufung des Diskurses in einen sogenannten wissenschaftlichen Diskurs, in dem unterschiedliche Expertenvoten in Projektbeiräten zusammengeführt werden, und dem Repräsentantendiskurs, in dem die gesellschaftlichen Voten versammelt sind. Die sich hieran anschließende und diesen Repräsentantendiskurs auch begleitende Öffentlichkeitsarbeit dient zum einen der Beförderung politischer Willensbildung und entsprechender Einflußnahme auf die Politik, als auch in einer direkten Politikberatung sowohl der Legislative als auch der Exekutive.

In einigen Staaten der USA ist hingegen ein Diskursmodell etabliert, das seine Spezifik darin hat, daß unterschiedliche Expertenvoten einem „Laienratgremium" vorgestellt werden und auf diese Art und Weise bereits auf eine bestimmte Durchsichtigkeit und Vermittelbarkeit der Argumentation verpflichtet sind. Die Beratungen des Laienrates finden in öffentlichen Medien statt, was eine entsprechende Transparenz bedingt und einen wichtigen Beitrag zur individuellen Willensbildung zum Resultat hat. Darüber hinaus kommt in verschiedenen Systemen den Laienräten die Möglichkeit eines *Vetorechts* zu, das eingesetzt werden kann im Kontext von geplanten Entscheidungen der Gouverneure.

Demgegenüber erscheint das Diskursverfahren, sowie es im novellierten Gentechnik-Gesetz vorgesehen ist, als äußerst reduziert und verdient kaum noch diesen Namen. Anhörungsverfahren sind ersetzt durch die Gewährung der Möglichkeit eines schriftlichen Einspruches, dem lediglich noch eine Mitteilung über die Berücksichtigung oder Nichtberücksichtigung folgt. Eine derartige „Beteiligung" verdient eigentlich nicht mehr die Bezeichnung „Diskurs" und bedarf dringend der Revidierung bzw. Ergänzung im Sinne der Bioethik-Konvention. Nur wenn Diskurse eine Architektur aufweisen, die hinlänglich viele Möglichkeiten der Rückkopplung und der beratenden Abstimmung auch über die Art des weiteren Vorgehens enthält, kann individuelle Verantwortung im Sinne einer „Umwegethik", d. h. ihrer Einflußnahme auf institutionelle oder organisatorische Verantwortungswahrnehmung, allererst stattfinden. Denn es soll ja gerade das Verfahren abgelöst werden, daß Wissenschaftler, Ingenieure, Techniknutzer etc. die erwähnten Dissense und Konflikte in eigener (überforderter) Verantwortungswahrnehmung zu lösen haben und direkte Handlungsrealisierungen zeitigen. Vielmehr sollen sie unter Wahrnehmung organisatorischer und institutioneller Entlastungen in das Konfliktfeld einzutreten vermögen, das durch die Konflikte zwischen Institutionen und Organisationen vorgegeben ist, und hierauf in ein Dissensmanagement einbezogen werden, das als Resultat entsprechend organisierter und institutionalisierter Diskurse die entsprechenden Handlungen beurteilt.

Sind die entsprechenden Diskurse als Träger des Dissensmanagements zu simpel verfaßt, so scheitern sie bereits in ihrer Anfangsphase oder spätestens dann, wenn die unterschiedlichen Voten hart aufeinander treffen: Der am Berliner Wissenschaftszentrum durchgeführte Diskurs über die Legitimität transgen indizierter Herbizidresistenz ist z. B. wesentlich daran gescheitert, daß eine Themaerweiterung auf alternative Verfahren der Nutzpflanzenoptimierung und die Verteilung der entsprechenden Produkte von vornherein aus dem Themenfeld ausgeklammert blieb. Das hat die Intention einiger Gruppen, die am Diskurs beteiligt waren, konterkariert, weil sie ihre Interessen, für die die Beurteilung der Frage der Legitimität der entsprechenden Verfahren zur Erreichung von Herbizidresistenz lediglich ein *Mittel* war, nicht mehr verfolgen konnten. Ein solcher, gegen grundsätzliche Interessenkonflikte immunisierter Diskurs, kann entsprechende höherstufige Konsense über die Zulässigkeit von Dissens niemals erbringen.

7
Vier Testfragen

Abschließend seien einige Testfragen vorgeschlagen, die eine Güterabwägung in den strittigen Bereichen auch inhaltlich leiten können. Die unterschiedlichen Problematiken infolge unterschiedlicher Interessenlagen, Beurteilungen, Wertvorgaben und anerkannten Rechtfertigungsinstanzen werden inhaltlich relevant, wenn folgende Fragen behandelt werden sollen:

Erstens: „Soll eine bestimmte Optimierungsstrategie fortgesetzt werden?" Eine solche Frage leitet zunächst die meisten technischen Innovationen und konfrontiert die entsprechenden Innovationsabsichten im wesentlichen mit der Einschätzung von Restrisiken in dem Sinne, daß in bestimmten bekannten Definitionsbereichen die Entstehung und Auswirkung von Nebenfolgen kontinuierlich beobachtet und bewerten muß, und unter der Voraussetzung einer relativen Überschaubarkeit, meistens im Bereich des Werkzeugeinsatzes oder des Auslösens einigermaßen gesicherter Prozesse (DNA-Sonden, somatische Gentherapie), darauf geachtet werden muß, daß die entsprechende Anerkennungsbasis durch natürliche Individuen gewährleistet ist. Allerdings stoßen solche Optimierungsfragen unter individueller Entscheidungskompetenz an ihre Grenzen, wenn dadurch ungewollt und nichtreflektiert systemische Prozesse fortgeschrieben und mögliche Alternativen auf systemischer Ebene zunehmend verdrängt werden.

Eine zweite, tiefergehende Frage zielt darauf ab, ob ein bestimmter technischer Effekt (Nutzen) unsere Fähigkeit, zukünftig zu disponieren, also unsere Kompetenzen zum entsprechenden Handeln, einzuschränken droht. Im Bereich der Gentechnik wird diese Frage sicherlich relevant werden, wenn es um die Zulässigkeit von Therapien in der Keimbahn geht, wobei die Integrität der Person, hier zu fassen als Kompetenz, mit einem entsprechenden Leiden umzugehen und den eigenen Lebensentwurf zu realisieren, durch einen durch fremde Subjekte realisierten Eingriff verloren zu gehen droht.

Auf einer dritten Ebene sind die Systeme selbst zu problematisieren, dahingehend, ob überhaupt bestimmte Systeme gewünscht sind angesichts der Tatsache, daß wir systemischen Prozessen gegenüber uns in einer „falsifaktionistischen Asymmetrie" befinden, d. h. über die Systemakzeptanz oftmals erst zu entscheiden vermögen, wenn es „zu spät ist", wenn also der Prozeß selber nicht mehr direkter Einflußnahme unterliegt. Eine Regler-Gen-Rekombination auf bestimmten Feldern kann hierbei eine auch für uns lebenswichtiges Offenhalten der Evolution insofern einschränken, als „Restrisiken" neuer Art eintreten: als sogenannte Risikopotentiale (Bundesverfassungsgericht) entstehen, in einer anderen Terminologie (Luhmann) „Gefahren", die signalisieren, daß der Bereich der Risikoentstehung nicht modellierbar ist über Statistiken oder Simulationen, und der Begriff des Risikos hier insofern eine völlig andere Bedeutung mit entsprechenden Begründungslasten bei der Inkaufnahme (Verletzung der Vorsorgepflicht) bedingt.

Schließlich und letztens ist, begleitend zu den pragmatischen Überlegungen, immer im Auge zu behalten, daß die Erträge einer bestimmten Technik auf der Basis des entsprechenden technologischen Fortschrittes nicht nur unsere Handlungssysteme, sondern auch unseren Erkenntnisrahmen/unsere Erkenntnissysteme tangieren. Es läßt sich beobachten, daß über bewährte Modellierungen, die technische Umsetzung ermöglichen, auch eine Rückprojektion auf die Erfassung derjenigen Aspekte des Menschseins stattfindet, die unter diese Modellierung subsumierbar sind, wobei leicht eine Universalisierung der entsprechenden Sicht des Menschen plausibilisiert wird. Die Frage: „Identifizieren wir uns einzig über eine Technik?/Verlieren wir uns in unseren eigenen Produkten?" signalisiert, daß die Fortschritte in der Gentechnologie uns dazu verführen können, uns selber als Gegenstand unter diesem Paradigma zu modellieren. Wenn Menschen als „genetisch programmierte Überlebensmaschinen" etikettiert werden, begibt sich der Verfechter eines solchen Modells der Möglichkeit, über diejenige Basis zu reflektieren, die ihm selbst die Entscheidung zu diesem Modell ermöglicht hat. Die „Transzendenz unserer Freiheit", d. h. die Unumgänglichkeit, sich in fundamentalen Fragen zu entscheiden *ohne* über einen Maßstab zu verfügen, der uns letztlich Sicherheit gewährleistet, weil alle wissenschaftlichen Erträge, die möglicherweise einen solchen Maßstab plausibilisieren, bereits ihrerseits entscheidungsabhängig sind, ist in solchen Situationen immer wieder anzumahnen.

Die vorgelegten Überlegungen sollten lediglich als Angebot verstanden werden, über den Versuch der Präzisierung der Frage nach der Position des Verantwortungssubjektes einen kleinen Schritt bezüglich der Notwendigkeit weiter zu kommen, das Problemfeld differenziert zu behandeln und dadurch möglicherweise in einigen Feldern eine Lösung zu erbringen. Der Versuch, aus ethischer Perspektive „die" Gentechnik zu problematisieren, ist von vornherein zum Scheitern verurteilt. Die Asymmetrie zwischen dem Pathos ethischer Interventionen und der oftmals kurzschlüssig-pseudopragmatisch gerechtfertigten Weiterentwicklung auf vielen Gebieten zeugt eher nicht von einer moralischen Unsensibilität der Beteiligten denn vom Unvermögen prinzipienorientierter Ethik, diese Prinzipien in bestimmte Modi der Regulierung ihrer Umsetzung zu bringen. Als solche Modi scheinen mir Diskurse am ehesten geeignet, wenn sie pragmatisch orientiert sind.

Glossar

Allel: eine von mehreren, durch Mutation (Veränderungen der Nukleotidsequenz) entstandene Formen des gleichen Gens.

Asilomar: Konferenz von; siehe dazu den Beitrag von R. Kollek.

Bank: → Genbank

Basenpaare: Bausteine der → DNA (→ Nukleotide)

cDNA: Ein → DNA-Abschnitt, der aus → m-RNA durch „umgekehrte Transkription" (Transkription: „Ablesen" der auf der DNA enthaltenen Information) gebildet wird. Enthält nicht die → Introns, sondern nur die DNA-Stücke, die direkt die Information für die Herstellung der Genprodukte beinhalten.

Chorea Huntington: erblich bedingte, neurodegenerative Krankheit, die sich zumeist erst zwischen dem 30. und 40. Lebensjahr ausprägt. Gelegentlich wird die Krankheit, die durch den Zerfall von Zellen des zentralen Nervensystems charakterisiert ist, auch „Veitstanz" genannt, da es beim Fortschreiten der Krankheit zu plötzlichen, unwillkürlichen Bewegungen kommt.

Chromosomen: In jedem Zellkern von höheren Lebewesen in artspezifischer Anzahl und Gestalt enthaltene Elemente. Sie enthalten das Genom, d.h. das Erbmaterial des Organismus.

Chromrosomenabberation: Veränderungen der Chromosomen in Anzahl und Gestalt

Chromosomendiagnostik(-analyse): Untersuchung der Chromosomen auf Vorliegen von → Chromosomenabberationen

DNA: englische Abkürzung für Desoxyribonukleinsäure (DNS). Durch die Reihenfolge der Bausteine (Nukleotide) dieser chemischen Verbindung ist die Erbinformation codiert.

DNA-Sequenz: Abfolge der Bausteine der DNA. Bei der Sequenzierung des Genoms wird diese Reihenfolge bestimmt.

Doppelhelix: spiralförmig angeordnete Struktur zweier paralleler DNA-Stränge

Escherichia coli: Dickdarm-Bakterien

Eugenik: (dt. „gutes Erbe") Versuche, durch auswählende Züchtung die genetische Beschaffenheit der Bevölkerung zu verbessern. Einschränkung der Ausbreitung von Erbkrankheiten (negative Eugenik) durch Kontrolle der Vermehrung der Träger oder Förderung von Individuen mit erwünschten Erbmerkmalen (positive Eugenik).

Gen: Abschnitt der Erbinformation (DNA), der für eine bestimmte Funktion zuständig ist, beispielsweise für die Produktion eines Proteins (Eiweiß) oder die Steuerung anderer Gene (→ Regulatorgen).

Genbank: Sammlung von DNA-Abschnitten, die Teile oder das gesamte Erbgut von Organismen enthalten.

Genexpression: Vorgang, in dem die genetische Information in ein Produkt umgesetzt wird (RNA oder Protein).

Gen-Karten: Darstellung der Daten über DNA-Abschnitte bzw. chromosomale Regionen, die genetische Informationen für bestimmte Genprodukt (Eiweiße) tragen. Sagt etwas über die Anordnung der Gene auf den Chromosomen aus.

Genom: Gesamtheit der Erbinformation

Genomanalyse: bezeichnet alle Arten der Untersuchung der → DNA

Genotyp: spezifische Komposition der Erbanlagen eines Organismus.

Herbizid: chemisches Pflanzenschutzmittel, das zur Bekämpfung von Unkraut eingesetzt wird.(~ resistenz: Fähigkeit, in Gegenwart eines Herbizides ohne Schaden zu wachsen)

Hybridisieren (der → DNA): Anlagerung eng verwandter DNA-Stränge aneinander zur Isolierung (Erkennung, Lokalisierung) neuer Gene.

Integration: Einbau von fremden → DNA-Sequenzen in zelleigene DNA

Intron: Bereich eines Gens, das nicht in Proteinsequenzen übersetzt wird. Wird im Prozeß der Übersetzung der Erbinformation ausgeschnitten.

„junk"-DNA: (dt. „Schrott"-DNA) Bezeichnung für DNA-Sequenzen, deren Funktion bisher unverstanden ist oder von denen angenommen wird, daß sie keine haben und die in den sog. → Introns liegen.

Keimbahntherapie: Veränderung der Erbinformation in → Keimzellen zur Behandlung einer Krankheit. Diese Eingriffe betreffen also alle Nachkommen des behandelten Organismus sowie den Organismus selbst, während ein Eingriff in die Körperzellen (→ somatische Zellen) nur den behandelten Zelltyp (z.B. Leberzellen) beeinflußt.

Keimzellen: Zellen, die die Erbinformation an die nächste Generation weitergeben.

Klonierung: Vervielfältigung eines Gens beispielsweise durch Vermehrung eines Bakteriums, in dessen Erbgut das Gen eingefügt wurde.

Labferment: Enzym, das bei der Käseherstellung benötigt wird.

monogenes Merkmal: Merkmal oder Krankheit, die durch ein einziges Gen verursacht wird (→ polygenes Merkmal).

m-RNA: wird zum „Ablesen" der genetischen Information von der DNA gebildet. Dient in der lebenden Zelle als „Bote", der die genetische Information für die Herstellung von Eiweißen transportiert.

Mutation: Veränderung des Erbgutes durch Veränderung der DNA. Mutationen können spontan auftreten, werden aber auch ausgelöst durch Umweltfaktoren wie z. B. radioaktive Strahlung oder bestimmte Chemikalien.

Nukleotide: Bausteine der DNA.

pathogen: krankmachende Eigenschaft eines Virus oder Bakteriums.

Phänotyp: Erscheinungsform und Eigenschaften eines Organismus, die durch das Zusammenspiel von Erbanlagen und Umweltfaktoren zustande kommen.

Phenylketonurie: erbliche Stoffwechselkrankheit, bei der die Aminosäure Phenylalanin nicht ausreichend abgebaut werden kann. Durch eine Diät kann die Entwicklung der Krankheitssymptome verhindert werden.

polygenes Merkmal: Eigenschaft oder Krankheit, die durch mehrere Gene verursacht wird (→ monogenes Merkmal).

pränatal: vorgeburtlich

Prävention: Vorbeugung, Vorsorge

Protein: Eiweiß

Regulatorgen: (Regulationssignal) Gen, welches die → Genexpression steuert.

rekombinante DNA: DNA-Moleküle, die im Reagenzglas durch Zusammenfügen von DNA-Fragmenten entstanden sind, die normalerweise nicht aneinandergrenzen. Rekombinante DNA kann aus Erbmaterial unterschiedlicher Arten zusammengesetzt werden.

somatische Zellen: alle Zellen eines Organismus ausgenommen der → Keimzellen.

somatische Gentherapie: Veränderung der genetischen Information der → somatischen Zellen zur Heilung einer Krankheit.

transgen: so werden Organismen oder Zellen bezeichnet, in deren Erbmaterial rekombinante DNA-Moleküle eingebaut wurden, und die die neu erworbene Eigenschaft an ihre Nachkommen weitergeben können.

Tumor-Virus: Viren, die die Eigenschaften einer Zelle derart verändern können, daß ihre Wachstumskontrolle verloren geht und aus der Zelle eine Krebs- bzw. Tumorzelle entsteht.

Vektor: DNA-Molekül, das im Wirtsorganismus vermehrt und aus dem durch Einbau eines fremden Gens ein rekombiniertes DNA-Molekül konstruiert und übertragen werden kann. Als Vektoren werden i. d. R. veränderte Viren oder bakterielle Erbeinheiten, die sogenannten Plasmide verwendet.

Zystische Fibrose: auch Mukoviszidose genannt; erbliche Stoffwechselkrankheit, die zu schweren Komplikationen in Atem- und Verdauungswegen führt.

Über die Autorinnen und Autoren

Prof. Dr. Kurt Bayertz studierte Philosophie, Germanistik und Sozialwissenschaften. Seine Habilitationsschrift hat sich mit Problemen der Technisierung der menschlichen Fortpflanzung beschäftigt. 1990–1993 Leiter der Abteilung „Technikfolgenabschätzung" am „Institut für System- und Technologie-Analysen" in Bad Oeynhausen. Er war an verschiedenen Studien zur Genomanalyse und Medizintechnik beteiligt, die vom Büro für Technikfolgenabschätzung beim Deutschen Bundestag in Auftrag gegeben wurden, unter seiner Leitung wurde eine Studie zur somatischen Gentherapie im Auftrag des BMFT erstellt. Seit 1993 Professor für Philosophie in Münster. Forschungsschwerpunkte: angewandte Ethik und praktische Philosophie.

Prof. Dr. Elisabeth Beck-Gernsheim studierte Soziologie, Psychologie und Philosophie. 1989–1990 Mitglied des Arbeitskreises „Ethische und soziale Aspekte der Erforschung des menschlichen Genoms" des Bundesministeriums für Forschung und Technologie, Bonn. 1993 Professorin für Soziologie an der Universität Hamburg. Seit 1994 Professorin für Soziologie an der Universität Erlangen–Nürnberg. Forschungsschwerpunkte: Arbeit und Beruf, Familie und Geschlechterverhältnisse, Technik und Technikfolgen.

Marcus Elstner studierte Physik und Philosophie. Seit 1993 wissenschaftlicher Mitarbeiter in der Abteilung für molekulare Biophysik am Deutschen Krebsforschungszentrum in Heidelberg. Forschungsschwerpunkt: Quantentheoretische Beschreibung von Biomolekülen.

Dr. Detlef Garbe studierte Pädagogik, Sportwissenschaft, Germanistik, Geographie und Sozialwissenschaften. 1989–1992 Leiter der Forschungsgruppe Technikfolgenabschätzung am Wissenschaftlichen Institut für Kommunikationsdienste (WIK) in Bad Honnef. 1993–1996 Direktor an der Akademie für Technikfolgenabschätzung in Baden Württemberg in Stuttgart, als Leiter des Bereichs „Diskurs und Öffentlichkeitsarbeit". Seit 1996 Bereichsleiter „Teleworking" bei der Deutschen Telekom AG und Geschäftsführer des Vereins „Schulen ans Netz" in Bonn.

Dr. Bernhard Gill studierte Sozialwissenschaften an der FU Berlin. Politisches Engagement zur Gentechnik-Debatte. Wissenschaftliche Arbeiten zur Wissenschafts-, Technik- und Risikosoziologie. 1994–1996 beschäftigt an der Universität Erlangen mit dem von der VW-Stiftung geförderten Projekt „Risikokontrolle in

Forschungsorganisationen am Beispiel der Genforschung in Deutschland". Z. Zt. tätig am Institut für Soziologie in München.

Niels Gottschalk studierte Physik, Wissenschaftsgeschichte und Philosophie. 1995 Beginn der Promotion in praktischer Philosophie. Mitarbeit am „Zentrum für Ethik in den Wissenschaften" in Tübingen. Forschungsschwerpunkt: Selbstorganisation in Natur und Gesellschaft, politische Philosophie, Diskurstheorie.

Prof. Dr. Christoph Hubig studierte Philosophie, Soziologie, Germanistik und Musikwissenschaften. Nach Forschungsprojekten zu Fragen der Zweckorientierung von Wissenschaft und zur Ethik institutionellen Handelns am Wissenschaftszentrum Berlin wurde er 1986 auf eine Professur für praktische Philosophie und Philosophie der Technik an die TU Berlin berufen. 1991–92 Aufbau der Arbeitsstelle „Technik- und Wissenschaftsethik" für die Fachhochschulen Baden-Württembergs. Er ist Kurator der Akademie für Technikfolgenabschätzung in Stuttgart. 1992 Mitglied des VDI-Ausschusses „Technik und Philosophie". Seit 1992 Gründungsprofessor für praktische Philosophie an der Fakultät für Sozialwissenschaften und Philosophie der Universität Leipzig. 1993 wissenschaftliche Leitung des ARD-Funkkollegs „Technik: Einschätzen – Beurteilen – Bewerten". Geschäftsführer der Allg. Ges. f. Philosophie in Deutschland; 1996 Vorsitzender der Bereichsvertreter „Mensch und Technik" des VDI.

Prof. Dr. Regine Kollek studierte Biologie und Chemie. 1979–1981 Forschungsaufenthalt im Department of Medicine, University of California, San Diego. 1981–1985 am Heinrich-Pette-Institut für Experimentelle Virologie und Immunologie an der Universität Hamburg. 1985–87 im wissenschaftlichen Stab der Enquete-Kommission des Deutschen Bundestages „Chancen und Risiken der Gentechnik". 1987-1988 freiberufliche Mitarbeit am ÖKO-Institut Freiburg, 1987–1991 im Vorstand, seit 1994 im Kuratorium des ÖKO-Institutes. 1988–1995 wissenschaftliche Mitarbeiterin des Hamburger Institutes für Sozialforschung. Seit 1995 Professorin für „Technikfolgenabschätzung der modernen Biotechnologie in der Medizin" an der Universität Hamburg.

Prof. Dr. Dietmar Mieth studierte Theologie, Germanistik und Philosophie. 1974–1981 Professor für Moraltheologie in Freiburg/Schweiz. Seit 1981 Professor für Theologische Ethik an der Unsiversität Tübingen (Kath. Theologische Fakultät). Sprecher des Zentrums „Ethik in den Wissenschaften" der Universität Tübingen; Mitglied des Beraterausschusses „Ethik in der Biotechnologie" der EU. Forschungsschwerpunkte: Fundamentalethik, Bioethik, Narrative Ethik.

Prof. Dr. Benno Müller-Hill studierte Chemie. Seit 1968 ordentlicher Professor am Institut für Genetik der Universität Köln. 1984 Veröffentlichung des Buches „Tödliche Wissenschaft", das die Geschichte der Humangenetik im „Dritten Reich" zum Thema hat. Mitglied der European Molecular Biologie Organisation (EMBO), der Human Genome Organisation (HUGO), der Akademia Europaea und Honorary Fellow der Hebrew University of Jerusalem.

Christa Runtenberg studierte Germanistik, Philosophie und Interkulturelle Pädagogik. Erstes und Zweites Staatsexamen für das Lehramt Sek. II und I. Nach zeitweiligem Unterricht „Deutsch als Zweitsprache" ist sie seit Anfang 1995 Wissenschaftliche Mitarbeiterin am Philosophischen Seminar der Westfälischen-Wilhelms-Universität Münster. Forschungsschwerpunkt: Didaktische Ansätze für einen Unterricht über die ethischen Probleme der Gentechnologie.

Prof. Dr. Ernst-Ludwig Winnacker studierte Chemie und Biochemie. Seit 1980 ordentlicher Professor für Biochemie an der Universität München, seit 1984 Leiter des Genzentrums in München. 1984–1987 Mitglied der Enquetekommission des Deutschen Bundestages „Chancen und Risiken der Gentechnologie". 1987–1993 Vizepräsident der Deutschen Forschungsgemeinschaft. Mitglied des Wissenschaftlich-Technischen Beirates des bayrischen Ministerpräsidenten.

Prof. Dr. Gerhard Wolff studierte Musik und Medizin. Facharzt für Humangenetik und Psychotherapeut. Seit 1978 Aufbau und Leitung der Genetischen Beratungsstelle am Institut für Humangenetik der Universität Freiburg. Seit 1994 Durchführung einer Untersuchung zum Thema: „Ethische und soziale Aspekte der Humangenetik – Eine international vergleichende Untersuchung" (zusammen mit I. Nippert, Münster). Vorsitzender der Kommission für Öffentlichkeitsarbeit und ethische Fragen der Gesellschaft für Humangenetik e. V., Vorsitzender der Kommission des Berufsverbandes Medizinische Genetik zur Erarbeitung von Richtlinien für die genetische Beratung. Mitglied der Beratergruppe „Pränatale Diagnostik" für den Vorstand der Bundesärztekammer.

Springer
und
Umwelt

Als internationaler wissenschaftlicher
Verlag sind wir uns unserer besonderen
Verpflichtung der Umwelt gegenüber
bewußt und beziehen umweltorientierte
Grundsätze in Unternehmens-
entscheidungen mit ein. Von unseren
Geschäftspartnern (Druckereien,
Papierfabriken, Verpackungsherstellern
usw.) verlangen wir, daß sie sowohl
beim Herstellungsprozess selbst als
auch beim Einsatz der zur Verwendung
kommenden Materialien ökologische
Gesichtspunkte berücksichtigen.
Das für dieses Buch verwendete Papier
ist aus chlorfrei bzw. chlorarm
hergestelltem Zellstoff gefertigt und im
pH-Wert neutral.

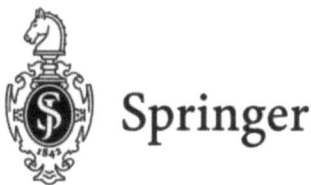

Springer

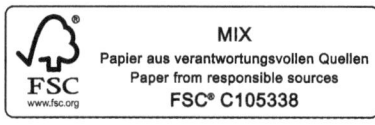
If you have any concerns about our products,
you can contact us on
ProductSafety@springernature.com

In case Publisher is established outside the EU,
the EU authorized representative is:
Springer Nature Customer Service Center GmbH
Europaplatz 3, 69115 Heidelberg, Germany

Printed by Libri Plureos GmbH
in Hamburg, Germany